dr. med. ulrich strunz

blut

Impressum

8. Auflage
Originalausgabe

in der Penguin Random House Verlagsgruppe GmbH, Neumarkter Straße 28, 81673 München
www.heyne.de

Projektleitung: Ernst Dahlke
Redaktion: Christian Wolf
Bildredaktion: Christa Jaeger
Coverdesign: Eisele Grafik-Design, München
Layout/DTP-Bearbeitung: Buch-Werkstatt GmbH, Bad Aibling/Kim Winzen
Gesamtherstellung: Pixartprinting, Lavis

Printed in Italy

FSC www.fsc.org MIX Papier | Fördert gute Waldnutzung FSC® C147178

Penguin Random House Verlagsgruppe FSC®-N001967

ISBN: 978-3-453-20110-1

Danksagung

Mein besonderer Dank gilt Anne Jacoby sowie Dr. Kristina Jacoby für ihre großartige Unterstützung.

Haftungsausschluss

Die Ratschläge in diesem Buch sind sorgfältig erwogen und geprüft. Sie bieten jedoch keinen Ersatz für kompetenten medizinischen Rat. Alle Angaben in diesem Buch erfolgen daher ohne jegliche Gewährleistung oder Garantie seitens des Autors und des Verlages. Eine Haftung des Autors bzw. des Verlages und seiner Beauftragten für Personen-, Sach- und Vermögensschäden ist ausgeschlossen.

Bildnachweis

Fotolia.com: 45 (Juan Gärtner), 73 (fotoliaxrender)
Getty Images: 57 (BSIP/UIG), 86 (Gallo Images – Justin Polkey), 92 (Gary John Norman), 107 (George Doyle)
mauritius-images: 10 (imageBROKER/Jochen Tack), 28 (BSIP), 32, 120 (Tetra Images), 36 (Cultura), 110 (imageBROKER/Dr. Wilfried Bahnmüller), 174, 198 (Westend61), 180 (Fany), 190 (Reinhard Eisele)
Grafiken: Buch-Werkstatt GmbH/Kim Winzen

dr. med. ulrich
strunz

blut

Die Geheimnisse unseres »flüssigen Organs«

HEYNE <

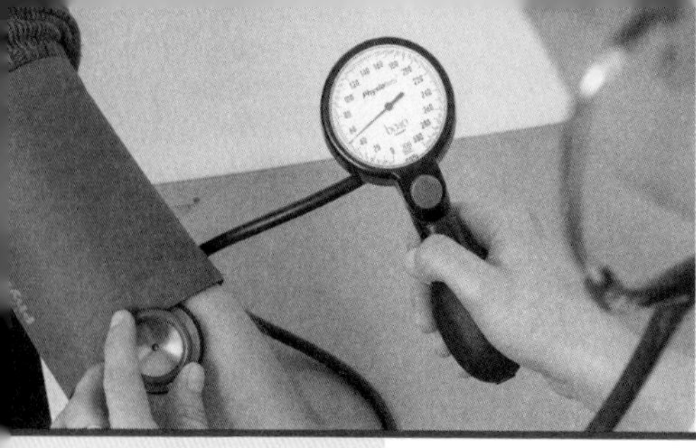

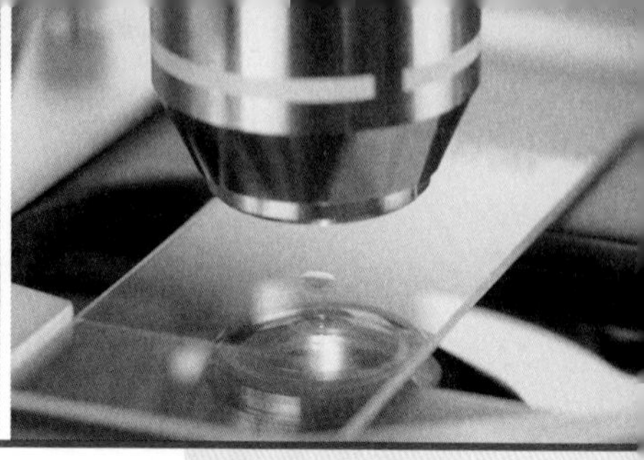

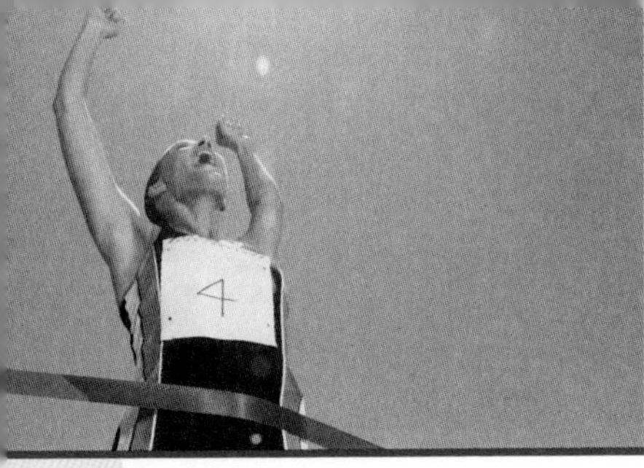

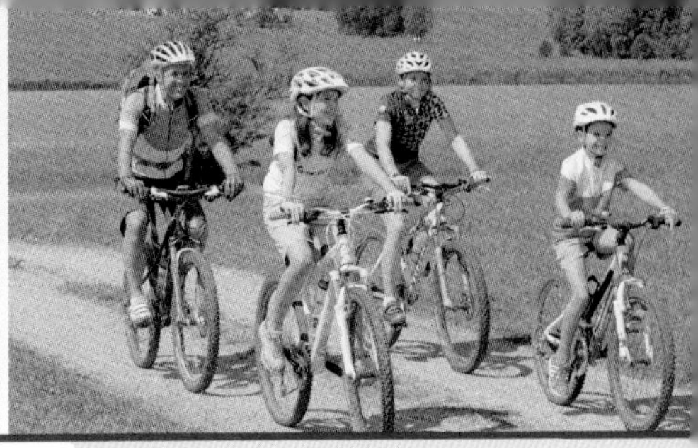

Das steckt im Blut der Sieger

So geht natürliches Bluttuning

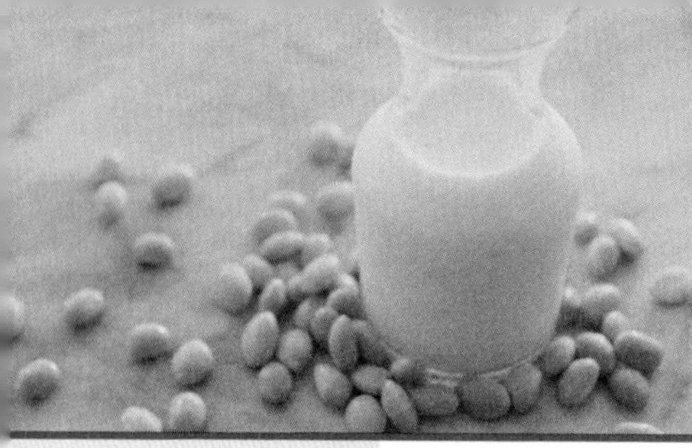

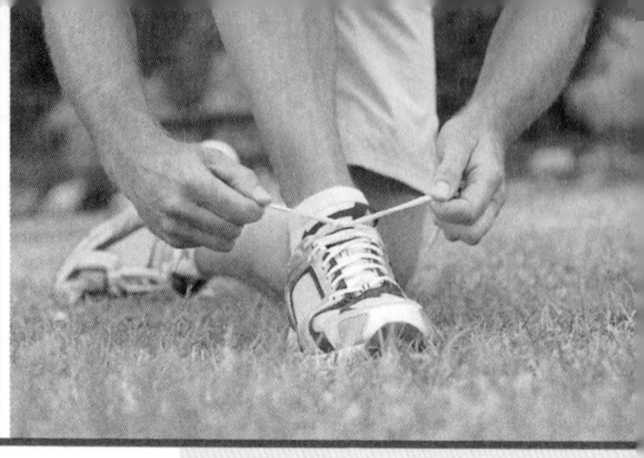

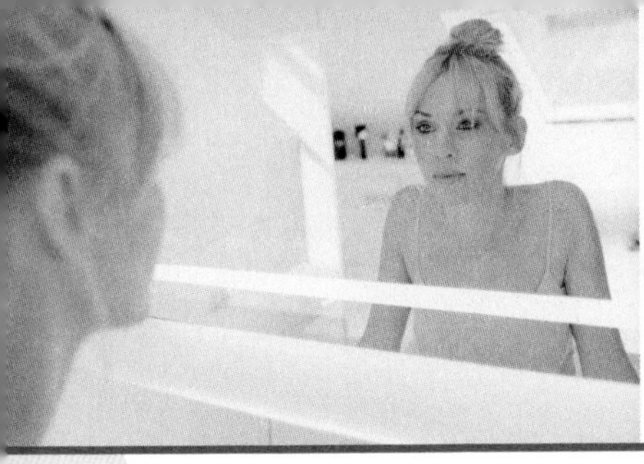 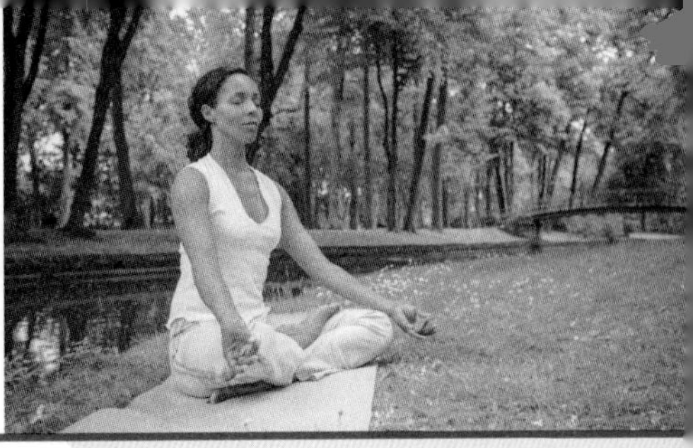

Ein Wort zuvor

Wer »Blut« sagt, der spricht von »einem ganz besonderen Saft«. Denn unser Blut ist nicht nur unser existenziell wichtiges und wunderbares flüssiges Organ – es ist auch aufgeladen mit jeder Menge Mythos und Magie: Es hat mit Leidenschaft zu tun, wenn es »heiß« wird. Mit Familie, weil »Blut dicker als Wasser« ist. Mit Wut und Vergeltung, weil es sich in »böses Blut« verwandeln kann. Mit zweifelhaften Vorstellungen von besseren Menschen mit »blauem«, »reinem« oder »starkem Blut«. Blut hat mit dem Aberglauben zu tun, während der Periode welkten die Rosen. Und mit dem ewigen Kampf der Leistungssportler, ihr Blut vor einem Wettkampf so geschickt zu optimieren, dass es nicht als »gedopt« auffällt.

Blut ist ein besonderer Saft. Für mich als Arzt und Naturwissenschaftler das wohl Faszinierendste, das ich je unter die Lupe genommen habe: Weil Ihr Blutbild für mich der Schlüssel zu Ihrer Gesundheit ist. Zu Ihrem Glück. Ob Sie sich hauptsächlich von billigen Spaghetti ernähren oder von bestem Eiweiß, ob Sie sich schlapp fühlen oder souverän durchs Leben gleiten wie ein Adler – das brauchen Sie mir nicht zu sagen. Das lese ich präzise an Ihren Blutwerten ab.

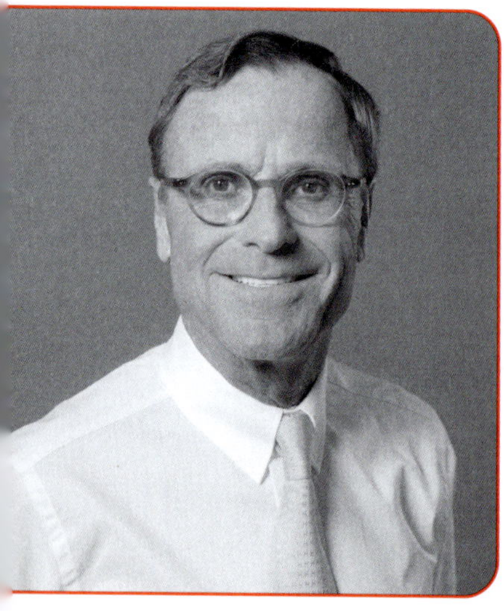

In diesem Buch möchte ich Ihnen einige Geheimnisse Ihres flüssigen Organs verraten. Ich zeige Ihnen, welche Spitzenleistungen Ihr Blut in Ihrem Körper vollbringt – wenn Sie ihm die richtigen Bausteine gönnen. Ich erzähle Ihnen Geschichten aus meiner Praxis, die sich zwar anhören wie Wunderheilungen, tatsächlich aber nichts anderes als das Ergebnis gesunder Blutwerte sind. Und ich sage Ihnen, was Sie selbst für bessere Blutwerte tun können.

Dieses Wissen beruht auf vielen medizinischen Studien, vor allem aber aus meiner Praxiserfahrung und auf den zahllosen Geschichten Ihrer eigenen Heilungen, von denen Sie mir in Ihren Briefen berichten. Nutzen Sie jetzt dieses Wissen für sich: Machen Sie Ihr Immunsystem fit gegen Infekte, pumpen Sie Sauerstoff in Ihr Hirn und Ihre Muskeln, drücken Sie Ihren Blutzucker – und wundern Sie sich nicht, wenn Sie plötzlich gesünder und leistungsfähiger sind als je zuvor. Oder sich zum Marathon anmelden können. Endlich.

Blut ist ein Thema, das mir ganz besonders am Herzen liegt. Weil ich in meiner Praxis jeden Tag sehe, dass die fundierte Auseinandersetzung mit diesem geheimnisvollen »Saft« das Leben von schwer kranken Patienten und Spitzensportlern, von Kindern und Senioren genauso umkrempeln kann wie Ihr Leben. Rechnen Sie also bei diesem Sachbuch mit drei erfreulichen Nebenwirkungen:

- **Entlastung:** Wenn etwas nicht glattläuft in Ihrem Leben, dann liegt das oft eben nicht an mangelnder Disziplin oder mangelnder Leistungsfähigkeit, sondern ganz einfach an fehlenden Stoffen in Ihrem Blut.
- **Erklärung:** Wenn Sie sich niedergeschlagen fühlen, sind Sie nicht automatisch »psychisch krank« oder »ausgebrannt«. Auch eine Depression kann Folge eines fehlenden Stoffes sein. Lithium zum Beispiel. Oder Testosteron.
- **Ermutigung:** Jeder kann seine Blutwerte messen lassen, mit seinem (gut informierten!) Arzt genau hinschauen und konsequent handeln. B-Vitamine auffüllen zum Beispiel, oder Eisen oder Zink. Wenn dann Wunder passieren, ist das nicht verwunderlich.

Es sind die winzigen Vitalstoffe in Ihrem Blut, die erstaunliche Wirkungen anstoßen. Wollen Sie auch ein Wunder? Worauf warten Sie noch?

Herzlichst, Ihr

U. Strunz

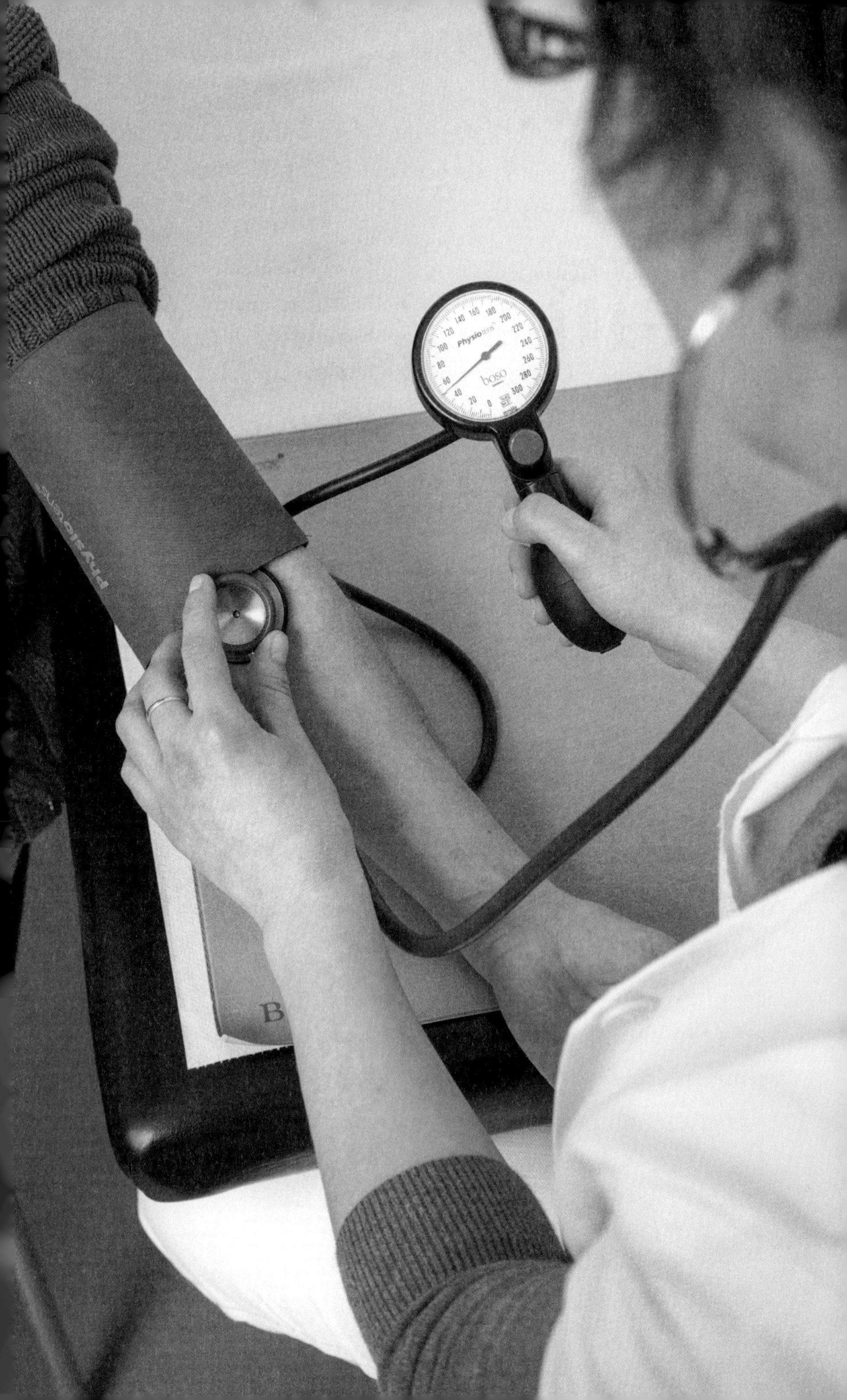
boso
physiotens

Ihr Blut sagt mehr als 1000 Worte

Blut ist Ihr Lebenselixier. Ist es gesund, geht es Ihnen gut. Fehlen wichtige Vitalstoffe, fangen Sie sich Infekte ein, es fehlt Ihnen an Antrieb, manchmal verschwindet sogar Ihr Lebensglück. Sobald aber die Lücken im Blutbild ausgeglichen sind, kommen Gesundheit und Glück zurück. Ein Wunder? Eigentlich nicht. Wenn Sie wissen, was Ihr Blut kann und was Sie selbst für gesunde Blutwerte tun können, finden Sie Ihren eigenen Weg zur Heilung. Dieses Kapitel zeigt Ihnen, was Frohwerte sind und warum sie so wunderbar wirken.

Beste Werte für ein gesundes und glückliches Leben

Was denken Sie, wenn Sie *Cholesterin* hören? Richtig: *Herzinfarkt.* Und was kommt Ihnen bei *Blutzucker* in den Sinn? *Diabetes.* Mehr Kostproben gefällig? *Magnesium? Muskelkrämpfe. Cortisol? Stress.* Und ein letztes Beispiel: *Leberwerte?* Das ist ganz schlimm. Da denken Sie an *Zirrhose.* Da beißen Sie in Gedanken schon ins Gras.

Sehen Sie? Sie wissen schon eine Menge über Blut. Es steckt tief in Ihren Gehirnwindungen fest, dieses Wissen. Leider haben sich dabei die schlimmen Fakten vor die guten Fakten geschoben. Es ist ja richtig, dass Blutwerte Ihnen wichtige Hinweise auf mögliche Erkrankungen geben können. Deshalb nenne ich diese Werte auch immer wieder *Drohwerte.* Ihr Hausarzt nimmt routinemäßig nur diese Werte unter die Lupe. Verbietet Ihnen gebetsmühlenartig Schweinefleisch bei erhöhtem Cholesterin. Mahnt zu mehr Ruhe. Und? Hilft's?

Darf's ein bisschen mehr sein?

Ist Ihnen schon einmal aufgefallen, dass spezialisierte Sportmediziner eine völlig andere Perspektive auf den Menschen haben als der Hausarzt um die Ecke? Elitemedizin auf der einen Seite, eine *Medizin des Gewöhnlichen* auf der anderen Seite. Sportmediziner beschäftigen sich mit durchtrainierten Menschen, die nur dann Höchstleistungen bringen, wenn sie kerngesund sind. Und legen ganz selbstverständlich völlig andere Maßstäbe an als Hausärzte, die sich mit Patienten beschäftigen, die solche Leistungen von sich selbst gar nicht erwarten.

Haben Sie sich auch einmal gewundert, dass ein Hermann Maier, der ehemals weltbeste Skifahrer, nach Trümmerbruch beider Beine eben doch wieder Sieger wurde? Mit diesen Trümmerbrüchen wäre der Normalbürger berentet und zeitlebens an Krücken. Was ist hier anders?

Es darf viel mehr sein

Dieses »anders« können Sie nachlesen auf jedem Laborbogen. Wenn Sie beim Hausarzt Blutwerte bestimmen lassen, finden Sie darauf immer »Normalwerte«. Haben Sie schon einmal überlegt, woher diese Normalwerte kommen? Das sind die Werte, die herauskommen, wenn man den Durchschnitt der kranken Bevölkerung zum Maßstab erklärt. Also die Durchschnittswerte derer, die krank zum Arzt gehen. Mit denen werden Ihre Werte verglichen. Kommt Ihnen das komisch vor? Mir auch.

Viele kränkliche, nicht besonders fitte Menschen im Lande fühlen sich durch solche Angaben aber beruhigt – und deren Hausärzte sowieso. Hoher Blutdruck und hoher Cholesterinspiegel im Alter scheinen ja normal zu sein. Ein dicker Bauch ebenso. Dass die Kraft mit dem Alter nachlässt und die Sexualität völlig verschwindet – alles Konsens. Muss so sein. Sagen diese Zahlen.

Aber ist das wirklich so? Fragen Sie doch mal außergewöhnliche Menschen. Also solche, die mit 60 Marathon laufen, mit 68 auf Berge klettern, mit 72 im Team rudern und sich mit 75 ganz selbstverständlich zum Deutschen Turnfest anmelden. Die haben keinen hohen Blutdruck. Keinen Wanst über dem Gürtel. Und auch unter dem Gürtel noch Kraft. Die haben die Blutwerte, die ich als »normal« einschätze.

Wobei meine Einschätzung häufig als fragwürdig hingestellt wird. »So hohe Blutwerte machen Leberschaden, Nierenschaden, Krebs«, heißt es dann platt. »Überdosis« wird geschimpft. Muss ja schlimm sein. Klingt ja auch gleich nach Drogentod. Diese Einschätzung ist aber grundfalsch. Falsch!

> **»In den Wohlstandsgesellschaften von heute sind die Menschen gleichzeitig überernährt und mangelernährt.«**
>
> SARAH WIENER, SPITZENKÖCHIN

Die »offiziellen« Empfehlungen der Deutschen Gesellschaft für Ernährung (DGE) liegen meiner Einschätzung nach auf einem Level, der gerade eben so hoch ist, dass Sie nicht zugrunde gehen. Bei manchen Empfehlungen frage ich mich, in welchem Zeitalter wir nach Ansicht der DGE leben. Beginnendes Industriezeitalter? Nachkriegszeit? Oder doch noch Mittelalter? Geht es darum, die Bevölkerung gerade eben gesund zu erhalten? Geht es darum, Skorbut, Beriberi und Rachitis gerade eben so zu verhindern? Mir ist das zu wenig. Viel zu wenig. Mir geht es darum, möglichst vielen Menschen ein möglichst gutes Leben zu ermöglichen. *Ohne* Adipositas, Allergien, Bluthochdruck, Diabetes, Depression, Krebs. Dafür mit einem Höchstmaß an körperlicher und geistiger Energie plus Glücksgefühl. Ich weiß: Das geht. Mit Vitalstoffen. Genauer: mit den richtigen Vitalstoffen in der richtigen Menge. Mit so vielen Vitalstoffen, dass sich Ihre Lebensqualität deutlich von der des Normalkranken abhebt. Oder wollen Sie sich mit weniger zufrieden geben? Warum sollten Sie?

Das Flaschenhals-Phänomen

So übersetzt mein Lieblingsingenieur – er ist einer meiner sehr sportlichen Klienten – das Ihnen bekannte Minimumgesetz von Justus von Liebig. Sie erinnern sich? Der Einzelstoff, von dem Sie am wenigsten im Blut haben, bestimmt Ihr Leben. Ihre Lebensfreude, Ihre Leistungsfähigkeit, Ihre Gesundheit. Und schickt mir folgenden Satz:

> *»Der Einfluss von Hindernissen nimmt mit der Nähe zum Optimum exponenziell zu.«*

Sehr schön auf den Punkt gebracht. Das heißt: Je mehr Sie sich dem Optimum Ihrer Leistungsfähigkeit nähern, desto mehr stören kleinste Hindernisse. Auch kleine Defizite in Ihrem Zinkspiegel, bei Ihren Eisenwerten, beim Level von Vitamin C. Dann kommt's wirklich darauf an. Im Hochleistungssport entscheidet sich durch diese Werte, ob Sie die 100-Meter-Strecke in 9,8 oder 9,6 Sekunden laufen. Im Topmanagement entscheidet sich hier, ob Sie nach zehn Stunden Verhandlungen faule Kompromisse schließen oder ob Sie Ihren kühlen Kopf und Ihre gute Laune behalten und perfekte Ergebnisse nach Hause bringen. In der Sprache meines Ingenieurs klingt das so:

> *»Von einer Menge annähernd gleich großer Widerstände nur einen Teil zu eliminieren, bringt wenig. Erst wenn der letzte Widerstand – der Flaschenhals – beseitigt ist, kommt das volle Potenzial zum Tragen. Es erfolgt eine Leistungsexplosion.«*

Wie wahr. Haben viele von Ihnen selbst erlebt und mir in eindrücklichen Briefen geschildert. Jedenfalls bündelt der Ingenieur, gestützt auf seine eigenen körperlichen Erfahrungen, unser Wissen so treffend, dass ich es in seinen Worten wiedergebe:

> *»Eine blinde, unkontrollierte Gabe von einzelnen Bausteinen bringt wenig bis gar nichts, höchstens Verunsicherung.*
> *Man muss die Defizite ermitteln, und zwar alle, und zwar durch professionelles Messen. Statt durch Raten.*
> *Man muss aus Erfahrung die Defizite gewichten. Also die Relevanz der einzelnen Werte kennen. Also schon vorher einschätzen können, welche Wirkung nach dem Stopfen der Löcher eintritt.*
> *Man muss wissen, wie man die Defizite beseitigen kann. Und dies konsequent tun.*
> *Man muss anschließend erneut messen und eine neue Prioritätenliste erstellen.*
> *Die Iterationsschleife (Wiederholungsschleife) aus Messen und Beseitigen ist so lange zu durchlaufen, bis sämtliche Minima aufgehoben sind.«*

Genau das verstehe ich unter Molekularmedizin. So wirkt Epigenetik. Hervorgehoben wird hier die Idee des *Nach*messens. Viele von Ihnen sind nach einer Blutanalyse, einer Substitution mit Eisen, Vitamin D, Testosteron schon ganz zufrieden. Einverstanden.

Sie können aber viel, viel, viel mehr erreichen, wenn Sie mehrfach nachmessen. Das kann ja notfalls auch der Hausarzt. Bis die einzelnen, vorher falschen Werte wirklich stimmen, wirklich optimiert sind.

Will sagen: Das Leben kann noch so sehr viel schöner werden. Glauben Sie mir: Ich hab's doch persönlich erlebt.

Wie viel ist zu viel?

Viele von Ihnen sind verunsichert, wenn es um die richtigen Werte geht. Lese ich in meinem Forum unter www.strunz.com. Kleiner Trost: Auch die Experten auf oberster Ebene sind verunsichert. Streiten sich. Weil es eben nicht so einfach ist mit der Definition dessen, was wirklich »richtig« ist. Nehmen Sie das Beispiel Vitamin D.

2010 hat die Gesundheitsbehörde in den USA eine tägliche Minimaldosis Vitamin D von 600 I.E. empfohlen, unsere Deutsche Gesellschaft für Ernährung (DGE) sprach sich für 800 I.E. aus. Völlig unerwartet aber hat die National Academy of Sciences ohne Weiteres 4000 I.E. täglich als sicher bezeichnet.

Ja, was denn nun?

Daraufhin haben Professor Frank C. Garland von der Universität San Diego und seine Mannschaft alles zusammengetragen, was man über Vitamin D bisher erforscht hat, und fassen zusammen, dass Erwachsene täglich 4000 bis 8000 I.E. Vitamin D benötigen, um das Risiko einer ganzen Reihe von Krankheiten zu halbieren (also minus 50%!), nämlich

- Dickdarmkrebs,
- multiple Sklerose,
- Diabetes Typ I.

Sein Kollege, Professor Robert Heaney von der Universität Creighton, bestätigt diese Einschätzung, wenn er schreibt: Die Einnahme von Vitamin D in einer Dosis von 1000 bis 10 000 i.E. und eine Serum-

25-Hydroxyvitamin-D-Konzentration von 60 bis 80 ng/ml »may be needed to reduce cancer risk« – also könnte notwendig sein, um das Krebsrisiko zu senken. Jetzt ein großer Sprung: Außerdem führe die Einnahme von bis zu 40 000 i.E. Vitamin D täglich wahrscheinlich nicht zu einer »Vitamin D toxicity«, also zu einer gefährlichen Überdosierung. (Quelle: http://ar.iiarjournals.org/content/31/2/607.full)

Dummerweise haben nur 10 Prozent der US-Bevölkerung diesen erwünschten Blutspiegel. Noch schlimmer hier, im wenig sonnenverwöhnten Deutschland. Diesen erforderlichen Blutspiegel haben jedenfalls in meiner Praxis weniger als 5 Prozent von Ihnen. Wenn Sie sich jetzt noch einmal die obige kleine Auswahl an doch sehr ernsten Krankheiten angucken und sich vielleicht doch ganz langsam an den Gedanken gewöhnen, dass Vitamine sehr viel stärker wirken als fast jedes bisher erfundene Medikament, dann sollten Sie vielleicht doch noch einmal darüber nachdenken, Ihren Blutspiegel zu bestimmen.

Präzise Medizin statt Glücksspiel

Menschen, die sich nach dem Motto »Darf's etwas mehr sein?« verwöhnen, erkennen Sie sofort: Sie sind spritzig und drahtig, sie sind kraftvoll, voller Tatendrang, sprudeln vor Energie. Souveräne Siegertypen. Gut drauf. Mit klarem Blick. Wer nicht dazugehört, fühlt sich schnell bedroht von solchen Typen. Genervt. Empfiehlt dann gerne gewöhnlichere Werte, um diese Menschen zurückzuholen ins Mittelmaß.

Sehe ich nicht so. Das wissen Sie. Dennoch an dieser Stelle ein kleines Warnschild: Das Motto »viel hilft viel« funktioniert nicht, wenn es um Ihre gesunden Blutwerte geht. Warum?

- Zu viel des Guten bringt das System aus dem Gleichgewicht. So können Sie mit massiven Gaben von Vitamin C Ihrem Magen Schaden zufügen.
- Ab einer bestimmten Dosis hilft mehr auch nicht mehr. Sie erzeugen dann nur teuren Urin. Beispiel Magnesium.
- Tatsächlich sind in Einzelfällen sogar Leberschäden möglich.

Spielen Sie am bunten Regal für Nahrungsergänzungsmittel in Ihrer Drogerie also nicht einfach Glücksspiel. Damit verspielen Sie im Zweifelsfall nur viel Geld und schaden außerdem Ihrer Gesundheit. Wenn Sie genau wissen wollen, was Ihnen fehlt, dann lassen Sie es auch genau nachmessen. Und lassen Sie sich die Werte interpretieren von einem Arzt, der sich tatsächlich damit auskennt. Stichwort *Molekularmediziner.*

Das Blut in Ordnung bringen

Sogar das schwere, alte Schlachtschiff, also die Schulmedizin, ändert ganz langsam, aber stetig seine Richtung. Weg von der Resignationsbehandlung und hin zur Frohmedizin. Zur aktiven Heilung. Die ja entscheidend auf die Mithilfe und auf die Eigenverantwortung des Patienten angewiesen ist. Also auf Ihre.

Woran man diese Änderung der Fahrtrichtung erkennt? An Vorbildern wie Professor Halle aus München, der mit dem Fahrrad in die Klinik strampelt. Und seinen Patienten statt Tabletten Bewegung und Anstrengung verschreibt. Sport! Das hat schon seine Wirkung, wenn ein Universitätsprofessor auf diesen Kurs einschwenkt. Und nicht nur so ein kleiner Sportmediziner, so ein Exot, der womöglich selbst jeden Morgen durch die Wälder läuft und der das auch noch für normal hält.

Anfang 2015 zeigten sich zwei weitere Universitätsprofessoren im Fernsehen (3SAT, nano, 27.02.2015, 19.30 Uhr), Donat R. Spahn vom Universitätshospital Zürich und Behrouz Mansouri vom Inselspital Bern. Diese beiden verblüfften mit folgender Idee: Es sollte doch, bitte schön, vier Wochen vor jeder Operation das Blut der Patienten in Ordnung gebracht werden.

Für mich waren das mehrere Frohbotschaften auf einen Streich:

- Macht den Patienten ein bisschen gesünder, bevor ihr operiert. Nicht nachher. Wenn's oft zu spät ist.
- Und: Schaut euch doch vor der OP genau an, wo es beim Patienten ungesund aussieht. Greift aktiv in das Blutbild ein, bevor ihr zum Messer greift.

- Also Bluttuning.
- Also Molekularmedizin.

Das finde ich ungeheuerlich aufregend. Das ist genau der Weg, den ich Ihnen in diesem Buch skizzieren will. Wobei mein Ziel ja ein ganz anderes ist: Mir geht es nicht nur darum, Sie auf ein immer noch recht jämmerliches Minimum an Gesundheit zu hieven, damit Sie nach der OP nicht auch noch eine Bluttransfusion brauchen. Wie so viele der 30 Prozent Deutschen, die unter einer Anämie leiden. Die sie sich oftmals selbst eingehandelt haben, weil sie, statt sich mit bestem Eiweiß zu verwöhnen, statt frische Lebensmittel mit viel Folsäure, Eisen, B_{12} zu genießen, viel zu oft beim Pizzaofen gelandet sind.

Hippokrates hat's laut gerufen: »Die Nahrung soll dein Heilmittel sein!« Und zwei Schweizer Professoren entdecken das heute wieder. Nun denn. Für Sie, für mich, für uns sind das keine Neuigkeiten. Neu ist allenfalls, dass sich letztendlich doch etwas bewegt in der Schulmedizin. Langsam. Aber immerhin.

Bitte nicht an Zahlen kleben

»Genaue Zahlen, bitte!« – das schreiben Sie mir immer wieder. Sie wollen die Zauberformel von mir. Den exakten Wert, der Sie endlich gesund und glücklich macht. Verstehe ich ja. Ich habe mich trotzdem entschieden, in diesem Buch keine »Idealwerte« zu veröffentlichen. Aus guten Gründen:

Nicht alles ist für jeden gut: Selbstverständlich habe ich mich mit jedem einzelnen Blutwert intensiv beschäftigt, und ich habe auch für jeden einzelnen Wert eine Vorstellung darüber entwickelt, wo dieser idealerweise liegen könnte. Dennoch ist es nicht so, dass für jeden Menschen die gleichen Werte ideal sind. Es kommt eben darauf an, ob Sie als Frau gerade Drillinge bekommen haben oder ob Sie Triathlon laufen. Ob Sie als Mann zwei Meter groß sind und hauptsächlich aus Muskelpaketen bestehen oder ob Sie klein, leicht und drahtig daherkommen (Typ: Jockey). Haben Sie einen Stoffwechsel, der ohnehin schon auf Hochtouren läuft? Oder schon immer einen besonders niedrigen Blutdruck? Stammen Sie aus einer urbayerischen Familie, aus Kreta oder aus der Mongolei? Verbringen Sie gerade ein gemütliches Sabbatjahr oder leiten Sie alleine eine Firma mit 1500 Leuten? Das alles beeinflusst Ihre Blutwerte. Und das alles muss auch bei der Definition der besten Werte für Sie, für Sie ganz persönlich, berücksichtigt werden.

Orthodoxie hilft nicht weiter: Natürlich haben Sie die Wahl, sich aus meinen News und meinen Büchern einen ganz individuellen Katalog an Geboten und Verboten zusammenzustellen, an die Sie sich eisern halten. Ein bisschen so, wie sich strenggläubige Anhänger welcher Religion auch immer an ihre Regeln halten. Das kann tatsächlich dazu führen, dass Sie gesund und glücklich werden. Muss es aber nicht. Warum? Siehe oben. Nicht alles ist für jeden gut! Sie fahren also viel besser damit, wenn Sie die von mir vorgeschlagenen Wege ausprobieren, dabei aber immer die eigenen Augen offen halten.

Eigenverantwortung ist gefragt

- Ja, ich empfehle, dreimal unterstrichen, extrem wenige oder besser gar keine Kohlenhydrate zu essen. Wenn Sie massiv übergewichtig sind und durch diese Regel in kurzer Zeit 50 Kilo abnehmen – Glückwunsch! Wenn Sie aber Leistungssport treiben und mit No Carb ohnmächtig vom Pferd fallen – bitte ändern!
- Ja, ich sehe Jod als Zündbotenstoff und empfehle grundsätzlich hohe Werte. Wenn Sie aber Probleme mit der Schilddrüse haben – bitte ändern!
- Ja, ich halte Vitamin C für den wichtigsten Fitmacher und Krebsbekämpfer überhaupt. Wenn Ihnen die Einnahme von hohen Dosen Vitamin C aber die Verdauung durcheinanderbringt – bitte ändern!
- Und ja, ich empfehle einen Körperfettanteil von 15 bis 20 Prozent für Frauen. Wenn Sie den erreichen – Glückwunsch! Wenn Sie gesundheitlich dabei aber in die Knie gehen oder sogar Ihre Periode ausfällt – bitte ändern!

Nicht alles ist komplett klar: Ich lese jeden Tag stapelweise medizinische Studien. Viele davon mache ich Ihnen ebenfalls täglich mit meinen News zugänglich. Dieses hohe Maß an Wissen, das Sie und ich auf diese Weise angesammelt haben, hat manchmal einen paradoxen Effekt: Wir sehen Muster und Zusammenhänge da, wo gar keine sind. Oder wir klammern uns an einen ganz bestimmten Wert, an ein ganz bestimmtes Erklärungsmuster und betrachten die ganze Welt dann nur noch durch diese Brille. Das machen wir nicht absichtlich, dafür sorgt unser Hirn. Es will uns die Welt einfach machen. Je mehr wir unter Stress stehen oder sogar Angst haben (eine Krebsdiagnose macht Angst, das wissen Sie genau wie ich), desto eher liefert uns unser Hirn solche Kurzschlüsse. Wenn Sie das Forum unter www.strunz.com so aufmerksam lesen wie ich, dann ist Ihnen das sicherlich auch schon aufgefallen. Der eine erklärt jede Krankheit mit »Handystrahlung«, die andere macht sich verrückt vor Angst, ihr Körper könne unkontrolliert »Eiweiß verzuckern«.

Offen für Neues bleiben

Das heißt für Sie: Sie machen sich Ihr Leben nicht einfacher, wenn Sie sich an zu einfache Erklärungen klammern. Bleiben Sie offen. Offen für neue Erkenntnisse, für andere Perspektiven, für noch nicht gedachte Zusammenhänge. Probieren Sie aus. Bleiben Sie neugierig. Mache ich auch so.

Und noch etwas: Ein bisschen Glaube, Liebe, Hoffnung und so weiter schaden nicht. Helfen manchmal sogar mehr als perfekte Blutwerte. Deshalb streite ich mich nicht mehr um Zahlen. Nicht mit Ihnen, nicht mit der Schulmedizin. Das ist hohle Faktenhuberei. Lieber unterstütze ich Sie mit der naturwissenschaftlichen Präzision, mit der medizinischen Erfahrung *und* mit dem Quäntchen Menschenkenntnis, die ich mir in den einigen Jahren, in denen ich diesen Beruf leidenschaftlich gerne ausübe, ein wenig antrainieren durfte.

Welche Werte wertvoll sind

In meiner Praxis schaue ich alle Patientinnen und Patienten, also auch Sie, immer aus zwei Perspektiven an: Zuerst nehme ich Sie praktisch »von außen« wahr. Wie fest ist Ihr Händedruck? Wie wach strahlen Ihre Augen? Mit welcher Statur federn Sie (manchmal schleppen Sie sich) in meine Praxis? Wo zwickt es? Ich höre sehr genau zu. Frage persönlich nach. Wer schon bei mir war, der weiß das.

Frohwerte statt Drohwerte

Dann kommt die zweite Perspektive. Das ist der Blick auf Ihre Blutwerte. Und zwar: auf *alle* Blutwerte. Nicht nur Cholesterin und Co. und was sonst noch zur üblichen Drohkulisse gehört. Was mich interessiert, sind Ihre *Frohwerte:*

- essenzielle Aminosäuren,
- essenzielle Fettsäuren,
- essenzielle Mineralien,
- essenzielle Vitamine.

»Essenziell«, das heißt lebenswichtig. Fehlt ein einziger Stoff aus der Frohwerteliste, dann ist Leben gar nicht möglich. Zum Glück essen Sie ja jeden Tag etwas – so geben Sie Ihrem Körper täglich, was er braucht. Eigentlich alles wunderbar. Aber nur »eigentlich« …

Denn mit Ihren normalen, zwar frischen, aber doch sehr durchschnittlichen Äpfeln aus dem Supermarkt (die kaum mehr Vitamin C enthalten), mit Ihren schneeweißen Brötchen vom Bäcker um die Ecke (eine Kohlenhydratbombe mit viel zu viel Gluten) ist nur ein ziemlich durchschnittliches Leben möglich. Wollen Sie Höchstleistung bringen, wollen Sie kreativ sein, brauchen Ihr Hirn, Ihr Herz, Ihre Hände und Füße etwas mehr als billigen Durchschnitt. Viel mehr.

Bausteine für Kreativität

Sie ahnen es schon: Höchstleistung und Kreativität haben eine biologische Basis. Diese Basis sind die essenziellen Nährstoffe. Das sind Ihre Bausteine – mehr noch: Das sind die Brillanten, die Sie für brillante Ergebnisse brauchen. Nur: Diese biologischen Bausteine für Kreativität und Höchstleistung werden in aller Regel nicht ein einziges Mal während Ihres gesamten Lebens in Ihrem Blut gemessen. Sie hoffen einfach, Sie hätten genug. Und Sie wissen auch, dass dem nicht so ist.

Ein erster Überblick

Die folgenden Seiten wollen Ihnen einen ersten Überblick über die wesentlichen Messwerte in Ihrem Blut geben, die für Ihre Lebensfreude, für Ihre Lebensenergie und Kreativität verantwortlich sind. In den folgenden Kapiteln komme ich auf viele der hier skizzierten Zusammenhänge zurück.

Auf den nächsten beiden Seiten finden Sie zunächst die wichtigsten Basiswerte. Weitere Übersichten zu den Werten für die essenziellen Aminosäuren, Mineralstoffe, Spurenelemente und Schwermetalle sowie für Vitamine, Hormone und weitere Parameter haben wir auf den inneren Umschlagseiten des Buches in Form von Übersichten dargestellt.

Verstehen Sie die genannten Werte als Hinweise zu guten Blutwerten. Exakte Einnahmeempfehlungen lassen sich für Sie daraus nicht ableiten. Leider.

Die Basiswerte	
Hämoglobin	m: › 16 g/dl w: › 14 g/dl
Erythrozyten	m: › 5,5 Mio./µl • w: › 5,0 Mio./µl
Leukozyten	3,5–9,0 Tsd./µl
Blutzucker i. S.	‹ 100 mg/dl
Gesamteiweiß	› 7,70 g/dl
Cholesterin	‹ 150 mg/dl
HDL	m: › 50 mg/dl • w: › 60 mg/dl
LDL	‹ 130 mg/dl
Triglyceride	‹ 100 mg/dl
Gamma-GT	‹ 40 U/l
Harnsäure	‹ 5,00 mg/dl
Lipoprotein (a) 1	‹ 75 nmol/l
Homo- cystein	‹ 10 µmol/l • besser ‹ 5 µmol/l
Omega-3-Index	8–11 %
BKS	bis 10/20 mm n. W.
IgE	‹ 20 kU/l: Allergie unwahrscheinlich 20–100 kU/l: Allergie wahrscheinlich › 100 kU/l: Allergie möglich

Maß der Sauerstofftransportkapazität, erwünschter Effekt des Höhentrainings, pathologisch erhöht bei internistischen Erkrankungen, vermindert meist bei Eisenmangel, seltener Vitamin B_{12}- oder Folsäuremangel.
Die roten Blutkörperchen. In ihnen ist das Hämoglobin enthalten.
Infektionspolizei, bei Erhöhung z. B. schwelender Infekt oder Stresssituation.
Nötig zur Bereitstellung schnell verfügbarer Energien, das Hirn arbeitet gewöhnlich auf Zuckerbasis (den der Körper aber selbst herstellen kann). Bei Erhöhung über längere Zeit: frühzeitige Arteriosklerose.
Maßstab für den wichtigsten Bestandteil der lebenden Substanz. Baustein für wichtige Enzyme und Hormone, Transporteur nicht-wasserlöslicher Substanzen im Blut. Faustregel: je höher, desto besser.
Molekulares Grundgerüst vieler Hormone, Bestandteil der Zellwand. Erhöhung gravierender Grund für Arteriosklerose und Herzinfarkt. Faustregel: je niedriger, desto besser.
Unterfraktion des Cholesterins, schützt vor Herzinfarkt: je höher, desto besser.
Unterfraktion des Cholesterins, provoziert Arteriosklerose und Herzinfarkt, darum: je niedriger, desto besser.
Erhöhung meistens durch Diätfehler, schnelle Normalisierung möglich. Selten erhöht bei Stoffwechselerkrankungen.
Empfindlichster Leberparameter, frühe Erhöhung bei Leberbelastung (z. B. nach 3–4 Bier), sollte zwischendurch einmal im Normalbereich liegen als »Urlaub« für die Leber. Bei Erhöhung ohne Diätfehler weitere Leberdiagnostik empfohlen.
Gichtparameter, auch Risikofaktor zweiter Ordnung. Bei Erhöhung Gefahr von Gichtanfällen, Nierenerkrankungen.
Genetisches Risiko für Erkrankungen an Arteriosklerose – nicht beeinflussbar. Wird am Ankleben an der Gefäßwand gehindert durch Vitamin C und Lysin. Muss der einzige Faktor bleiben.
Herzgefährlicher Eiweißstoff, gefährlicher als Cholesterin. Kann einfach entschärft werden mit B-Vitaminen.
Omega 3 ist essenziell, so wie Aminosäuren, wie Vitamine. Bekämpft Entzündung im Körper, macht Blut dünnflüssig, verhindert Herzinfarkt, Herzrhythmusstörungen, verhindert Krebserkrankung.
BKS ist die Abkürzung für »Blutkörperchensenkungsgeschwindigkeit«. Höhere Werte weisen auf eine Entzündung hin.
Immunglobulin E, kurz IgE genannt, spielt im allergischen Geschehen eine Schlüsselrolle: Entdecken die Immunzellen einen vermeintlichen Feind, wird IgE ausgeschüttet, das die allergische Reaktionskette anstößt. Je höher der Wert, desto wahrscheinlicher eine Allergie.

Was Labordiagnostik leistet

Sie denken mit. Das zeigen Sie mir jeden Tag in der Praxis, das zeigen Sie mir in Ihren Briefen, und das zeigen Sie auch in den Briefen, die gar nicht an mich gerichtet sind, die ich aber trotzdem mit größtem Vergnügen lese. Zum Beispiel in der *Wirtschaftswoche* (08.02.2010). Da schreibt Gerhard Ankenbauer:

> *»Durch Auswertung vieler Blutwerte kann eine frühzeitige Erkennung von gesundheitlichen Problemen gelingen. Die Heilung kann mit geringeren Kosten erfolgen als im späteren Stadium mit Chemotherapien, Bestrahlungen oder Reha-Maßnahmen.«*

Da hat er recht. Aber die Realität der Medizin ist noch viel besser, als er glaubt: Durch Auswertung vieler Blutwerte können wir selbstverständlich nicht nur Krankheiten frühzeitig erkennen, sondern wir können auch heilen. Was mit Tabletten nämlich nicht gelingt. Beispiele gefällig?

Wir können möglicherweise eine Depression ausschalten, *bevor* der Betroffene in die Psychiatrie muss. Mit Lithium. Statt Psychopharmaka. Wir können einen Hörverlust verhindern, *bevor* übermäßiger Stress zu einem Tinnitus führt. Mit Magnesium. Statt Hörgerät. Wir können Krebs erkennen, bevor er ausbricht. Und gegensteuern mit Vitamin-C-Infusionen. Statt Chemotherapie. Diabetes, Herzinfarkt, Leberschaden – können Sie alles Jahre vorher messen. Bevor es zu spät ist.

Was Gerhard Ankenbauer nicht weiß, das ist, was der Arzt erlebt, wenn er tatsächlich viele Blutwerte auswertet. Also wissenschaftliche Medizin betreibt. Molekularmedizin. Der Arzt wird zum Feind der Krankenkassen. Denn viele Blutwerte kosten viel Geld. Diese Kosten tun den Krankenkassen so weh, dass sie die Augen schließen vor dem heutigen Laborwissen. Das enorm ist. Überwältigend. Das mich persönlich außerordentlich glücklich stimmt. Denn »durch Auswertung vieler Blutwerte« kann ich, können alle Ärzte tatsächlich und erstmals in der Medizin helfen. Wirklich helfen. Menschen wieder gesund machen. Nicht nur – wie üblich – Krankheiten unterdrücken. Mit Medikamenten. Dabei zahllose Nebenwirkungen in Kauf nehmen. Und die wieder unterdrücken, mit noch mehr Medikamenten. Die die Leber schädigen, was man wieder zu unterdrücken versucht.

Viele von Ihnen haben dieses naturwissenschaftliche Vorgehen in meiner Praxis am eigenen Leibe erlebt. Und wenn mir ein Rollstuhlfahrer eine Ansichtskarte vom Segeln auf dem Chiemsee schreibt, dann weiß ich, dass molekulare Medizin wirklich helfen kann. Eben »durch Auswertung vieler Blutwerte«, wie Gerhard Ankenbauer in der *Wirtschaftswoche* so richtig konstatiert.

Wann gönnen Sie sich Molekularmedizin?

Schluss mit dem Fischen im Trüben

Die labormedizinische Diagnostik verändert sich derzeit rasant. Es sind die neuen und sich unendlich schnell weiterentwickelnden technischen Möglichkeiten, gepaart mit einem immer detaillierteren Verständnis von Krankheiten, die dies ermöglichen. Ständig werden neue Biomarker in der Labormedizin etabliert. Man kann mittlerweile Autoantikörper nachweisen, die die Diagnose einer rheumatischen Erkrankung erleichtern, es gibt neue Verfahren in der Allergiediagnostik, und auch Zellen und Gene werden in den Laboren im Detail untersucht.

Die Fülle der Diagnosemöglichkeiten und aufwendige Verfahren führen zu hohen Kosten. Die Krankenkassen sind derzeit im Normalfall nicht bereit, sie zu tragen. Daher arbeiten Labormediziner an einem Stufensystem. Dies soll den praktizierenden Ärzten helfen, die richtige Auswahl an Analysen zu treffen. Erhalten sie bereits auf der ersten Stufe ein klares Bild und ihre Behandlung schlägt an, werden keine weiteren Untersuchungen angeordnet. Tritt jedoch keine Heilung ein, gibt das Stufensystem den Ärzten Anhaltspunkte, welche Parameter sie nacheinander durch labormedizinische Analysen abklären lassen sollten.

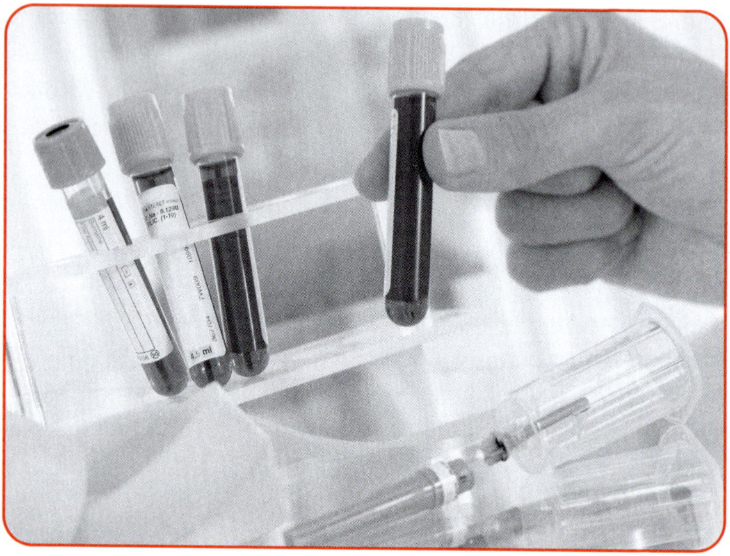

Eine exakte Analyse Ihrer Blutwerte zeigt an, wie es Ihnen geht: sportlich und auch mental!

Ich mache das in meiner Praxis seit Jahren anders. Ich lasse Ihr Blut im großen Umfang analysieren. Wobei großer Umfang heißt: Ich stelle neben den gängigen Risikofaktoren auch Homocystein, Lipoprotein a, Entzündungswerte, Parameter zur Erkennung von Allergien, Tumormarker, Schwermetalle, Aminosäuren, Werte für oxidativen Stress, Vitamine, Mineralstoffe und Hormone auf den Prüfstand. Nicht im Ausnahmefall, sondern immer. Ist mein Standard.

Messen statt raten

Ich sehe so auf einen Blick, unter welchem Stress Sie stehen und wie stark Ihre Abwehr aufgestellt ist. Ich weiß, welche Krankheiten Sie durchstehen mussten und welche Ihnen drohen könnten. Ich erkenne sogar, ob Sie sich glücklich fühlen oder ob Sie *down* sind. Sagt mir alles Ihr Blut!

Weil ich nicht im Trüben fische, sondern die Laborlampe anschalte. Aus wissenschaftlicher, aus medizinischer Sicht mache ich das Einzige, das sinnvoll ist. Finde ich. Finden aber nicht die Krankenkassen, die Ihre Hausärzte lieber weiter im Trüben fischen als mit klaren Werten arbeiten lassen. Aus Kostengründen nämlich darf Ihr Hausarzt nur einige wenige Parameter im Blut bestimmen lassen. Den Rest muss er raten.

Wahrscheinlich braucht es noch einige Jahre, bis auch die Krankenkassen den Schatz der heute existierenden Labormedizin erkennen, bis sie nicht mehr vor den zunächst hoch erscheinenden Laborkosten erschrecken. Bis sie den Zusammenhang einer besseren Diagnose mit einer effizienteren Behandlung begreifen. Bis ihnen Analytiker eines Tages anhand bunter Grafiken erklären werden, wie viele Millionen sie mit dieser Vorgehensweise einsparen können.

Meine Molekularmedizin beruht auf einer umfänglichen Blutanalyse. Und zwar nicht irgendwo, sondern nach jahrelangem Suchen in ganz speziellen Labors. Denen ich vertraue. Und die sehr viel genauer, präziser messen als übrige oder übliche.

Die Kostenfrage

Dabei entstehen Kosten. Laborkosten sind wirklich hoch. Und diese Kosten tragen Sie. Sie persönlich. Keine Kasse. Auch keine Privatkasse. Das unterschreiben Sie vorher in meiner Praxis. Manchmal allerdings kommt es zu Ausnahmen – auch Krankenkassen lernen offenbar dazu:

Zu mir kam eine junge Dame, die bereits vier lange Jahre durchlitten hat. Leidet wirklich: Kann nichts mehr essen. Nur noch Blähungen, Krämpfe, Erbrechen, Schweißausbrüche, keine Leistung mehr. Dabei ausgesprochen sportlich. Und was hat sie alles versucht, einschließlich Gastroskopie und Koloskopie. Niemand hat ihr geholfen. Dann kam die Molekularmedizin. Die hat ganz schnell geholfen. Natürlich. Und eine große gesetzliche Krankenkasse war so vernünftig, das einzusehen und einen großen Teil der Kosten zu übernehmen. Der Vater der jungen Dame schrieb daraufhin einen Dankesbrief an die Kasse. Und wie gekonnt:

> *»Danke! Unglaublich sind allerdings der Leidensweg und die verursachten Kosten bis zu diesem Besuch beim Molekularmediziner, wenn man sich vor Augen führt, dass sämtliche bisherigen, aufwendigen Untersuchungen und Medikamente nichts nutzten. Die Krönung war zuletzt die Kapitulation der Mediziner beziehungsweise das Eingeständnis, nicht mehr weiterzuwissen. Was durch den Versuch, meine Tochter an einen Psychiater zu überstellen, eindeutig war. Durch eine sehr umfangreiche Blutuntersuchung, deren Auswertung und die daraus resultierenden Vorgaben ist es dagegen innerhalb kürzester Zeit gelungen, einem jungen Menschen eine große Last zu nehmen und ihm wieder Hoffnung und Lebensmut zu geben.«*

Derartige Briefe habe ich öfter gelesen. Sehr viel herber formuliert. Wissend, dass diese zumeist ungelesen im Papierkorb der Krankenkasse landen. Dennoch gebe ich die Hoffnung nicht auf. Weil ich weiß, dass eine neue Medizin möglich ist.

Ich glaube nicht, ich weiß. Sie auch, wie ich von Ihnen persönlich lesen darf. Am eigenen Leibe entdecken viele von Ihnen, dass es stimmt. Es gibt Heilung. Nicht nur schulmedizinische Behandlung. Sondern wirkliche Heilung. Einfach, indem man naturwissenschaftliche Gesetze auf den menschlichen Körper anwendet. Und nicht im magischen Mittelalter verharrt wie die Resignationsmedizin. Ausprobieren, raten, beten – das war üblich um 1600. Heute überstellt man an den Psychiater. Vor allem, wenn das Gegenüber am Behandlungstisch eine Dame ist. Erlauben Sie mir einen Blick in die dunklen Zeiten der Vergangenheit, die leider noch gar nicht so lange vorbei sind.

? SCHON GEWUSST? KURIOSA

Das Märchen vom »Menotoxin«

Viele Jahrhunderte lang kursierte die Annahme, dass Frauen wegen ihrer monatlichen Blutungen geistig irgendwie nicht auf der Höhe sein könnten und daher permanent überwacht werden müssten. Man hielt ihr Blut sogar für gefährlich: Noch im 20. Jahrhundert versuchten Forscher, ein spezielles Gift im Menstruationsblut nachzuweisen, das sie Menotoxin nannten. Sie brachten Rosen, Teig und Bier in Kontakt mit menstruierenden Frauen, um nachzuweisen, dass all diese Dinge durch einfache Berührung sofort zugrunde gehen. Es dauerte bis ins Jahr 1958 (!), bis die Forschung sich einig war, dass es sich bei Menotoxin um nichts weiter handelt als um einen alten Aberglauben. Der leider immer noch kursiert. Fragen Sie mal Ihre Großmutter ...

Geburt einer neuen Medizin

Seit 2013 gibt es sie offiziell, die Ausbildung zum *Orthomolekulartherapeuten.* Angeboten von einem Riesenkonzern in Augsburg. Europas größtes Labor. Ein privates Unternehmen. Ausbildungsthemen sind biochemische Grundlagen zu freien Radikalen, zum Arachidonsäurezyklus, zu Carriermechanismen. Da werden Metaboliten untersucht, da geht es um Pharmakogenetik, freilich auch um Arzneimittelrecht. Gesprochen wird über Bioverfügbarkeit, Resorption und Wirkweise von Mineralstoffen, Nano-Carrier, Aminosäuren und den Säure-Basen-Haushalt. Über die Folgen von unentdeckten Mängeln in Ihrem Blutbild.

Da wacht langsam jemand auf. Aufgefallen war einmal wieder, dass laut Deutscher Gesellschaft für Ernährung (DGE) fünf Portionen Obst und Gemüse (650 g), täglich genossen, eine ausreichende Vitamin- und Mineralstoffversorgung gewährleisten. Gleichzeitig steht fest, bestätigt zum Beispiel durch die Nationale Verzehrsstudie II aus dem Jahr 2008, dass es weniger als 20 Prozent der Deutschen gelingt, diese Mengen auf ihre Teller oder gar in ihre Mägen zu bringen.

Die Folge? Der Medizinische Dienst der Spitzenverbände der Krankenkassen (MDS) schätzt, dass 1,6 Millionen der über 60-Jährigen unter chronischer Mangelernährung leiden. Dies seien Fragen und Beobachtungen, denen »wir Mediziner konsterniert gegenüberstehen«. Denke ich mir: Soso!

In der Universität, so heißt es, werden zwar die biochemischen Grundlagen der Ernährungsmedizin gelegt, die praktische Therapie jedoch beginnt erst in den letzten Jahren in Studien an Boden zu gewinnen. Beispiel: Vor zehn Jahren gab es weltweit 149 Veröffentlichungen zum Thema Homocystein, heute sind es weit über 9000. Wie gesagt: Da wacht jemand langsam auf.

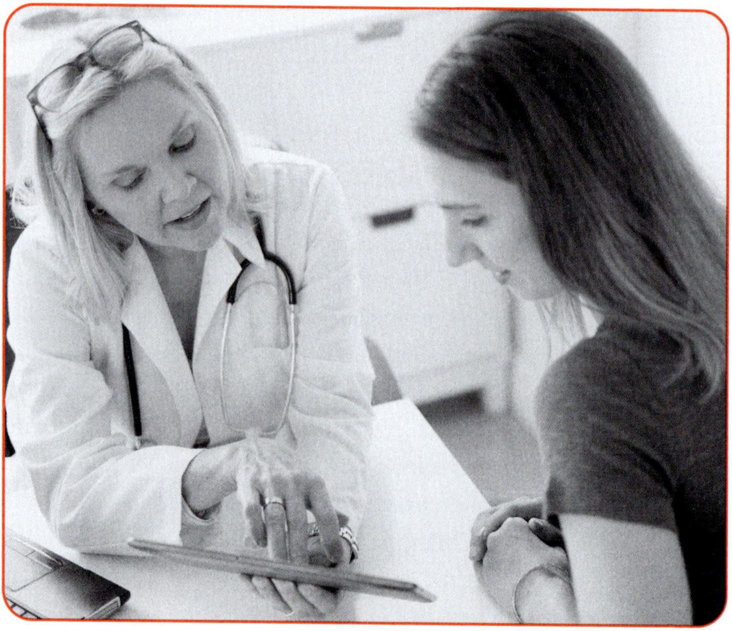

Die eigenen Blutwerte zu kennen und zu verbessern heißt, Verantwortung zu übernehmen.

Sie freilich sind lebensklug und viel weiter. Beschäftigen sich mit Ihren Blutwerten, soweit es Ihnen möglich ist. Informieren sich, füllen nach bestem Wissen auf. Ein pragmatisches Vorgehen. Ärzte aber lehnen orthomolekulare Medizin bisher in der Regel ganz offiziell ab. Dabei nutzen sie die Erkenntnisse der Molekularmedizin doch längst selbst: Eisenmangel wird mit Eisen behandelt. Muskelkrämpfe werden mit Magnesium behandelt. Neu ist allerdings, dass jetzt der Beseitigung »von noch unentdeckten Mängeln« Wert beigemessen wird. Heißt also: Entscheidend wird die Messung. Vorher. Rechtzeitig.

Fällt Ihnen was auf? Vorreiter auf diesem Weg ist natürlich nicht die Deutsche Gesellschaft für Ernährung (die predigt weiter Vollkornbrot), es ist auch nicht die Deutsche Ärztekammer (die arbeitet weiter mit Drohwerten), es ist auch nicht das Bundesgesundheitsministerium (das versucht weiter, die Kosten im Griff zu behalten). Hier wird eine private Institution aktiv. Weil sie verstanden hat. Weil sie schnell und beweglich ist. Europas größtes Labor. Es war wirklich Zeit.

Sie haben es in der Hand

Laborbögen lügen nicht. Sie zeigen mir schwarz auf weiß, ob Sie sich nach Jahren der Fehlernährung mit tieftraurigen Eiweißwerten durch die Tage und von einem Infekt zum nächsten schleppen – oder ob Sie fit und dynamisch durchs Leben federn. Weil Sie verstanden haben, dass man mit zwei armseligen Äpfeln und drei trockenen Knäckebroten am Tag nicht gesund und glücklich werden *kann.* Geht einfach nicht.

Genießen Sie viele eisenhaltige Nahrungsmittel, zeigt Ihr Blutbild meistens einen guten Ferritinwert. Essen Sie viele Tomaten und Kohl, macht Ihr Kaliumwert einen erfreulichen Sprung nach oben. Ergänzen Sie Ihre Nahrung mit Jod, sieht auch dieser Wert gut aus. Und so weiter. Was heute in Ihrem Kühlschrank steht, ist morgen das Baumaterial für Ihren Körper. Je hochwertiger das ist, was Sie Ihrem Körper zur Verfügung stellen, desto stärker Ihr Immunsystem, desto besser Ihre Laune. All das schlägt sich in Ihrem Blutbild nieder. Sie haben es in der Hand.

Ihre Blutwerte hängen aber nicht nur vom Inhalt Ihres Kühlschranks ab. Sondern auch davon, was exakt Sie jeden Tag tun. Lassen Sie mich zwei Extrembeispiele skizzieren:

> *Übergewicht, jeden Morgen vier Tassen Kaffee, dazu helle Brötchen mit Marmelade, mit dem Auto zur Arbeit, gestresst von Termin zu Termin, keine Mittagspause, zwischendurch Energydrinks plus Schokoriegel, am Abend Pizza und Bier zum Fernsehen. Dann erschöpft ins Bett.*

Wer so lebt, dem fehlen fast immer wichtige Aminosäuren, Vitamine und Mineralstoffe im Blut. Viel Kaffee plus Energydrinks plus Stress führen zu ungesund hohen Cortisolwerten. Und Cortisol ist ein Kaputtmacher. Macht sie alt und fertig. Sieht man Ihnen an. Viel besser geht es Ihnen (und sehen Sie aus), wenn Sie so unterwegs sind:

> *Sportlich, jeden Morgen nach dem ersten Kaffee mindestens 30 Minuten nach draußen zum Laufen. Gut fokussiert im Job, hohe Energie, zwischendurch kurze, effektive Pausen mit Eiweißkicks. Am Abend noch Zeit für Freunde, Familie. Spaziergang oder kleiner Lauf. Abendbrot ohne Brot, stattdessen bestes Eiweiß. Fröhlich ins Bett.*

Schalten Sie den Gesundschalter an!

Ihr Blutbild zeigt also genau, wie Sie sich ernähren, was Sie jeden Tag erleben, ob Sie gut schlafen, ob Sie meditieren und laufen. Oder nicht. Wenn Sie ein einigermaßen gesundes Leben führen, dann spiegelt sich das in guten Werten des Immunsystems, einem ausgeglichenen Hormonspiegel, in gesunden Leber- und Nierenwerten und in nur wenigen Entzündungs- und Tumormarkern. Können wir uns leicht vorstellen: Was wir essen, rutscht auf komplizierten Wegen irgendwann ins Blut. Und wenn wir mit Bewegung und Meditation etwas gegen unseren Stress tun, dann sinken die Stresswerte. Ganz einfach.

Die ganze Sache hat aber auch noch etwas mit unseren Genen zu tun. Es ist nämlich *nicht* so, dass wir ferngesteuert sind durch die Anlagen in unseren Genen. Es ist tatsächlich umgekehrt: Wir selbst bestimmen mit unserem Lebensstil, wie unsere Gene arbeiten.

Wie das? Unsere Gene sehen aus wie eine Doppelhelix – Sie kennen das Bild mit den zwei verschlungenen Strängen. Haben Sie sich schon mal gewundert, warum diese fragilen Gebilde nicht auseinanderfallen? Ganz einfach: Die beiden Stränge haben sich um einen stabilen Eiweißkern gewickelt – leider unterschlagen die meisten medizinischen Abbildungen dieses Mittelteil. Diese Eiweißpartikel sind die Genschalter, von denen Sie sicher schon gehört haben.

Sie funktionieren so: An ihren Enden gibt es freie Stellen, an denen sich bestimmte Stoffe anlagern. Es sind diese Veränderungen, die Gene in Aktion versetzen. Oder ausschalten. Sind die Gene angeschaltet, dann können sie die richtigen Enzyme und Proteine herstellen. Und nur dann können sich die Zellen kontinuierlich und korrekt erneuern: So gehen aus Leberzellen wieder Leberzellen hervor, aus Muskelzellen wieder neue Muskelzellen. Und das, obwohl überall die gleiche DNA drinsteckt.

Gene sind kein Schicksal

Aber das ist noch nicht alles. Wir finden nicht nur unterschiedlich aktivierte Gene in den verschiedenen Gewebetypen, es gibt auch vielfältige individuelle Aktivitätsformen. Bei der einen Person läuft ein bestimmtes Gen nur auf Sparflamme, bei der anderen werden die Geninformationen im Turbogang in ein Enzym umgesetzt.

Wie genau das alles funktioniert, weiß die Forschung noch nicht. Nur so viel ist klar: Auch wenn Sie »genetisch bedingt« vielleicht leichter Haarausfall, Pickel oder sogar Krebs bekommen können als Ihr Nachbar: Ihre Gene sind nicht Ihr Schicksal. Sie sind ihnen nicht komplett ausgeliefert. Es ist umgekehrt: Sie sind – zumindest ein großes Stück weit – das Schicksal für Ihre Gene. Sie können etwas tun. Machen Sie also das Beste draus.

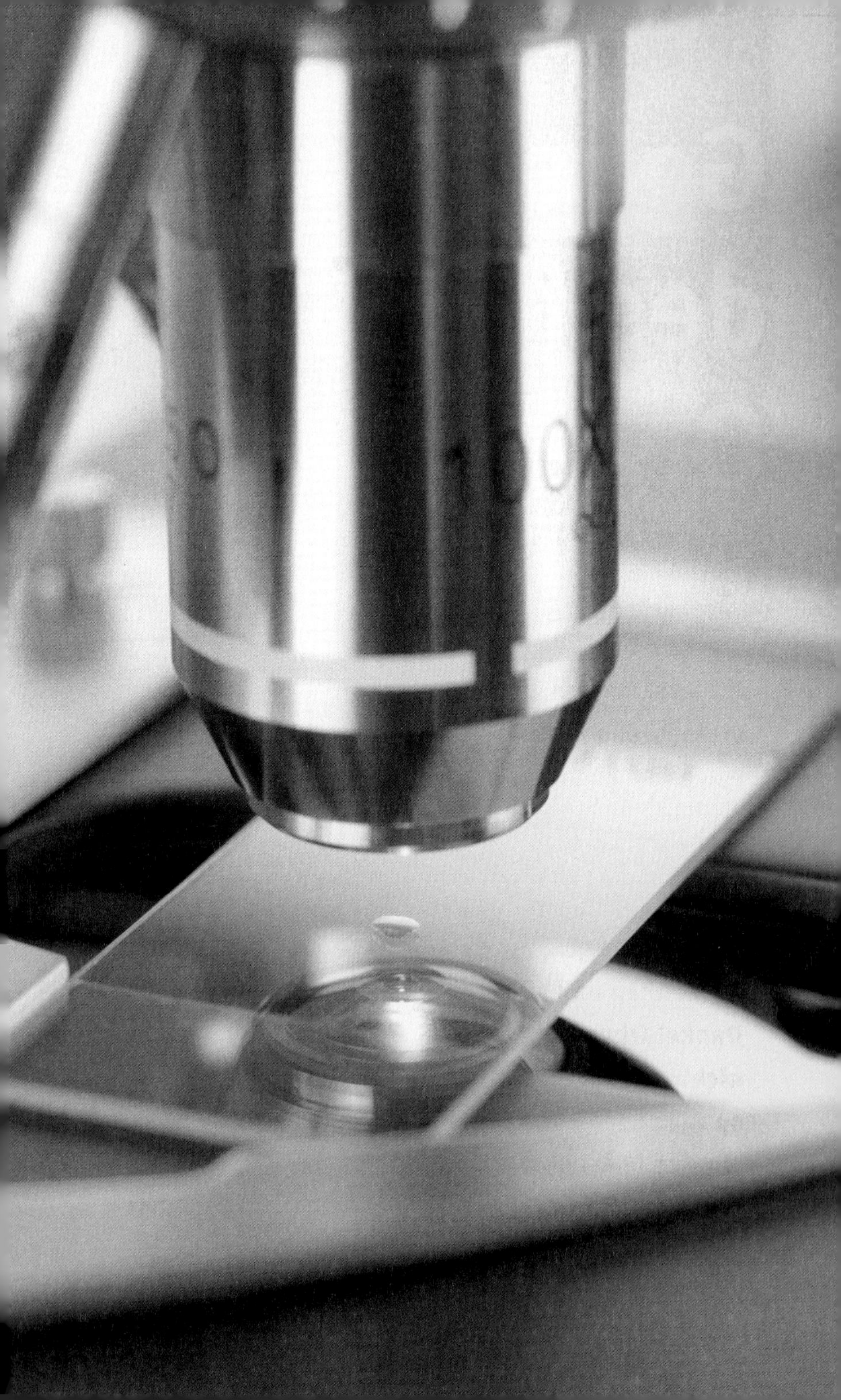

Geheimnisse des flüssigen Organs

**Die Faszination hört nicht auf. Nach vielen Dekaden als Arzt und Naturwissenschaftler entdecke ich immer noch jeden Tag neue Zusammenhänge. Ehrlich gesagt: Viele Ideen kommen von Ihnen! Weil Sie sich als wache Patienten oder als neugierige Sportler informieren, weil Sie mitdenken und kluge Dinge ausprobieren. Danke! Ohne Sie wären Bücher wie dieses nicht möglich. Doch bevor wir uns mit Ihren spannenden Storys beschäftigen, schalten wir das Mikroskop an.
Wie sieht Blut eigentlich aus?**

Jede Menge Körperchen

Durch Ihren Körper fließen fünf bis sechs Liter Blut – als Faustregel gilt: Ihre Menge Blut ist so schwer wie ein Zwölftel Ihres Körpergewichts. Anders gerechnet: Pro Kilogramm Körpergewicht kommen Sie auf etwa 80 Milliliter Blut. Ein 70-Kilo-Mensch braucht also rund 5,6 bis 5,8 Liter Blut, um gesund zu sein. Zum Vergleich: In einen Blauwal passen mehr als 10 000 Liter Blut.

Ihr Herz pumpt in jeder Minute 60- bis 80-mal, um es mithilfe der Lungen mit frischem Sauerstoff aufzuladen und dann bis in Ihre äußersten Finger- und Fußspitzen zu transportieren. Bei Kindern pumpt es schneller, das ist ganz normal. Ganz grob können wir zwei Sorten Blut unterscheiden:

- Das helle, frisch mit Sauerstoff aufgeladene *arterielle* Blut zirkuliert in den Blutbahnen, die vom Herzen aus in den Körper laufen, also in den Arterien. Es enthält ungefähr 200 Milliliter Sauerstoff pro Liter Blut.
- Das dunklere *venöse* Blut läuft durch die Venen zum Herzen zurück, nachdem es unser Gewebe mit Sauerstoff und Nährstoffen versorgt und Kohlendioxid und Stoffwechselprodukte abtransportiert hat.
- Etwas genauer: In der Lunge ist es anders. Da ist das venöse Blut mit viel Sauerstoff unterwegs und das arterielle Blut mit wenig.

Dass wir überhaupt permanent von unserem Lebenselixier Blut durchströmt werden, fällt uns im Normalfall gar nicht auf. Nur wenn wir uns etwa versehentlich schneiden und dann staunen, wie zuerst Blut aus der Schnittwunde tropft, sich diese dann wie von selbst schließt und nach ein paar Tagen komplett verschwindet, wird uns klar: Das, was da abläuft, ist ziemlich erstaunlich. Kein Wunder, dass unserem Blut im Laufe der Jahrhunderte jede Menge Zauberkräfte zugetraut wurden. Heute wissen wir, dass rein gar nichts Magisches in unserem Blut enthalten

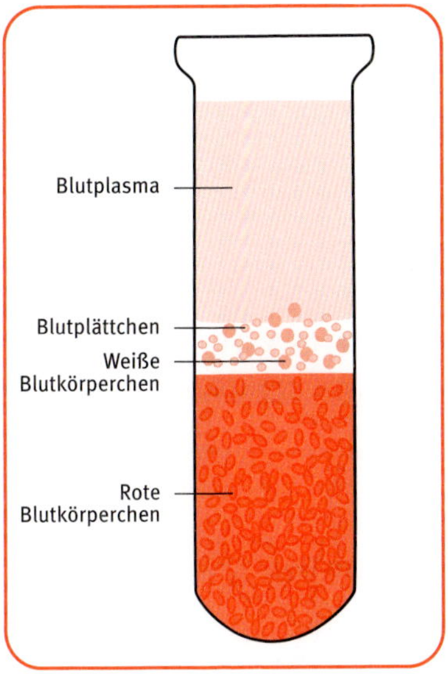

ist. Nur jede Menge Flüssigkeiten und Körperchen:

- Das *Blutplasma* macht 55 Prozent unseres kompletten Blutvolumens aus. Es besteht aus Fibrinogen (Gerinnungsfaktor 1) und dem Blutserum. In dem wässrigen Serum sind Elektrolyte, Fette, Hormone und Enzyme enthalten.
- Die *Blutzellen* machen 45 Prozent des Blutvolumens aus. Dazu gehören *Erythrozyten* (rote Blutkörperchen), *Leukozyten* (weiße Blutkörperchen) und *Thrombozyten* (Blutplättchen).

Diese Körperchen schauen wir uns zuerst an. In der medizinischen Fachsprache heißen sie »korpuskuläre Bestandteile« – weil es sich tatsächlich um kleinste Lebewesen handelt. Mit einem eigenen Geburtstag, einer eigenen Lebensdauer und einem eigenen Entsorgungssystem.

High Performer: Rote Blutkörperchen

Unsere roten Blutkörperchen, genannt **Erythrozyten**, sehen aus wie runde Hustenbonbons: Es sind scheibenförmige, eigentlich blasse und kernlose Zellen mit einer Delle in der Mitte. In Ihrem Körper kursieren ziemlich viele dieser Bonbons: rund 25 Billionen, je nach Ihrer Größe und Fitness sogar noch mehr! Die runden Körperchen schleppen eine wertvolle Last durch Ihre Adern: 650 Gramm Hämoglobin – das ist ein Protein und genau der rote Blutfarbstoff, den Sie so dringend brauchen, weil er Eisen enthält und Sauerstoff transportieren kann. Als Läufer kennen Sie die einfache Formel: Je mehr Eisen und Sauerstoff auf Ihren roten Bonbons unterwegs ist, desto schneller können Sie rennen.

SCHON GEWUSST?

Steckbrief Erythrozyten

- Durchmesser: etwa 8,4 µm
- Dicke: 2,4 µm am Rand und 1 µm im Zentrum
- Durchschnittliche Konzentration im Blut:
  Frauen: 20 bis 22 ml pro Kilogramm Körpergewicht
  Männer: 25 bis 27 ml pro Kilogramm Körpergewicht
- Gesamtzahl im Blut: rund 25 Billionen
- Geburtsort: Knochenmark
- Entwicklungszeit: etwa 7 Tage
- Durchschnittliche Lebensdauer: etwa 120 Tage
- Abbau: in der Milz
- Neuproduktion: etwa ein Prozent pro Tag, also 200 Milliarden täglich, das sind rund 2 Millionen pro Sekunde

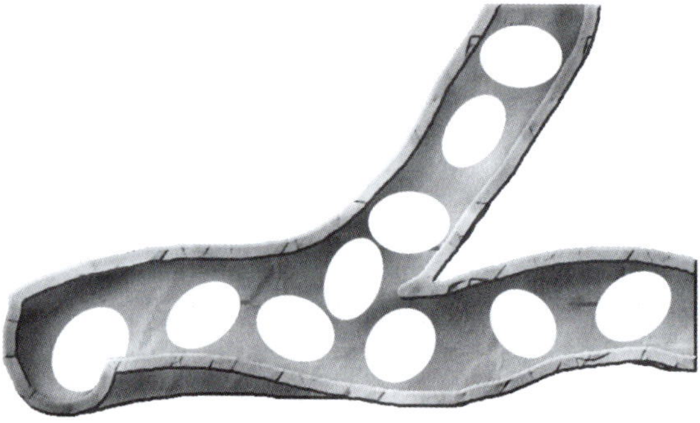

Das Eisen ist der Grund dafür, dass Ihr Blut rot daherkommt. Wundert Sie das? Weil frisch geschmiedetes Eisen eigentlich grau ausschaut? Stimmt. Lassen Sie aber Ihr Eisen eine Weile draußen liegen, dann wird es rostig. Rot. Den gleichen Vorgang finden Sie in Ihrem Blut: Hämoglobin besteht aus einer langen Kette aneinandergereihter Aminosäuren, die sich an vier Stellen mit Eisen geschmückt haben. Allerdings sind diese Eisenatome nicht komplett: Jedem fehlen zwei Elektronen. Genau wie Ihrem rostigen Stück Eisen. Das chemische Symbol zeigt es an: Fe^{2+} heißt rotes Eisenion.

Gerade weil hier wichtige Elektronen fehlen, kann Hämoglobin Sauerstoff transportieren. Es heftet die Sauerstoffatome einfach an den vier Stellen an, wo das Puzzle nicht komplett ist: Jedes Hämoglobin-Protein hat also Platz für vier Sauerstoffmoleküle. Weil es in jedem einzelnen roten Blutkörperchen schon Zigtausende Hämoglobin-Proteine gibt und insgesamt 25 Billionen davon in Ihren Adern spazieren fahren, müssen Sie sich um Ihre Sauerstoffversorgung grundsätzlich keine Sorgen machen. Atmen Sie tief durch – das läuft schon. Und wenn Sie beim lockeren Laufen häufiger und tiefer atmen, haben Sie automatisch mehr Sauerstoff im Hirn, in den Muskeln, überall.

Je mehr rote Blutkörperchen in Ihrem Blut vorhanden sind, desto mehr Eisenionen sind unterwegs und desto mehr Sauerstoff wird transportiert: in Ihr Hirn, in Ihre Muskeln, in Ihre Organe. Und je mehr Sauerstoff hier ankommt, desto schneller können Sie denken, rennen, verdauen und verstoffwechseln. So einfach ist die Rechnung. Und die zeigt sich auf Ihrem Laborbogen, den ich bei guten Werten zum Beispiel so kommentiere:

> *»Ihre körperliche und geistige Leistungsfähigkeit ist exzellent. Beweisbar durch ein Hämoglobin von jetzt 15,3 g/dl. Also verbessert. Normal ist 12 g/dl bis 16 g/dl. Dieser gute Wert ist selten.«*

Training auf der Höhe

Natürlich gibt es eine Obergrenze, da heißt es nicht mehr je mehr, desto besser. Sondern je mehr, desto ungesünder. Zu viel Hämoglobin im Blut bedeutet nämlich dickes, langsam fließendes Blut. Das kann sogar zu Thrombosen, Schlaganfällen und Herzinfarkten führen. Also aufgepasst, liebe Leistungssportler: Höhentraining und andere Tricks, die Zahl der roten Blutkörperchen in die Höhe zu treiben, sind eine wunderbare Sache, aber auch hier gilt der alte Satz von Paracelsus: *Sola dosis facit venenum.* Heißt: Die Dosis macht das Gift. In meiner Praxis sehe ich allerdings nur einmal alle Jubeljahre einen Patienten mit einer Überdosis roter Blutkörperchen. Viel häufiger muss ich die Erythrozyten mit der Lupe suchen …

Apropos Gift: Genau an die Stelle, die das Hämoglobin für unseren lebenswichtigen Sauerstoff vorgesehen hat, setzt sich auch gerne giftiges Kohlenmonoxid. Raucher kennen das: Ihr Blut ist typischerweise dunkelrot, weil es gar keine Chance hat, sich mit Sauerstoff aufzufrischen. Es dauert zwei rauchfreie Tage, bis das Kohlenmonoxid die Bindungsplätze wieder für Sauerstoff frei macht. Also: Zigarette ausmachen. Weg damit. Macht krank. Wissen Sie ja eigentlich.

Der Sauerstoff jedenfalls rauscht mit der Atemluft tief in Ihre beiden Lungenflügel. Diese sind mit unzähligen mikroskopisch kleinen Äderchen durchzogen, in denen das sauerstoffarme Blut nach getaner Arbeit darauf wartet, frisch aufgepumpt zu werden. Der frische Sauerstoff strömt von den Lungenbläschen in diese winzigen Blutgefäße (Kapillaren), die an den engsten Stellen so knapp geschnitten sind, dass nur ein einziger Erythrozyt hindurchpasst. Das ist sehr praktisch, denn so müssen sich Sauerstoff und Hämoglobin nicht erst lange suchen, bevor sie sich verbinden können.

Energie für alle Zellen

Die roten, mit frischem Sauerstoff beladenen Blutkörperchen spielen Kurierdienst in Ihrem Körper. Sie fahren jede einzelne Zelle an, weil in jeder Zelle kleine Kraftwerke sitzen, die Sauerstoff dringend für ihre Arbeit brauchen: die Mitochondrien. Sie liefern Ihnen Energie. Sie produzieren gewissermaßen den Strom für Ihren Körper, nur heißt der Strom in lebenden Organismen nicht Strom, sondern ATP. Außerdem ist die Energieerzeugung im Körper viel ausgeklügelter als die in den Stadtwerken. Im Kraftwerk wird Material verbrannt: Kohle, Müll, geht alles in Rauch auf. Im Körper wird überhaupt nichts verbrannt – auch wenn Sie vereinfacht von »Fettverbrennung« lesen oder von »Kohlenhydratverbrennung«. Tatsächlich werden Fettsäuren, Kohlenhydrate und Eiweiß nicht verbrannt, sondern ziemlich kompliziert verstoffwechselt. Schritt für Schritt chemisch verwandelt. Die dabei gewonnene Energie wird für fast alle weiteren Abläufe im Körper gebraucht. Es geht nicht ohne. Für die vielen Umwandlungsschritte brauchen unsere Mitochondrien Sauerstoff – und produzieren als Abfallprodukt Kohlendioxid, kurz CO_2. Das ist der Grund, warum alle Zellen permanent mit neuem Sauerstoff versorgt und CO_2 aus dem Körper herausgeschafft werden muss.

Hier schließt sich der Kreis: Das in die Blutbahnen einströmende Kohlendioxid löst mehrere chemische Reaktionen aus, die letztendlich dazu führen, dass das Hämoglobin überhaupt bereit ist, seine wertvollen Sauerstoffmoleküle loszulassen, diese den hart arbeitenden Mitochondrien zu übergeben, das Abfallprodukt CO_2 an einer anderen Stelle an sich zu binden und wieder zurück zum Ausgang zu nehmen. In der Lunge findet der ganze Prozess dann umgekehrt statt: CO_2 wird abgegeben und Sauerstoff aufgenommen. Wunderwerk Körper!

Security: Weiße Blutkörperchen

Ihre weißen Blutkörperchen, die **Leukozyten**, sind Ihre Security-Einheit: Sobald infektiöse Erreger auftauchen, bezieht diese Einheit Stellung – und durchläuft dabei sogar verschiedene »Kampfphasen«.

Stellen Sie sich das so vor: Normalerweise besteht Ihre Security aus 60 bis 70 Prozent *Granulozyten*, aus 20 bis 30 Prozent *Lymphozyten* und aus 2 bis 6 Prozent *Monozyten*. Sobald nun ein Erreger eindringt, bilden sich vermehrt ganz bestimmte Granulozyten als Abwehrmannschaft. Nach vier Tagen marschiert eine Spezialeinheit von Monozyten-Makrophagen auf, die die Erreger im Wortessinne zermalmt. Nach sieben Tagen schließlich vermehren sich die Lymphozyten, das ist die Heilphase. Insgesamt reguliert sich die Zahl der weißen Blutkörperchen dann wieder in Richtung Normalität. Wenn ein Arzt also Ihre Blutkörperchen genau unter die Lupe nimmt, kann er feststellen, ob Ihr Heilungsprozess erst vier Tage läuft oder schon sieben.

SCHON GEWUSST?

Steckbrief Leukozyten

Anteil am gesamten Blutvolumen: rund 5 Prozent
Gesamtzahl (bei gesunden Menschen): 4000 bis 9000 Leukozyten/µl
Geburtsort: Knochenmark

Granulozyten

- Anteil an Gesamtmenge der Leukozyten: 60 bis 70 Prozent
- Größe: 10 bis 17 µm
- Lebensdauer: 6 bis 8 Stunden im Blut zirkulierend, danach wandern sie in die Schleimhautoberflächen, dort leben sie 4 bis 7 Tage
- Anzahl variiert nach Tageszeit
- Funktion: unspezifische Immunabwehr, Aufnahme und Abbau körperfremder Stoffe

Monozyten

- Anteil an Gesamtmenge der Leukozyten: 2 bis 6 Prozent
- Größe: 5 bis 20 µm
- Lebensdauer: 2 bis 3 Tage Zirkulation im Blut, danach wandern sie ins Gewebe ab und werden als Makrophagen sesshaft
- Funktion: unspezifische Immunabwehr, Aufnahme und Abbau körperfremder Stoffe, sowohl im Blut zirkulierend wie auch sesshaft im Gewebe

Zellen in der Berufsschule

Alle weißen Blutkörperchen werden im roten Knochenmark aus speziellen Stammzellen gebildet. Die Stammzellen teilen sich in jeweils eine neue Stammzelle und eine Leukozyten-Vorläuferzelle. So bleibt der Pool mit Stammzellen immer gleich groß. Nachschub ohne Ende!

Lymphozyten

- Anteil an Gesamtmenge der Leukozyten: 20 bis 30 Prozent
- Größe: 7 µm
- Lebensdauer: von 2 bis 3 Tagen bis zu mehreren Jahren
- Funktion: spezifische Immunabwehr, Erkennen und Vernichtung spezieller körperfremder Stoffe, Gedächtnisfunktion

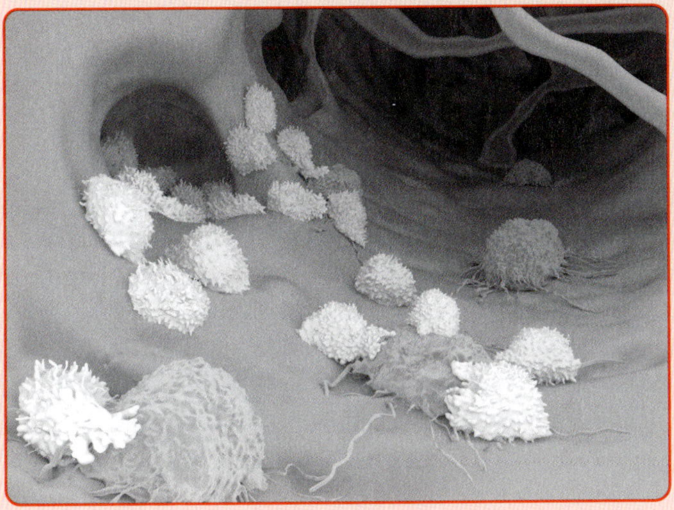

Leukozyten greifen Krebszellen an.

Die Lymphknoten, der Thymus (ein Organ oberhalb des Herzens), die Milz, die Mandeln und auch das Knochenmark bilden Leukozyten aus – hier durchlaufen die Vorläuferzellen ihre Berufsschule. Je nach späterer Aufgabe lernen sie, körpereigene und fremde Zellen zu unterscheiden, tote Zellen zu erkennen, Signale an andere Zellen des

Immunsystems abzugeben oder Fremdkörper und tote Zellen zu zerkleinern. Mit dem Abschlusszeugnis in der Tasche wandern die jungen weißen Blutkörperchen wohlgemut in Richtung Blut. Dort tasten sie die Wände der Blutgefäße systematisch auf Stoppsignale ab. Sie bewegen sich unabhängig von der Fließgeschwindigkeit des Blutes, so selbstständig wie Amöben! Wenn Krebszellen, Bakterien, Viren oder Fremdkörper wie kleine Holzsplitter, Glasscherben oder sogar Eindringlinge wie Pilze oder Parasiten sich durch ihre besondere Zelloberflächen verraten, heißt das für die Leukozyten: »Stopp! Aufräumen!« Weil die Security gut organisiert ist, werden sofort größere Einheiten angefordert. Einige Leukozyten können Lockstoffe freisetzen, wenn sie auf ein Stoppsignal stoßen. Das versetzt andere Leukozyten in Alarmbereitschaft: Sie ziehen sofort los, um vor Ort zu helfen.

Kluge Arbeitsteilung

Die **Granulozyten** kommen am häufigsten vor. Einen halben Tag nach ihrem Schulabschluss wandern sie in die Schleimhautoberflächen oder Innenwände der Lunge und der Milz. Granulozyten gehören zur Gruppe der unspezifischen Immunabwehr. Sie kümmern sich um alles, was ungefragt eintrudelt: Bakterien, Viren, tote oder veränderte Körperzellen, fremde Partikel wie beispielsweise Splitter, Würmer, Pilze und Giftstoffe. Sie produzieren selbst giftige Stoffe, die die Zellstrukturen der Eindringlinge zerstören, außerdem Enzyme, die die Stoffkreisläufe der zu beseitigenden Zellen durcheinanderbringen. Die übrig bleibenden Zelltrümmer werden von den Granulozyten aufgefressen – daher auch der grobschlächtige Name »Fresszelle«. Was vom Eindringling übrig bleibt, muss aus dem Körper abtransportiert werden, sonst drohen Vergiftungen. Daher können die Granulozyten das Gewebe aufweichen und den Zelltrümmern einen Weg an die Körperoberfläche bauen. Das Ergebnis ist effektiv für den Körper, aber unschön anzuschauen: Eiter. Haben Sie alle schon gesehen.

Die **Monozyten** machen weniger als ein Zehntel der weißen Blutkörperchen aus. Treffen Monozyten in der Blutbahn auf einen Fremdkörper, fahren sie eine ähnliche Attacke wie die Granulozyten. Bleibt ihnen eine solche Begegnung erspart, wandern sie nach zwei bis drei Tagen aus der

Blutbahn in das umgebene Gewebe ein. Dort werden sie sesshaft und wachsen zu ihrer vollen Größe heran. Dabei werden auch ihre Kraftwerke größer und leistungsfähiger. Auf diese Weise erwachsen gewordene Monozyten nennen sich schließlich Makrophagen. Sie fühlen sich überall wohl, in der Lunge, in der Leber, im Knochen- und im Bindegewebe, im Knorpel, sogar im Glaskörper des Auges und in der Plazenta.

So effektiv wie Pac-Man

Sie können sich einen **Makrophagen** vorstellen wie die 1980er-Jahre-Video-Spielfigur Pac-Man. Oder wie einen Superhelden. Er arbeitet so: Sobald er einem Virus, einem Bakterium oder einem wie auch immer gearteten Fremdkörper begegnet, umschlingt er diesen gnadenlos mit einer Ausstülpung und zermalmt ihn, bis nur noch unschädliche Zelltrümmer übrig sind. Tauchen Bakterien und Viren plötzlich in großen Mengen auf, kann sich ein Gewebemakrophage sogar selbst klonen. So hat er schnell eine ganze Security-Mannschaft aufgestellt, die alles tut, um Eindringlinge aufzufressen.

Kommen Gewebemakrophagen mit einem Fremdkörper in Kontakt, der nur sehr langsam oder gar nicht abgebaut werden kann – etwa ein Holzsplitter –, bilden sie isolierende Zellwälle, mit denen sie den Fremdkörper umschließen. Unterstützt durch andere Zellen des Immunsystems, weicht das Gewebe um den Splitter herum auf, und der Fremdkörper wird gemeinsam mit den Makrophagen als Eiter nach außen transportiert. Gut zu wissen – mit dem Entfernen kleiner Splitter brauchen Sie sich gar nicht abzumühen, überlassen Sie das einfach Ihrem Blut.

Makrophagen spielen im Nebenjob übrigens auch noch Müllabfuhr: Sie nehmen gealterte, tote oder zerstörte körpereigene Zellen auf, zerlegen sie in ihre Bestandteile und stellen die Rohstoffe dem Stoffwechsel wieder zur Verfügung. Aus den Rohstoffen werden zum Beispiel Enzyme, Proteine oder neue Zellen gebaut.

Spezialeinheiten und Killerzellen

Granulozyten und Makrophagen bilden das unspezifische Immunsystem. Sie gehen ganz grob gegen alles in Stellung, was sie als körperfremd erkennen. Ganz anders sind die Lymphozyten aufgestellt: Sie gehen als Spezialeinheiten an den Start, konzentrieren sich jeweils auf ganz bestimmte Krankheitserreger. Wer medizinische Fachsprache mag, darf sich an dieser Stelle die Formulierung »spezifische Immunabwehr« merken.

Die **Lymphozyten** werden, der Name verrät es schon, in den Lymphknoten ausgebildet, einige auch im Knochenmark, im Thymus und in der Milz. Bei Erwachsenen bestehen 20 bis 30 Prozent der Immunzellen aus dieser Variante der weißen Blutkörperchen, bei Kindern können es auch mehr als 50 Prozent sein. Sie werden in zwei Hauptgruppen unterteilt, die B- und die T-Lymphozyten. Sie haben je nach genetischer Veranlagung zwischen 10^9 und 10^{10} verschiedene B-Lymphozyten mit unterschiedlichen Antigenrezeptoren. Nachdem die Lymphozyten ihre Ausbildung abgeschlossen haben, werden sie als B-Lymphozyten entlassen. Das B steht für *bone-marrow-derived lymphocytes,* was nichts anderes heißt als Lymphozyten aus dem Knochenmark. Ein anderer Teil der frisch entstandenen und noch nicht ausgebildeten Zellen wird über die Blutbahn in den Thymus transportiert. Das ist ein Organ oberhalb des Herzens. Diese Zellen erfahren hier ihre Prägung und heißen anschließend T-Lymphozyten (das T steht, Sie ahnen es schon, einfach für Thymus).

Fertig ausgebildete B-Lymphozyten haben einen speziellen Rezeptor, mit dem sie körperfremde Stoffe erkennen können, wie etwa Krankheitserreger, Pollen oder Feinstäube, auch Antigene genannt. Die Rezeptoren der B-Lymphozyten erkennen diese Antigene und verhaften sie kurzerhand: Sie halten die Antigene einfach fest.

Verstärkung anfordern können die sogenannten T-Helferzellen: Sobald diese ein gleiches Antigen wie ein B-Lymphozyt erkannt haben, schicken sie die B-Kollegen in den nächsten Lymphknoten oder in die Milz. Mission: Sofort klonen. So entstehen in diesen Organen Tausende neue B-Lymphozyten, die genau die gleiche Prägung wie das Originalkörperchen haben, aus dem sie hervorgegangen sind. Die neu gebildeten Zellen heißen Antikörper, sie verhaften Antigene und setzen den schädlichen Wirkungen der Fremdkörper ein Ende. Und es kommt noch besser: Einige Lymphozyten werden sogar zu T-*Killerzellen* – der kämpferische Name steht so im Medizinlexikon! Sie sind auf die Zerstörung von Krebszellen spezialisiert und kümmern sich auch um Zellen, die von Viren befallen wurden.

Schlagkräftige Anti-Krebs-Truppe

Was viele nicht wissen: Dass in Ihrem Körper gesunde Körperzellen plötzlich aus der Art schlagen, ist ganz normal. Die Lymphozyten erkennen die entarteten Zellen und räumen zuverlässig auf. Ein Problem haben Sie erst, wenn Ihre Lymphozyten nicht fit genug sind. Dann finden sie die verrückt gewordenen Zellen nicht, und dann kann Krebs entstehen. Was Sie dagegen tun können? Ganz einfach: Ihr Immunsystem fit machen! Ein aktiver Stoffwechsel bringt weit mehr Immunzellen hervor als ein fauler Sofakartoffel-Stoffwechsel. Und was treibt Ihren Stoffwechsel an? Sport natürlich. Und alle essenziellen Vitalstoffe.

Sowohl die Körperchen aus Schublade B als auch die Kollegen aus Schublade T sind übrigens in der Lage, ganz besondere Gedächtniszellen auszubilden. Diese können jahrelang still auf *standby* stehen. Sobald aber ein altbekannter Eindringling auftaucht – das können Röteln sein, Mumps, Masern und neuerdings auch Ebola –, werden sie sofort aktiv und nehmen den Kampf auf. Das gleiche Prinzip wird bei Impfungen genutzt. Allerdings werden hier nicht gleich die echten, oft lebensbedrohlichen Viren gespritzt, sondern leicht veränderte Erreger. Damit soll der Impfstoff weitestgehend unschädlich werden, das Immunsystem aber trotzdem reagieren und die lebenswichtigen B- und T- Gedächtniszellen produzieren. Eine gute Idee, weil Kinderkrankheiten auch heute noch überhaupt kein harmloser »Kinderkram« sind, sondern zum Beispiel bleibende Hirnschäden hinterlassen können. Wenn man Pech hat.

Alleskleber: Blutplättchen

Im weißen Anteil des Blutes ist nicht nur die Security unterwegs, sondern auch eine komplette Reparaturmannschaft: **Thrombozyten** oder Blutplättchen genannt. Sie sind es, die innerhalb kürzester Zeit Schnittwunden, Stiche und Co. verkleben. Hätten wir diese Alleskleber nämlich nicht, würden wir verbluten, sobald wir nur in eine Reißzwecke treten.

Auch Thrombozyten sehen ein wenig aus wie flache Drops. Im Gegensatz zu den anderen Blutkörperchen aber sind Thrombozyten ohne Zellkern unterwegs. Das liegt an ihrer Entstehung: Sie werden gewissermaßen gar nicht geboren und auch nicht geklont, sondern von Knochenmarkriesenzellen ausgestülpt und abgeschnürt. Darum nehmen sie auch nicht alle Bestandteile mit. Eine einzige Riesenzelle kann so bis zu 1000 Thrombozyten hervorbringen.

SCHON GEWUSST?

Steckbrief Thrombozyten

- Durchmesser: etwa 2 bis 3,5 µm
- Dicke: 0,5 bis 0,75 µm
- Menge: 150 bis 350 pro ml Blut
- Geburtsort: Knochenmark
- Lebensdauer: 7 bis 12 Tage
- Abbau: in der Milz

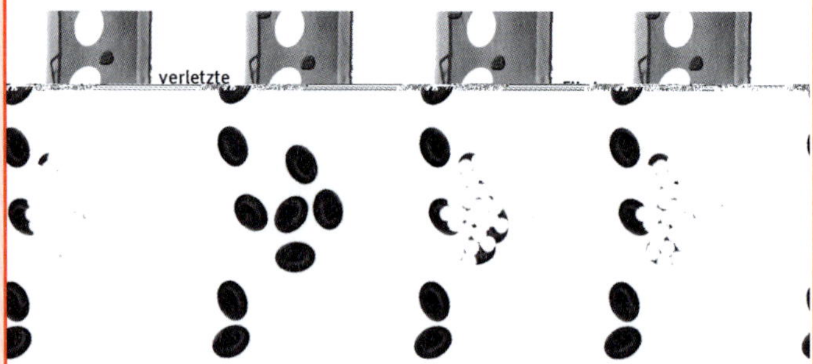

Das Wunder der Wundheilung

Thrombozyten sind für die Wundheilung verantwortlich. Glücklicherweise kommen viele gar nicht zum Einsatz. Damit Ihr Körper aber immer mit vielen frischen, gut funktionierenden Thrombozyten ausgestattet ist, werden sie ständig neu gebildet und die »alten« bereits nach einer Lebenszeit von nur wenigen Tagen abgebaut.

Wenn Sie sich leicht verletzen, dauert es im Normalfall nur ein bis drei Minuten, bis sich Ihre Wunde schließt – Thrombozyten sind schnell! Sie lagern sich an der Unfallstelle an, verkleben miteinander und bilden einen Pfropf. Das ist der Erste-Hilfe-Einsatz mit Provisorium. In der Folgebehandlung setzen die Thrombozyten einen Stoff frei, der einen Plasmaeiweißkörper umwandelt und somit aktiviert. In aktivierter Form heißt er Thrombin. Dieses Enzym wandelt dann ein weiteres, ebenfalls im Blutplasma gelöstes Protein um. Die fadenförmigen, löslichen Proteine reagieren miteinander und bilden ein festes Netz – das ist unser Wunden-Alleskleber. Der ganze Prozess wird Blutgerinnung genannt und ist natürlich viel, viel komplexer als hier vorgestellt. Es sind etwa ein Dutzend Gerinnungsfaktoren daran beteiligt.

> **»Dass wir ein Blutgefäß sind, fällt uns erst ein, wenn ein Loch darin ist.«**
>
> GUDRUN SCHURY, LEBENSFLUT

Der Blutkreislauf: Mythos, Magie, Medizin

Es hat sehr lange gedauert, bis Forscher verstanden haben, wie das Blut in unserem Körper entsteht, wie viel wir davon brauchen, wie es sich bewegt und wozu es überhaupt gut ist. Heute ist es für uns nur noch schwer vorstellbar – aber über Jahrhunderte waren Ärzte, Forscher und Patienten gefangen in einem Kokon aus Vorstellungen, die absolut unverrückbar schienen. Das waren religiöse und zum Teil magische Vorstellungen. Zum Beispiel die, dass im Blut die Seele sitzt.

> **»Von allem Geschriebenen liebe ich nur das, was Einer mit seinem Blute schreibt. Schreibe mit Blut: und du wirst erfahren, dass Blut Geist ist.«**
>
> ... FRIEDRICH NIETZSCHE, ALSO SPRACH ZARATHUSTRA ...

Galle, Schleim und Blut

Und auch Vorstellungen aus der Antike: So wurde um 400 vor Christus im *Corpus Hippocraticum* die medizinische Theorie der Viersäftelehre aufgeschrieben und in den folgenden Jahrhunderten immer weiterentwickelt – zum Beispiel 600 Jahre später von Galen von Pergamon. Forscher in dieser Zeit glaubten, dass

- gelbe Galle,
- schwarze Galle,
- Blut
- und Schleim

die wichtigsten »Säfte« in unserem Körper seien. Es war Galen, der diesen Ansatz mit der Lehre von den vier Temperamenten verband. Er ordnete die gelbe Galle den zornigen Cholerikern zu, die schwarze Galle den trübsinnigen Melancholikern, das Blut den aufgeregten Sanguinikern und den Schleim den antriebslosen Phlegmatikern. Bis ins Mittelalter wurde das System munter weitergetrieben. So ordnete man den vier Säften zusätzlich bestimmte Geschmacksrichtungen zu, verschiedene Eigenschaften, sogar bestimmte Entwicklungsprozesse im Lebensverlauf des Menschen, die vier Himmelsrichtungen und sogar die Apostel Johannes, Markus, Paulus und Petrus. Wobei man glaubte, dass ausgerechnet der Himmelstorpförtner und Regenwettermacher phlegmatisch sei …

Mythen und Theorien

Ein schönes System – nur brachte es die Medizin nicht wirklich weiter. Die alte Idee von Galen aus dem zweiten Jahrhundert, dass sich das Blut permanent neu in der Leber bilde, dann über die Lungen und das Herz und schließlich über besondere Poren von der rechten zur linken Herzkammer fließe, blieb bis in das 17. Jahrhundert bestimmend. Und das, obwohl es nur selten gelang, diese magischen Poren zu Gesicht zu bekommen. Leonardo da Vinci hatte tatsächlich solche Löcher in der Scheidewand entdeckt – heute wissen wir, dass dies Zeichen eines Herzfehlers gewesen sein müssen. Andere Forscher behalfen sich mit der Ansicht des alten Galen, der *»die Größe Gottes bewundert, dass er den Übertritt von Blut von der rechten zur linken Herzkammer zulässt«* (Wink 2013, S. 119).

Klingt für uns heute nicht wie eine logische Erklärung – damals fragte man an einem solchen Punkt nicht weiter. Was uns heute merkwürdig vorkommt. Müsste es nicht offensichtlich gewesen sein, dass die durch das Herz gepumpte Menge Blut – man konnte das Volumen der Herzkammern ja schon damals einfach ausmessen – unmöglich von der Leber permanent komplett neu hergestellt werden kann? Wo sollte das Material dazu denn herkommen? Und wohin sollte das verbrauchte Blut verschwinden? Man kam nicht drauf. Also dachte man einfach, der liebe Gott habe seine Finger im Spiel.

SCHON GEWUSST?

Aderlass und Schröpfen

Seit der Antike arbeiteten Ärzte mit dem sogenannten Aderlass. Ziel war es, ein mögliches Ungleichgewicht der verschiedenen Körpersäfte in Ordnung zu bringen oder »faules Blut« abfließen zu lassen. Die Idee dazu hatte Plinius der Ältere (23–79 n. Chr.), als er Nilpferde beobachtete, die sich mithilfe von Ästen die Haut verletzten. Plinius meinte, die Nilpferde ritzten sich absichtlich auf, um zu Heilungszwecken Blut zu verlieren. Die Aderlass-Therapie wurde bis weit ins 17. Jahrhundert praktiziert. Viele überlebten sie nicht – vor allem diejenigen, denen die Ärzte in kurzen Abständen sehr viel Blut entnahmen. Heute wundert uns das nicht. Damals wussten die Ärzte nicht, dass wir einen durch das Herz angetriebenen Blutkreislauf haben und dass wir eine bestimmte Menge Blut brauchen, damit dieser überhaupt rundläuft.

Frösche unter der Lupe

Es gab zwar Naturwissenschaftler wie zum Beispiel den englischen Mediziner William Harvey (1578–1657), der sich mit den vielen offenen Fragen nicht zufriedengab. Er hatte den Mut, sich das Innenleben von Fröschen, Kaninchen und Vögeln genauer anzuschauen, und fand dabei Venen- und Herzklappen. Woraufhin er zumindest in Betracht zog, dass es so etwas geben könnte wie einen Blutkreislauf. Doch auch er konnte nicht alles erklären: Er sah zum Beispiel nicht, dass das Blut direkt von den Arterien in die Venen übertritt, wenn es seinen Rückweg zum Herzen nimmt.

Harvey hat viele Zusammenhänge rund um das Blut erstmals durchblickt. Doch die Kollegen fanden seine Beobachtungen schlimm, weil gottlos, und hielten lieber an Galens Uraltideen fest. Erst in der zweiten

Hälfte des 17. Jahrhunderts ging es weiter mit der Forschung: Hilfreich dabei war die Erfindung des Lichtmikroskops und eine Reihe mutiger Forscher, die der Frage des Blutkreislaufs vorbehaltlos auf den Grund gehen wollten. Zu dieser Zeit fand man Folgendes heraus:

- In einer unter dem Mikroskop untersuchten Schwanzflosse eines Fisches wurden die Kapillaren entdeckt, in denen das Blut von den Arterien in die Venen übertritt. Endlich!
- Es wurde erkannt, dass das Herz nichts weiter ist als ein Muskel. Vorher glaubte man (darunter auch Aristoteles, Galen und Harvey), es sei so eine Art Zentralheizung für unseren Körper.
- Man entdeckte, dass im Herzen tatsächlich nur Blut gepumpt wird und dabei gar nichts Übersinnliches im Spiel ist. In der Antike hatte man das Herz für den Sitz der Seele gehalten. Später glaubte man, im Herzen entstehe durch »flammenloses Feuer« zumindest unser Lebensgeist, der *Spiritus vitalis.*
- Die Forscher verabschiedeten sich von der Idee, dass unser komplettes Blut in der Leber entsteht und sofort verbraucht wird. Galen war noch davon ausgegangen, dass die Leber aus dem zufließenden Mageninhalt irgendwie Blut herstellen könne.
- Sie fanden auch heraus, dass die Lunge nicht die Aufgabe hat, das Herz abzukühlen, sondern dass sie das Blut erneuert und Leben nur mit Atmung möglich ist.
- Später wurde die Blutverteilung in den Organkreisläufen gefunden, der Blutdruck erstmals an einem Pferd gemessen und die Anatomie des Herzens vollständig dargestellt.

Respekt vor diesen mutigen Menschen: Bis zum offiziellen Beginn der Epoche der Aufklärung, in denen sich das naturwissenschaftliche Denken behaupten konnte, sollten noch rund 30 Jahre vergehen. Es dauerte dann noch bis zum Ende des 18. Jahrhunderts bis zu dem Versuch, die verschiedenen Erkenntnisse der forschenden Physiologen, Chemiker und Physiker mit der Praxis der Mediziner zu verbinden.

Erst in der Mitte des 19. Jahrhunderts fiel es Rudolf Virchow (1821–1902) auf, dass im Blut tatsächlich kleine Körperchen unterwegs sind.

Virchow hatte den Verdacht, dass es die weißen Blutkörperchen sind, die rote Blutkörperchen produzieren. Doch woher wiederum die weißen Zellen kommen, das wusste er nicht. Im Jahr 1868 fanden zwei Forscher heraus, dass unser Blut im Knochenmark entsteht. 1872 wurde das Fibrin entdeckt, um 1900 kamen die verschiedenen Blutgruppen ans Licht, seit 1953 kennen wir die DNA. Alles noch gar nicht so lange her!

Übrigens: Die Sache mit den Blutgruppen klingt immer wahnsinnig interessant. So sehr, dass es mittlerweile sogar Diäten gibt, die auf die unterschiedlichen Blutgruppen abgestimmt sein wollen. Wenn Sie mich fragen: nicht relevant! Ihre Blutgruppe interessiert nicht. Macht für den Erfolg des Bluttunings tatsächlich überhaupt keinen Unterschied.

Schauen wir uns jetzt also an, wie unser Kreislauf nach heutigem Stand des Wissens funktioniert – also ohne magische Poren und ohne Schleim und Himmelsschlüssel. Sondern mit Herz, Lunge, Leber und sehr, sehr vielen Adern.

Kraftpaket Herz

Das Herz ist ein großer Hohlmuskel, der sich rhythmisch zusammenzieht. Im Prinzip ist das Herz eine Verdrängungspumpe, die das Blut aus dem Körper ansaugt und dieses über die Aorta wieder ausstößt. Im Inneren des Herzens sind zwei in Serie geschaltete Pumpen im Einsatz: Der linke Ventrikel pumpt das Blut in den großen Kreislauf, das aus den Körpervenen kommende Blut gelangt zunächst in den rechten Vorhof und wird anschließend vom rechten Ventrikel in die Lunge gepumpt. Das von der Lunge kommende, mit Sauerstoff angereicherte Blut strömt dann in den linken Vorhof ein, um vom linken Ventrikel wieder in den Körper gepumpt zu werden. So ist der Kreislauf geschlossen. Der große Kreislauf bezeichnet den Lauf des Blutes durch unseren kompletten Körper, der kleine Kreislauf meint sein Rauschen durch unsere Lungen. Eigentlich ein ganz einfaches System, wenn man einmal verstanden hat, dass hier zwei Kreisläufe ineinandergreifen. Genau dieser Punkt war es, an dem sich die mittelalterlichen Forscher die Zähne ausgebissen hatten.

Die Muskelzellen des Herzens sind besonders stark und daher auch besonders gut mit Blutgefäßen versorgt, die sogenannten Herzkranzgefäße oder Koronarien. Sie zweigen direkt von der Hauptschlagader ab. Die Energie für die Muskelkontraktionen entsteht in den Mitochondrien, den Kraftwerken der Herzmuskelzellen. Weil die Muskeln des Herzens besonders viel Energie brauchen, sind sie mit besonders vielen Mitochondrien ausgestattet.

? **SCHON GEWUSST?**

Zweimal um die Welt gewickelt

Erstaunlich: Würden Sie alle Ihre Blutgefäße aneinanderreihen, kämen Sie auf eine unglaubliche Gesamtlänge von 100 000 Kilometern. Weil der Äquator nur etwa 40 000 Kilometer lang ist, könnten Sie unseren Erdball mit Ihren Blutgefäßen also theoretisch mehr als zweimal umwickeln.

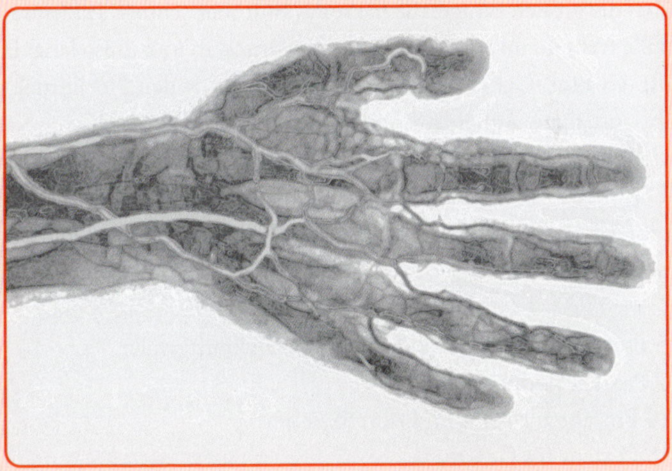

Verästelt: In den Fingerspitzen sind die Blutgefäße besonders fein.

Kilometerlange Pipelines

Wenn Ihr Blut nun mit voller Kraft aus dem Herzen in Ihren Körper strömt, braucht es stabile Pipelines. Die größte Röhre schließt sich direkt an das Herz an, es ist die Hauptschlagader mit einem Durchmesser von 2,5 bis 3,5 Zentimetern und einer Länge von 30 bis 40 Zentimetern. Von dieser dicken und festen Ader zweigen immer kleinere und feinere Blutbahnen ab. Die kleinsten Kapillaren sind nur noch unter einem Mikroskop zu erkennen: Sie sind nur ungefähr einen halben Millimeter lang und haben einen Durchmesser von 5 bis 10 Mikrometern. So passt gerade eben ein einzelnes rotes Blutkörperchen hindurch. Diese Kapillaren bilden feinste Netzwerke und versorgen unsere Zellen mit den wertvollen Stoffen, die sie zum Leben brauchen. Was natürlich nur funktioniert, wenn wir so freundlich sind, solche Stoffe überhaupt anzuliefern. Bestes Eiweiß und beste Vitamine statt billige Brötchen mit Zuckerpampe – Sie wissen schon.

Der linke Ventrikel pumpt etwa 70-mal pro Minute mit hohem Druck Blut in die Hauptschlagader. Und zwar jedes Mal rund 55 Gramm – die Menge entspricht der Füllung einer kleinen Kaffeetasse. Durch die großen Blutgefäße fließt das Blut sehr schnell. Je kleiner die Gefäße werden, umso mehr nimmt der Druck ab und umso langsamer fließt das Blut. Gut so: Die feinen Adern würden den Hochdruck gar nicht aushalten. Außerdem funktioniert so der Austausch von Nährstoffen, Sauerstoff und Kohlendioxid besser.

Das meiste Blut braucht übrigens nicht Ihr Gehirn, sondern Ihr Darm! Wenn Sie auf dem Sofa sitzen, sieht der Verteilungsplan etwa so aus:

- 5 Prozent des Blutes wandert in die Herzkranzgefäße,
- 7 Prozent in die Leber,
- 10 Prozent zur Haut und zum Skelett,
- 15 Prozent ins Gehirn,
- 20 Prozent in die Muskulatur,
- 20 Prozent zu den Nieren
- und 23 Prozent in den Darm.

Ihr Blut verteilt sich selbstverständlich anders, wenn Sie in Ihrer Abschlussprüfung über schweren Fragen brüten oder als Ironman unterwegs sind.

Sobald das Blut den ersehnten Vital- und Sauerstoff in den Zellen abgeliefert und den entstandenen Müll eingepackt hat (Kohlendioxid, Zellgerümpel etc.), geht der Rückweg los. Es fließt von den Kapillaren in kleine Venen, die in immer größere Venen übergehen, bis es schließlich wieder im Herzen ankommt.

Der Blutdruck in den Venen ist dabei viel geringer als der in den Arterien. Damit das Blut nun trotzdem nicht in den Füßen und Beinen versackt, sondern praktisch bergauf zurückfließen kann, gibt es spezielle Klappen in den Venen. Sie verhindern einen Rückfluss des Blutes und helfen dabei, es wieder sicher zum Herz zu transportieren. Der gesunde Rücktransport wird außerdem durch unsere Muskeln unterstützt. Bewegen wir uns, halten wir auch die Venen auf Trab. Tun wir es nicht, weil wir zum Beispiel zehn Stunden lang im Flugzeug hocken, brauchen wir uns nicht über dicke Beine und Füße zu wundern.

Blut unter Druck

Mit jedem Herzschlag wird Blut in den großen Körperkreislauf gepumpt, und mit jedem Schlag steigt der Druck in den Arterien zuerst »schlagartig« an, um dann sofort wieder leicht abzufallen, bis der nächste Herzschlag neues Blut in die Hauptschlagader pumpt. Der am Anfang maximal erreichte Druck wird als *systolischer* Blutdruck bezeichnet, der minimale Druck am Ende jeder Blutdruckwelle ist der *diastolische* Wert.

Bei Blutdruckmessungen wird normalerweise der Druck in den Arterien festgestellt, der Venen- oder Kapillarblutdruck interessiert nur in Ausnahmefällen. Ihr Arm bietet sich für Blutdruckmessungen besonders an, weil die Arterie an der Innenseite des Oberarms, in der Armbeuge und am Handgelenk jeweils so weit außen liegt, dass man die Arterie gut abquetschen und dann dem Druck einfach zuhören kann.

Lassen Sie Ihren Blutdruck auf klassische Weise messen, wird zuerst die Arterie in Ihrem Arm mit einer aufblasbaren Manschette so zusammengedrückt, bis kein Blut mehr fließt. Keine Sorge: Es wird nur kurz gequetscht, das macht Ihrem Arm nichts aus. Wird nun der Druck in der Manschette gelockert, fängt das Blut genau dann wieder an zu fließen, wenn der Druck maximal ist. In diesem Moment zeigt das Druckmessgerät den systolischen Blutdruckwert an – medizinische Fachleute können die Bewegung des Blutes mit einem Stethoskop sogar hören. Ist der erste Wert gemessen, wird der Druck in der Manschette so weit verringert, bis das Blut auch noch mit dem minimalen Druck am Ende einer Blutdruckwelle durch die zusammengedrückte Stelle passt. Das ist dann der Zeitpunkt des diastolischen Blutdruckwerts.

Weil Sie heute praktisch an jeder Ecke ein Blutdruckmessgerät kaufen können, lässt sich sehr leicht ein Überblick über den Blutdruck gewinnen. Ein Blutdruck von 120 (systolisch) zu 80 (diastolisch) gilt als gesund. Messen Sie doch zum Spaß einmal Ihren Blutdruck, wenn Sie bei Termindruck im Stau stehen, wenn das klingelnde Telefon Ihnen eine Nummer anzeigt, die nach Ärger aussieht, oder wenn Ihr Bub Sie beim Computerspiel locker in die Tasche steckt.

Wunderwerkstatt Leber

Ihre Leber ist ein Multitalent: Sie arbeitet als *Kläranlage,* als *Recyclinghof,* als *Lebensmittelherstellerin* und als *Warenlager.* Doch der Reihe nach:

Alle Stoffe, die in Ihren Körper kommen, werden erst einmal in die Leber transportiert und dort auf den Prüfstein gestellt. Handelt es sich tatsächlich um Stoffe, mit denen der Körper nichts anfangen kann, werden diese durch Spezialzellen zerkleinert und damit unschädlich gemacht. Nichts anderes tut eine *Kläranlage.*

In unserem Stoffwechsel entstehen überall Substanzen, die der Körper dringend loswerden muss, damit er sich nicht selbst vergiftet. Beim Abbau von Aminosäuren bildet sich beispielsweise Ammoniak, das in der Leber in Harnstoff umgewandelt und dann zur Ausscheidung freigegeben wird. Selbst Alkohol wird in den Leberzellen durch ein spezielles Enzym in seine Einzelteile zerlegt und verliert somit seine Wirkung. Natürlich nur, wenn diese Enzyme tatsächlich im Körper vorhanden sind – und das ist nicht bei jedem Menschen der Fall. Etwa jeder zweite

Nordostasiate zum Beispiel hat dieses Enzym nicht oder zu wenig davon. Eigentlich gar nicht schlecht: Weil den Betroffenen von Alkohol übel wird, trinken sie im Idealfall weniger oder gar nichts.

Dass es jemals so etwas geben könnte wie nützliche Medikamente, hat unser Steinzeitkörper natürlich nicht geahnt. Daher werden auch alle oral eingenommenen Arzneimittel zunächst in der Leber untersucht, bevor sie mit dem Blutkreislauf an ihrem Einsatzort ankommen. Dabei kann die Leber ziemlich leicht aus dem Gleichgewicht geraten: Schon ganz einfache Schmerzmittel, die Sie ohne Rezept in der Apotheke kaufen, können Ihre Leber verfetten lassen oder zu Leberschäden führen. Reagieren Sie empfindlich auf Medikamente oder wurde Ihre Dosis zu hoch angesetzt, können sogar gefährliche Zwischenprodukte in der Leber entstehen: reaktive Metabolite oder freie Radikale zum Beispiel. Weil diese Stoffe mit allen anderen Stoffen reagieren, sobald sie nur in Kontakt kommen, können sie gesundes Gewebe beschädigen, schlimmstenfalls also Krebs auslösen.

Also: Zu viele oder zu stark »nebenwirksame« Medikamente kann Ihre Leber nicht leiden. Raue Mengen Fruchtsaft und Softdrinks übrigens auch nicht. Die Leber hat den Job, die riesigen Massen Fruktose abzubauen, die mit jedem Schluck Zuckerwasser in den Körper geschwemmt werden – das wird ihr schnell zu viel. Einen ähnlich riskanten Effekt kann ein Zuviel an Kohlenhydraten haben – also zu viel Pasta, zu viel Baguette, Pizza und Co. Und Alkohol sowieso.

Doch ganz gleich, ob eine Leber durch Alkohol oder durch andere Substanzen verfettet – im nächsten Schritt wird es richtig schlimm: Das wichtige Organ kann sich entzünden, es kann auch zu einer Fibrose kommen und dann zu Leberzirrhose, bei der die Leber hart und klein wird und schließlich die Arbeit weitgehend einstellt. Das allein ist schon unschön, zusätzlich können Fettleberpatienten dann noch Herz-Kreislauf-Probleme bekommen oder sogar Leberkrebs.

Will ich nicht haben, wollen Sie nicht haben, deshalb stehen meine Laufschuhe immer in Reichweite, und ich mache einen meilenweiten Bogen um Limo, Pasta und Co. Meine Leber ist mir wichtig. Denn sie ist es ja, die für meinen Körper wertvolle Stoffe zusammenbaut. Das macht sie so: Mit dem Blut kommen in der Leber jede Menge Aminosäuren und Proteine an. Die meisten von ihnen werden in noch kleinere Bestandteile zerlegt, die wieder benutzt werden können – sie werden also *recycelt.*

Die Leber kann noch mehr: Als *Herstellerin* von Stoffen, die für unseren Körper lebenswichtig sind, bildet sie zum Beispiel aus Laktat und einer Reihe von Aminosäuren Glukose – und zwar auch dann, wenn wir keinerlei Kohlenhydrate essen. Sie kann sogar Aminosäuren selbst zusammenbauen. Allerdings nur die nicht essenziellen, die essenziellen müssen wir deshalb permanent zufüttern. Sie bildet die meisten Proteine für das Blutplasma und gibt diese in die Blutbahn ab. Nicht zuletzt bildet sie selbstständig Hormone, die mit dem Blut zu ihrem Bestimmungsort transportiert werden. Weil unsere Leber sogar Glykogen und Eisen speichern kann, das mit dem Blut hereinströmt, dient sie uns quasi als *Warenlager.*

Gründe genug, freundlich zu unserer Leber zu sein, oder?

? SCHON GEWUSST?

Wo kommt das Blut eigentlich her?

Lange glaubten die Forscher, dass die Leber die Produktionsstätte für frisches Blut sei – bis 1868 klar wurde, dass das Knochenmark diesen Job erledigt. Weil viele Blutkörperchen eine nur sehr kurze Lebensdauer haben, wird hier permanent für Nachschub gesorgt.
Die Blutzellen entwickeln sich aus sogenannten Stammzellen. Die Entwicklung erfolgt über mehrere Zellteilungsschritte: Zuerst teilt sich eine Stammzelle in zwei gleiche Zellen auf. Eine davon bleibt als Stammzelle aktiv, aus der anderen entsteht eine Vorläuferzelle. Diese kommt im nächsten Schritt mit einem »Wachstumsfaktor« in Kontakt, der darüber entscheidet, welche Sorte von Blutkörperchen produziert wird.
Schlau gemacht: So kann jede Stammzelle je nach Bedarf rote oder weiße Blutkörperchen bilden, und der Stammzellenbestand bleibt immer gleich groß.

Transport und Klima: Was Ihr Blut sonst noch kann

Ihr Blut können Sie sich vorstellen wie eine riesige Logistikabteilung, die außerdem noch für das Klima im gesamten Betrieb verantwortlich ist. Ein ziemlich komplexer Job, den Ihr ganz besonderer Saft aber eigentlich sehr gut im Griff hat. Warum »eigentlich«? Weil der Transport von Vitalstoffen und die Regulation der Körperwärme natürlich nur dann funktioniert, wenn Sie den Laden mit gesunder Ernährung und mit ausreichender Bewegung ordentlich auf Trab halten.

Warum Ihr Blut Rindersteak liebt

Halt, halt: Auch wenn Sie vegetarisch oder vegan leben, ist dieser Abschnitt interessant für Sie. Natürlich haben Sie es im Vergleich zum typischen Samstagsgriller wesentlich schwerer, die richtigen Vitalstoffe in ausreichender Menge zu genießen. Aber auch Sie können Ihren Körper ausreichend mit Eisen, B-Vitaminen und vor allem mit Eiweiß versorgen, wenn Sie es klug anstellen. Deshalb ist es auch für Sie wichtig zu wissen, wie diese Vitalstoffe überhaupt den Weg in Ihr Blut finden.

Schauen wir also dem Samstagsgriller zu, der sich hoffentlich für ein hochwertiges Stück Fleisch entschieden hat. Mit Bioaufkleber. Das heißt: für das Fleisch eines Tieres, das gesund und artgerecht ernährt worden ist, das die Sonne gesehen hat und sich bewegen durfte. Nur solches Fleisch ist für Sie gesund. Der Grund ist klar: Billigfleisch kommt von Tieren, die mit schlecht verträglichem Billigfutter gemästet und mit Antibiotika gerade so bei ausreichender Gesundheit gehalten worden sind. Wer häufig solches Fleisch isst, bei dem können sich resistente Keime ansiedeln, gegen die kein Antibiotikum mehr ankommt.

Doch die Medikamente sind nicht das einzige Problem. Bei Billigfleisch ist das Verhältnis von Omega-3 zu Omega-6 schlecht. Es ist viel zu viel Omega-6 drin, das Entzündungen fördern und dick machen kann. Und Sie wissen ja: Dicke Bäuche und Entzündungen machen den Weg frei für Krebs. Wollen wir nicht. Also Finger weg von Billigfleisch! Wenn schon Fleisch, dann gutes Fleisch – es muss ja nicht jeden Tag auf dem Tisch stehen. Eier, Soja und Quark sind auch wunderbare Eiweißlieferanten. Erbsen und Linsen ebenfalls – hier stecken allerdings etliche Kohlenhydrate drin. Wichtig zu wissen für alle, die sich für ein carbfreies Leben entschieden haben.

> **»Jede unserer Zellen ist hergestellt aus Teilen der Welt, die wir aufgenommen und verwandelt haben. Alle Menschen sind verzaubertes Essen.«**
>
> CATHERINE NEWMARK

Grundbaustein Eiweiß

Zurück zum Grill. Da sitzt nun also unser Griller und kaut sein saftiges Steak. In seinem Magen tritt die Magensäure in Aktion: Sie tötet Keime ab und verändert die Struktur der im Rindfleisch enthaltenen Eiweißmoleküle. Das ist der erste Schritt der Proteinverdauung. Als Nächstes kommt das Enzym Pepsin ins Spiel, das etwa 15 Prozent der Proteine in kleinere Einheiten aufspaltet, Peptide genannt.

Eine halbe bis sechs Stunden lang bleibt das Steak im Magen, dann rutscht es weiter in den Dünndarm. Hier wird zuerst die Magensäure neutralisiert, sonst könnten die jetzt in Aktion tretenden Enzyme gar nicht arbeiten. Die übrig gebliebenen Proteine werden in immer kleinere Einheiten zerlegt, bis sie am Ende nur noch aus zwei oder drei Aminosäuren bestehen (Di- und Tripeptide genannt). Diese kleinen Peptide werden anschließend in die Darmzellen transportiert – und zwar durch ganz spezielle Tore hindurch, die die Zellen für die Peptide extra öffnen können. In den Darmzellen werden die Peptide dann weiter in Aminosäuren zerlegt.

Und jetzt kommt's: Weil winzige Blutadern sich direkt an den Darmzellen entlangschlängeln, können die Aminosäuren an dieser Stelle in das Blut einwandern und hier ihren Weg durch den Körper starten. Weil Aminosäuren die Grundbausteine für fast alles sind, aus dem wir gemacht sind, werden sie überall gebraucht. Nehmen Sie nur das Beispiel Enzyme: Die bestehen aus Aminosäuren. Fehlen die richtigen Aminosäuren in Ihrem Körper, fehlen die entsprechenden Enzyme, und dann funktioniert Ihr Stoffwechsel nicht. Oder Proteine: Auch die bestehen aus Aminosäuren. Fehlen die passenden Aminosäuren, dann fehlen die Proteine, und dann sehen Ihre Zellwände ziemlich schnell ziemlich alt aus. Kein Wunder also, dass Aminosäuren dort am häufigsten gebraucht werden, wo am härtesten gearbeitet wird: in den Muskeln, in der Leber und im Knochenmark.

Fett? Ja, bitte!

Auch die Fettsäuren aus dem frisch gegrillten Rindersteak werden im Magen und im Darm fein säuberlich zerkleinert und abtransportiert. Spezielle Enzyme beginnen damit im Magen, im Dünndarm übernimmt der Gallensaft den Job. Es entstehen kleine Fetttröpfchen, die durch weitere Enzyme so weit zerkleinert werden, bis nur noch kurz-, mittel- und langkettige Fettsäuremoleküle vorhanden sind. Diese Fettsäuren werden anschließend so umgebaut und mit fettlöslichen Vitaminen vollgepackt – dazu gehören die Vitamine A und E –, dass sie als größtenteils aus Fettsäure bestehende Fahrgemeinschaften durch die Wände der Darmzellen hindurch und in die dahinterliegenden Lymphgefäße hineinwandern können. Von dort geht ihr Weg weiter in die Blutbahn und von dort zu den Zellen, die sie gebrauchen können.

Was heißt »können« – sagen wir lieber »müssen«. Es ist seit Langem bekannt, dass sich das Gehirn und das Sehvermögen von Kindern im Mutterleib nur dann gut entwickeln, wenn genügend gute Fettsäuren zur Verfügung stehen. Das heißt vor allem: Omega-3! Für Erwachsene gilt: Je besser die Versorgung mit Fettsäuren, desto stärker Ihr Herz und desto besser ist auch Ihr Gehirn dagegen gewappnet, einfach so zu schrumpfen.

Dazu gab es 2014 eine aufschlussreiche Studie: Forscher der Universität Portland haben eine Gruppe Rhesusaffen seit ihrer Geburt mit viel Omega-3 gefüttert, eine andere Gruppe mit sehr wenig. Ergebnis: Im Alter von 17 bis 19 Jahren war das Gehirn der mit Omega-3 gefütterten Affen wesentlich besser vernetzt als das Hirn der schlecht ernährten Vergleichsgruppen-Affen. »Zum Beispiel haben wir bei den Affen starke Aktivität und Verbindungen in den Hirnarealen festgestellt, die beim Menschen eine Rolle bei der Aufmerksamkeit spielen«, so Forscher Damien Fair. Besonders ausgeprägt war die gute Vernetzung offenbar in den Hirnbereichen, die Seheindrücke verarbeiten.

Nachdenklich gemacht aber haben mich die Zukunftspläne des Forscherteams: Sie wollen untersuchen, ob sich bei den Tieren, in deren Hirn sich durch schlechte Omega-3-Versorgung Defizite in Sachen Vernetzung niedergeschlagen haben, ähnliche neurologische oder psychische Störungen wie beim Menschen zeigen. Die Erfahrungen aus meiner Praxis zeigen schon jetzt zweifelsfrei, dass Omega-3-Mangel krank macht. Um das zu erkennen, muss man doch nicht erst arme Rhesusaffen verblöden lassen, oder? (*Journal of Neuroscience,* 2014; doi: 10.1523/JNEUROSCI.3038-13.2014)

Wie kommt das Eisen ins Blutkörperchen?

Jüngere Patienten stellen sich gerne mal vor, sie müssten für einen guten Eisenspiegel im Blut blanke Schrauben essen. Wie der Kinderbuchheld »Ritter Rost«. Das ist natürlich Unsinn. Tatsächlich aber ist es auch für Ärzte und Forscher heute noch nicht komplett klar, wie unser Körper Eisen aufnimmt. Eine ungefähre Idee haben wir aber, und um die zu erklären, klappen wir unseren alten Chemiebaukasten auf. Also:

Eisen kommt nie als reines Atom in unserer Nahrung vor. In Rindfleisch liegt es als Eisenionen vor, dem entweder zwei oder drei Elektronen fehlen (Fe^{2+} oder Fe^{3+}). Es ist positiv geladen und verbindet sich daher gerne mit negativ geladenen Proteinverbindungen. Als schöner Eisenionen-Protein-Komplex darf es dann durch ein spezielles Tor (*Hem Carrier Protein* genannt) in eine Dünndarmwand-Zelle eindringen. In dieser Zelle wird nun die Proteinverbindung von dem Eisenion abgespalten. Das erledigen wieder spezielle Enzyme.

Das Eisenion, nun im Innenraum einer Darmzelle angekommen, wird entweder an ein spezielles Speicherprotein gehängt und gelangt als Ferritin in Ihren Eisenspeicher. Oder es wird durch ein in der Zellmembran sitzendes Protein (Ferroprotein) in den Raum zwischen den Zellen transportiert. Hier reagiert es mit dem Transportprotein Transferrin. In den Zellzwischenräumen wiederum liegen kleinste Gefäße mit wieder eigenen kleinen Toren, die direkt in die Blutbahn führen. Durch diese Tore hindurch bewegt sich das Transferrin in den Blutkreislauf hinein und wird dahin gepumpt, wo es Ihr Blut rot färben kann: ins Knochenmark, als Baustein für Erythrozyten.

Gute Frage: Wie weiß das Transferrin denn, an welcher Stelle es das Eisen abliefern soll? Antwort: Die Knochenmarkszellen sind mit einem speziellen Tor in ihrer Zellmembran ausgestattet, und das Transferrin hat den Schlüssel dazu. Sobald zufällig Transferrin vorbeischippert, kommt das

? SCHON GEWUSST?

Vom Steak in den Muskel

Die Vitalstoffe in Ihrem Blut sagen mir, wie Sie sich ernähren und ob Sie so alle Zellen Ihres Körpers ausreichend versorgen. Warum das funktioniert? Ihr Verdauungsapparat befördert die Vitalstoffe Schritt für Schritt in Ihr Blut hinein. Beispiel Rindersteak:

1. **Sie zerkleinern Ihr Steak mechanisch im Mund.**
2. **Ihre Magensäure zersetzt und desinfiziert das Steak.**
3. **Proteine, Fettsäuren, Eisen und Co. wandern aus dem Dünndarm in die Darmzellen.**
4. **Die Vitalstoffe wandern aus den Darmzellen in die Blutgefäße.**
5. **Ihr Blutkreislauf transportiert die Vitalstoffe an die Stelle, an der sie gebraucht werden. Zum Beispiel in den Muskeln.**

Tor mit dem Schlüssel in Kontakt, eine Pore öffnet sich, und das Transferrin wird in die Zelle hineintransportiert. Das System funktioniert deshalb so gut, weil Zellen mit geringem Eisenbedarf weniger Tore haben und so dem Knochenmark auch keine Konkurrenz machen können.

Vor allem für Vegetarier und Veganer wichtig: Ihr Körper kann nur 6 bis 12 Prozent Eisen aus Ihrer Nahrung aufnehmen. Bei Eisenmangel kann die Rate zwar auf bis zu 20 Prozent gesteigert werden, trotzdem bleibt es eine große Herausforderung, so viele Nüsse, Samen, Gemüse und Trockenfrüchte zu essen, dass Ihre Eisenspeicher gut gefüllt sind. Im Zweifelsfall gilt: Lassen Sie Ihren Eisenspiegel messen und besorgen Sie sich ein gutes Eisenpräparat, um Ihre Defizite aufzufüllen. Denn auch Eisenmangel ist kein Kinderkram (siehe oben, Ritter Rost), sondern eine äußerst effektive Leistungsvollbremse.

Prima Klima im Körper

Vor ein paar Jahrzehnten klassifizierten Biologen den Menschen noch als »Warmblüter« – heute nicht mehr: Alle Säugetiere (inklusive Mensch) werden mittlerweile als gleichwarme oder *homoiotherme* Lebewesen bezeichnet. So wird der Unterschied zu den Tieren deutlicher, die je nach Wetterlage ganz unterschiedlich warm oder kalt sein können: Frösche zum Beispiel. Die sind wechselwarm oder *poikilotherm,* falls Sie Griechisch mögen.

Die Begriffe »Warmblut«, daneben auch »Kaltblut« und »Vollblut« hören Sie trotzdem immer noch, allerdings geht es dabei um das Temperament von Pferden – nicht um die Temperatur des Pferdebluts. Kommen Ihnen Worte wie »heißblütig« zu Ohren, dann läuft wahrscheinlich ein Schlagersender im Radio.

Doch im Ernst: Wir Menschen gelten wissenschaftlich als »gleichwarm« – wir sind es aber nur ungefähr. Das Körperinnere ist meistens wärmer als die Haut, nachts sinkt insgesamt die Körpertemperatur ab. Bei Frauen schwankt die Temperatur mit dem Rhythmus der Menstruation. Und Menschen mit einem sehr niedrigen Blutdruck haben kältere Füße, Hände und Nasenspitzen als Menschen mit normalem Blutdruck. Dennoch ist es so, dass ein Bürger im russischen Novosibirsk im Winter bei minus 40 Grad etwa die gleiche Körpertemperatur hat wie ein Tuareg in der Sahara bei plus 40 Grad.

Was hat nun Ihr Blut damit zu tun? In Novosibirsk behalten Kopf und der Körperkern eine Temperatur von ca. 37 Grad. Das Blut durchströmt den gesamten Körper, es wird wie immer in den kleinsten Blutäderchen im Gehirn, der Leber, den Nieren und im Herz erwärmt – Ihr Körper stellt aber die Versorgung von Zehen-, Finger- und Nasenspitze auf Sparflamme um. Und zwar, indem er die Blutgefäße in diesen Körperteilen eng stellt. Dafür verantwortlich ist eine spezielle Art von Muskelzellen, die die Wände der Blutgefäße durchzieht. Anders als die Skelettmuskulatur können Sie diese Muskeln normalerweise nicht bewusst steuern. »Mensch, ich habe so kalte Hände, dann stelle ich doch mal die Blutgefäße weiter« können Sie zwar gerne denken, Ihr Gehirn wird darauf aber nicht reagieren.

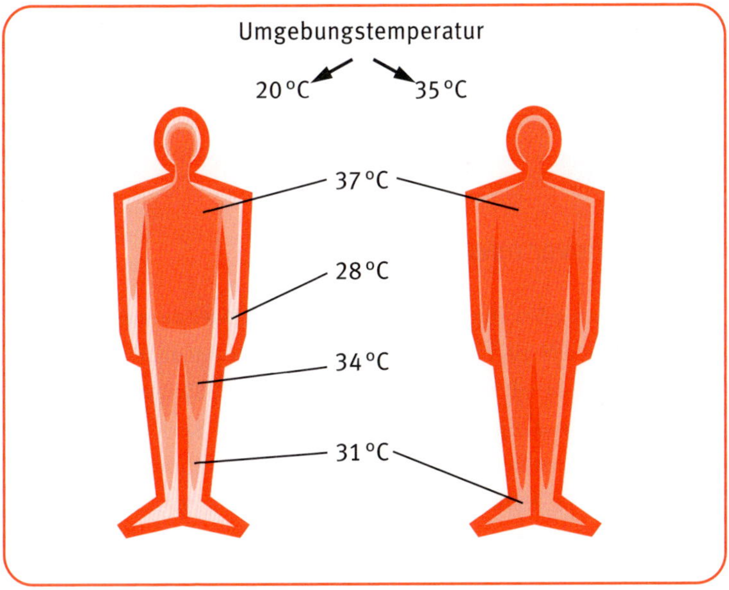

Verlauf der Isothermen (schematisch) bei verschiedenen Umgebungstemperaturen (nach Aschoff, 1971).

Ihre Klimaanlage ist schlauer als Sie

Die Klimaanlage in Ihrem Körper ist schlauer als Sie selbst. Deshalb hat sie ein Schutzsystem eingebaut, das dafür sorgt, dass Ihr Körper über die Haut nicht mehr Wärme verliert, als die Organe nachliefern können. Es gibt allerdings auch eine Art Notprogramm. In Novosibirsk zum Beispiel kann es Ihnen mit schlechten Handschuhen passieren, dass Ihre Hände zuerst kalt und blass werden, bis sie wehtun. Dann werden sie plötzlich rot und warm. Dann wieder eiskalt. Die periodische Erwärmung bewahrt Ihre Hände vor Frostschäden! Ist die Kälteeinwirkung allerdings zu stark, ist auch das Notprogramm überfordert. Dann können Sie sich tatsächlich die Zehen oder die Nase abfrieren. Nicht so schön.

Ganz anders in der Sahara: Hier sind die Muskeln der Blutgefäße entspannt, die Blutgefäße weit gestellt, und viel Blut darf bis in die Ohren und die Fingerspitzen fließen. Dadurch sinkt tendenziell der Blutdruck, der Kreislauf kann sogar in die Knie gehen, weil so viel Blut in den erweiterten Gefäßen der Beine und Arme versackt. Bei sehr starker Hitze kann das so weit gehen, dass Ihr Gehirn nicht mehr mit ausreichend viel Sauerstoff versorgt wird. Die Folge: Schwindel, Mattigkeit.

? SCHON GEWUSST?

Pullover oder Arginin?

Sie kennen die Situation: Eine Kollegin sitzt im Meeting mit Pullover plus Mantel und friert offensichtlich immer noch. Daneben sitzt eine weitere Kollegin mit ähnlicher Statur, die sich im T-Shirt pudelwohl fühlt. Wie kann das sein?
Der Grund ist Arginin. Diese Aminosäure enthält viel Stickstoff und reagiert mit Sauerstoff zu Stickstoffmonoxid. Das entspannt die Muskulatur der Blutgefäße und des Herzens. Die Blutgefäße öffnen sich, sodass mehr warmes Blut durch Arme, Beine, Nase und Ohren fließt. Meine Antwort an chronisch kalte Füße? Arginin!

Warnsystem Blut

Was immer an logistischen Meisterleistungen oder an Reparaturaufträgen in Ihrem Körper vollbracht werden muss – Ihr Blut ist daran beteiligt. Deshalb können Molekularmediziner an Ihren Frohwerten und Drohwerten genau ablesen, wie es Ihnen geht. Und sogar Vorboten für die Krankheiten entdecken, mit denen Sie möglicherweise erst in einigen Jahren zu tun haben werden.

Entzündungswerte schlagen Alarm

Alles hinterlässt Spuren in Ihrem Blut: jede Mücke, jeder Pilz, jede Schnittwunde, jede Infektion, auch Diabetes, Arthrose, Autoimmunerkrankungen, Alzheimer, Tinnitus, multiple Sklerose und Bluthochdruck. Leider gibt es nicht einen Indikator pro Krankheit, das wäre ja einfach. Sehr gute Hinweise auf mögliche Baustellen in Ihrem Körper können aber die sogenannten Entzündungsfaktoren geben. Die gängigsten Werte sind:

- die Blutkörperchensenkungsgeschwindigkeit (BKS),
- die Leukozytenanzahl,
- das C-reaktive Protein,
- der Antistreptolysintiter (ASL)
- und der Rheumafaktor (RF).

Tauchgang messen

Die Idee, das Tempo der absinkenden Blutkörperchen zu messen, ist mehr als 100 Jahre alt. Die Messung der sogenannten »Blutkörperchensenkungsgeschwindigkeit« (herrlich kürzer: BKS) funktioniert so: Zuerst wird die Blutprobe in einem Reagenzglas mit Natriumcitratlösung versetzt, damit das Blut nicht gerinnt. Dann werden die Erythrozyten dabei beobachtet, wie schnell sie zu Boden sinken. Je schneller sie sinken, desto eher sind sie krank. Warum?

Bakterielle Infekte, Autoimmunerkrankungen und durch Tumore ausgelöster Gewebezerfall führen zu einer vermehrten Produktion großer, fast kugelförmiger Proteine (Globuline). Diese bringen rote Blutkörperchen dazu, kleine Klumpen zu bilden. Die natürlich schwerer sind als einzelne Blutkörperchen und daher schneller absinken. Aber es gibt auch Ausnahmen: Hormone und Medikamente können die BKS beeinflussen; außerdem steigt er bei Frauen vor der Menstruation an und fällt dann wieder ab. Insofern ist dieser Wert nicht sehr aussagekräftig. Zum Glück haben wir heute auch andere Werte, die wir messen können.

Immunzellen zählen

Die Anzahl der Leukozyten (Immunzellen) wird mit dem sogenannten Differenzialblutbild bestimmt. Ursprünglich hat man bei dieser Messmethode ein wenig Blut auf einer Glasplatte trocknen lassen, eingefärbt und dann die unterschiedlichen Zellen des Immunsystems und deren prozentualen Anteile unter einem Mikroskop bestimmt. Erhöhte Leukozytenwerte lassen auf eine Entzündung schließen, beispielsweise eine Lungen- oder Blinddarmentzündung. Ist nur der Anteil der Granulozyten erhöht, kann eine bakterielle Infektion vorliegen. Aber auch ein zu niedriger Leukozytenwert ist ein Hinweis darauf, dass mit dem Immunsystem etwas nicht in Ordnung ist. Das kommt bei einer Überfunktion der Milz vor, bei Knochenmarkserkrankungen oder bei einigen Virusinfektionen. Heute muss kein Labormitarbeiter mehr mühsam Blutkörperchen abzählen – den Job erledigen Computer. Doch um die Qualität der Leukozyten zu überprüfen, ist der Blick durchs Mikroskop nach wie vor notwendig.

Ein Protein als Entzündungspolizei

C-reaktives Protein (CRP) hilft den weißen Blutkörperchen im Kampf gegen Fremdkörper. Es kann sich mit Bakterien, Pilzen, Parasiten oder mit abgestorbenen körpereigenen Zellen verbinden und aktiviert da-

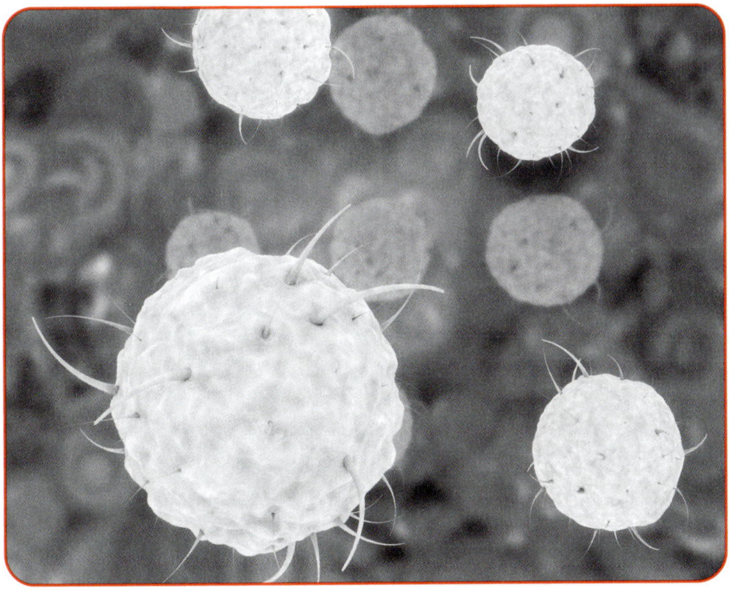

Leukozyten: wichtige Zellen für das Immunsystem.

durch die unspezifische Immunabwehr. Außerdem ist es in der Lage, den Hunger von Fresszellen anzustacheln.

Die CRP-Menge schnellt vier bis zwölf Stunden nach dem Beginn einer Entzündung nach oben. Wenn Sie sich zum Beispiel eine Bronchitis eingefangen haben, kann Ihre Leber Ihren CRP-Wert um das 2000-Fache steigern! Daher eignet sich die Bestimmung des CRPs sehr gut zur Beurteilung des Schweregrads einer entzündlichen Erkrankung, wie

- Meningitis,
- Lungenentzündung,
- Nieren- oder Nierenbeckenentzündung,
- einer akuten oder chronischen Bronchitis,
- Tuberkulose
- oder sogar eines akuten Herzinfarkts.

CRP als Entzündungsmarker

Je höher das CRP, desto heftiger die Entzündung und desto mehr Gewebe ist betroffen. Bakterielle Infektionen lassen den CRP-Wert besonders schnell in die Höhe schnellen. Aber auch Gewebeschäden, chronische Entzündungen wie rheumatische Erkrankungen oder Tumore aktivieren das CRP. Lässt die Entzündung nach, sinken die Werte relativ schnell ab. Wenn Mediziner den Verlauf einer Entzündung verfolgen wollen, müssen sie einfach nur regelmäßig nachmessen.

Die CRP- und BSG-Werte allein sagen oft wenig aus, die kombinierte Auswertung beider Werte bringt das bessere Bild. Akute Infektionen etwa können gut mit CRP nachgewiesen werden. Umgekehrt gilt: Ist Ihr CRP-Wert normal, können Sie eine bakterielle Infektion so gut wie sicher ausschließen. Geringe Mengen CRP sind übrigens immer im Blut vorhanden. Als gesund gelten Werte bei Erwachsenen von bis zu 10 mg/l.

Streptokokken und Rheuma

Abschließend noch zwei Werte aus der Schublade der Entzündungsfaktoren:

Der Antistreptolysintiter (ASL), wieder ein Zungenbrecher, zeigt an, ob vermehrt neutralisierende Antikörper gegen Toxine unterwegs sind. Ein erhöhter Titer im Blutserum weist auf eine Infektion mit Streptokokken hin, bekannt zum Beispiel in Form von Scharlach. Erhöhte Werte können auch auf Folgeerkrankungen aufmerksam machen, darunter zum Beispiel rheumatisches Fieber.

Der Rheumafaktor (RF) schließlich wird gemessen anhand der Zahl bestimmter Autoantikörper gegen Immunglobuline. Er kann sich durch eine Infektion erhöhen; endogene Faktoren spielen aber auch eine Rolle. Heißt: das, was bei Ihnen angeboren ist. Jedenfalls brauchen wir diesen Faktor, um rheumatoide Arthritis nachzuweisen. Erhöhte Werte tauchen aber auch bei Tuberkulose oder Hepatitis auf. Gut zu wissen: Manche krankhaften Gelenkveränderungen können sich auch bei unauffälligem Rheumafaktor zeigen. Zum Beispiel Psoriasis-Arthritis.

Tumormarker zeigen Krebs an

Eigentlich werden nur während der Embryonalentwicklung spezielle Zucker-Eiweiß-Moleküle gebildet. Manchmal finden Ärzte diese Moleküle auch bei Erwachsenen. Nicht gut! Denn so schnell wie die Zellen in einem Embryo wachsen vor allem Krebszellen. Dabei entstehen auch die gleichen Stoffwechselprodukte. Es sind diese Moleküle, die schon vor dem Ausbruch von Krebs in Ihrem Blut auftauchen können. Daneben gibt es weitere Enzyme, Hormone oder Immunzellen, die dann in übergroßer Zahl auftauchen, wenn der Krebs zuschlägt. Im Labor heißen sie Tumormarker.

Viele der Marker sind unspezifisch. Sie zeigen nur an: Krebs! Sie verraten aber nicht, welcher Krebs das ist, und auch nicht, wo er steckt. Trotzdem leisten sie gute Dienste.

- *Zum Beispiel, um die richtige Therapieform zu finden.* So lassen sich zum Beispiel ganz besondere Eigenschaften der Krebszellen herausfinden. Dann können die Krebsmedikamente so ausgesucht werden, dass sie nur auf diese Zellen wirken.
- *Oder um den Therapieerfolg zu messen.* Sinken die Tumormarker, schlägt die Therapie an.
- *Und in der Krebsnachsorge.* Bleiben die Tumormarker niedrig, ist alles in Ordnung. Ein Krebspatient gilt nach fünf Jahren ohne neue Erkrankung als geheilt. Steigen die Tumormarker an, muss schnell gehandelt werden. Entweder ist dann ein neuer Krebs entstanden, oder der alte ist wieder aufgetaucht.

Anfällig für Fehler

Viele der Marker zeigen nicht nur bei einer Krebserkrankung einen auffälligen Wert, sie erhöhen sich auch durch Entzündungen, Stress oder regelmäßiges Rauchen. Um wirklich Krebs zu finden, müssen wir Ärzte also immer etwas mehr tun, als Tumormarker im Blut zu messen: Wir brauchen Bilder – wobei auch das nicht einfach ist. Tumore können wir erst ab einer Größe von zwei bis drei Millimetern erkennen. Und manchmal sehen wir auch da Krebs, wo gar keiner ist. Bei Mammografien zum Beispiel. Die sind oft positiv, obwohl die Patientin kerngesund ist. Eine Katastrophe. Wir müssen also das Gewebe selbst im Labor untersuchen lassen. Dann erst wissen wir es genau. Also noch einmal: Merkwürdige Bilder oder erhöhte Tumormarker allein sind kein Grund zur Panik.

Das sind die wichtigsten Tumormarker

- **AFP (Alpha-Fetoprotein):** AFP entsteht normalerweise nur vor unserer Geburt. Wenn es bei Kindern und Erwachsenen gefunden wird, ist das immer ein schlechtes Zeichen. AFP kann hinweisen auf ein primäres Leberzellkarzinom, auf Keimzelltumore oder auf ein Hepatoblastom.
- **CEA (karzinoembryonales Antigen):** Erhöhte CEA-Werte sind typisch für Entzündungen und für Leberzirrhose. Dieser Wert ist in der Medizin wichtig, wenn es um Dickdarm- und Enddarmkrebs geht.
- **CA 125 (Krebsantigen 125):** Dieser Marker wird verwendet, um Eierstockkrebs zu finden und zu behandeln. Der Wert ist aber auch bei schwangeren Frauen erhöht und bei Patientinnen mit gutartigen Erkrankungen der Eierstöcke.
- **CA 15-3:** Ein Marker, der bei Brustkrebs erhöht sein kann, außerdem bei Entzündungen oder Leberzirrhose.
- **CA 19-9:** Raucher haben fast immer erhöhte Werte. In der Krebstherapie spielt dieser Wert eine Rolle bei Tumoren der Bauchspeicheldrüse (Pankreas), der Leber und der Gallenwege, des Magens sowie des Dick- und Enddarms.
- **CA 72-4:** Wird bei Magenkrebs gemessen, außerdem bei muzinösem Ovarialkarzinom. Dieser Wert ist aber auch bei Entzündungen erhöht.
- **hCG (Choriongonadotropin):** Erhöhte Werte können einen Keimzelltumor anzeigen, bei Kindern auch einen bösartigen Tumor der Leber (Hepatoblastom).
- **Hormonrezeptoren:** Bei der Behandlung von Brustkrebs spielen der Östrogenrezeptor- und der Progesteronrezeptor-Status eine Rolle.

- **PSA (prostataspezifisches Antigen):** Wird genutzt, um ein Prostatakarzinom zu kontrollieren. Ist allerdings oft falsch positiv. Eine einfache Entzündung reicht auch schon, ihn ansteigen zu lassen. Leider.

Einen Meilenstein in der Krebsdiagnostik erlebten wir übrigens Anfang 2014 – genauer: Die Uni Tübingen freute sich über diesen Durchbruch. (Ich arbeite in meiner Praxis schon lange so.) Der gefeierte »neue« Bluttest nimmt folgende Marker unter die Lupe:

- **Apo 10:** Das ist ein Stück eines Enzyms. Es hilft mit beim sogenannten »programmierten Zelltod«, auch *Apoptose* genannt. Das ist ein ganz natürlicher Aufräumprozess des Körpers. Der in Krebszellen aber nicht mehr funktioniert. Deshalb bleibt mehr Apo 10 übrig als sonst. Und das kann man im Blut messen.
- **TKTL1:** Ist ein Enzym, das den Stoffwechsel in Krebszellen verändert. Genauer: Es schaltet die Sauerstoffverbrennung aus und die Gärung ein – die nur mit viel Zucker funktioniert. Wissen Sie schon. Ist typisch für Krebszellen. Natürlich versucht Ihr Körper, diese »verrückten« Zellen zu zerstören und wegzuschaffen. Das ist der Grund, warum sich TKTL1 in den Makrophagen messen lässt. Also in Ihrem Blut.

Grob funktioniert die gewissenhafte Durchforstung nach Apo 10 und TKTL1 wie folgt: Zunächst filtert man die Makrophagen aus dem Blut. Danach versetzt man sie mit fluoreszierenden Antikörpern, die mit Apo 10 und TKTL1 Bindungen eingehen. Guter Trick. Wenn man jetzt nämlich Laserlicht anschaltet, leuchten alle Makrophagen, die Krebszellen gefressen haben.

Endlich also ein Testergebnis, das nicht auch durch irgendwelche anderen Entzündungen (PSA) oder durch Zigarettenqualm entstanden sein kann. Endlich ein sicherer Krebstest. Ein Meilenstein.

In meiner Praxis wird dieser Test seit Jahren verwendet. Er geht auf Dr. Coy zurück. Auf den Dr. Coy, der die Behandlung von Krebs mit einer Ernährung vorschlägt, die absolut frei von Kohlenhydraten ist – also *ketogene Diät.* Der den Erfolg nachweisen konnte. Was natürlich niemand glauben wollte. Wofür er verleugnet wurde. Sie sehen: Medizinischer Fortschritt, also wirklicher Fortschritt, der die Schulmedizin um Längen schlägt, muss sich häufig gegen persönliche Anfeindungen erst durchsetzen. Übrigens zu Lasten der Patienten. Das sind Sie.

Selbstverständlich mache ich diesen Bluttest bei mir selbst regelmäßig. Und freue mich, wenn er immer und immer wieder negativ ausfällt. Heißt: keine Tumorzellen. Man schläft besser.

Stress schadet Ihrem Blut

Serotonin, Dopamin, Melatonin. Haben Sie schon gehört. Finde ich in Ihrem Blut niedrige Spiegel dieser Hormone, dann weiß ich schon, dass Sie Sorgenfalten auf der Stirn und dunkle Ringe unter den Augen haben.

- Sie denken in Problemen,
- haben keinen Antrieb,
- können nicht schlafen,
- haben schwankende Stimmungen, Angst.

Hohe Spiegel sorgen dagegen für

- ein Denken in Lösungen,
- Power ohne Ende.
- Sie schlafen gut
- und sind guter Dinge.

Serotonin ist Ihr Stimmungsmacher. *Dopamin* ist Ihr Antriebshormon. Und *Melatonin* hält Sie jung, steuert Ihren Schlaf. Melatonin entsteht aus Serotonin. (Und Serotonin entsteht aus Tryptophan – deshalb helfen Tryptophankapseln beim Schlafen!). Jetzt kommt's: Stress killt alle drei Stoffe.

Stress killt Serotonin, Dopamin und Melatonin.

Bitte mehr Rückenwind

Stress stimuliert die Ausschüttung des Hormons Cortisol. Dieses Hormon versetzt das Gehirn und den Körper in Alarmbereitschaft. Heißt: Sie sind bereit, sofort aufzustehen, um Ihr Leben zu kämpfen, zu fliehen oder sich totzustellen, wenn sonst gar nichts mehr hilft. Dieses während der Evolution entstandene Programm verhilft uns also zu extrem großen körperlichen Leistungen, bis wir uns in unserer Höhle in Sicherheit gebracht haben und erschöpft auf unser Bärenfell sinken. In diesem Moment sinkt der Cortisolspiegel wieder auf ein normales Maß ab. Ein gutes System, das uns in der Steinzeit dabei geholfen hat, mit allerlei Gegnern zurechtzukommen.

Heute nicht mehr so praktisch. Denn wenn Sie gestresst am Computer verzweifeln oder harte Verhandlungen durchkämpfen, ist Ihr Cortisolspiegel ebenfalls erhöht. Sie haben normalerweise nun nicht die Möglichkeit, sich im Totstellreflex einfach vom Stuhl fallen zu lassen, zumindest würde Ihr Chef darüber ziemlich erstaunt sein. Und weil Prügeleien im Büro eher unüblich sind, genauso die wilde Flucht aus dem Hause, bleibt Ihr Cortisolspiegel auf seinem hohen Niveau stehen. Ungesund. Wenn Sie Ihren Stress gut im Griff haben, klingt das auf meinem Kommentar zu Ihrem Laborbogen zum Beispiel so:

> *»Der stärkste Feind des Immunsystems ist Stress. Ihr Stresshormon Cortisol ist jetzt mit nur 99 ng/ml recht gut. Also im Zielbereich unter 100 ng/ml. Wird selten erreicht. Großes Kompliment.«*

Cortisol frisst den Körper auf, das Immunsystem, die Knochen, das Gehirn. Es macht alt und mies gelaunt! Also drücken Sie Ihren Stresspegel mit Laufen (langsames, meditatives, gemütliches Laufen statt gehetztes Stresslaufen!). Oder mit anderen Entspannungstechniken. Oder Sie suchen sich einen guten Coach, mit dem Sie die Knoten in Ihrem Denken aufdröseln! Denn auch negative Gedankenspiralen ziehen Sie immer weiter in den Stress.

SCHON GEWUSST?

DHEA nimmt dem Stress den Stachel

DHEA wird in der Nebennierenrinde produziert. Das Hormon sorgt dafür, dass Sie länger jung bleiben, gut drauf sind und viel leisten können. Ein Stresskiller. Der leider selbst durch Stress gekillt werden kann. Denn steigt der Cortisolspiegel, fallen die DHEA-Werte. Mit fatalen Folgen: Aus dem Hormon DHEA entstehen die Geschlechtshormone Testosteron und Östrogen. Gibt es davon zu wenig, gehen Laune, Leistungsfähigkeit und Gesundheit noch tiefer in den Keller. Wollen wir nicht. Also weg mit dem Stress.

Fit mit Kaffee im Blut

Sogar Kaffee kann ähnlich wirken wie Stress. Denn das in dem Getränk enthaltene Koffein führt zur Ausschüttung von Cortisol und von Noradrenalin. Das ist deshalb doppelt schlecht, weil Noradrenalin im Blut die Menge des beruhigend wirkenden Neurotransmitters Serotonin herunterschraubt.

Wenn Sie unter viel Stress leiden, unter Bluthochdruck, Herzproblemen oder Osteoporose, dann ist Kaffee für Sie keine gute Idee. Ganz anders sieht es aus, wenn Ihr Stoffwechsel eher langsam unterwegs und Ihr Blutdruck zu niedrig ist. Bei Ihnen kann das ausgeschüttete Cortisol den Stoffwechsel ankurbeln, die Blutgefäße weit stellen, die Durchblutung aller Organe fördern und sogar die Denkleistung erhöhen.

»Ich hätte Blut genommen, wenn ich keinen Kaffee gehabt hätte.«

..... GEORG CHRISTOPH LICHTENBERG, SUDELBÜCHER ...

Ihr Blut als Fenster zur Leber

Virusinfektionen, Vergiftungen, Alkohol, Tumore, Gallensteine und einige Medikamente zerstören die Zellen der Leber. Auch Medikamente, die ganz harmlos daherkommen: Schmerzmittel zum Beispiel. Sogar manche Tees – rein pflanzlich! Statine sowieso.

Ihr Blut zeigt, wie es Ihrer Leber geht. Geht es Ihren Leberzellen schlecht, dann verändern sie Ihren Stoffwechsel so, dass bestimmte Enzyme plötzlich viel häufiger vorkommen als zuvor, andere seltener. Das sind dann die Leberwerte. Damit Sie mit dem Laborbogen in der Hand sich selbst ein Bild darüber machen können, wie es Ihrer Leber geht, hier eine Übersicht.

Die wichtigsten Leberenzyme

Alanin-Aminotransferase (ALT, ALAT): Ein Enzym, das die Aminosäure Alanin in andere wichtige Stoffe umbaut. Dieser Vorgang findet in der Leber besonders häufig statt. Daher ist die ALT-Konzentration in den Leberzellen zehnmal höher als in den Muskelzellen. Bei Schäden an den Leberzellen durch Hepatitis (Leberentzündung) oder andere Erkrankungen steigt die Enzymkonzentration. Im Blutbild ist der ALT/ALAT-Wert erhöht.

Aspartat-Aminotransferase (AST, ASAT): Dieses Enzym kommt in nahezu allen Organen vor, es verstoffwechselt die Aminosäure Aspartat. Wenn Zellen der Leber geschädigt, beispielsweise durch eine Hepatitis, oder sogar abgestorben sind, zeigt das Blutbild erhöhte AST/ASAT-Werte. Erhöhte Werte können aber auch einen Hinweis auf einen Herzinfarkt oder andere Muskelerkrankungen geben, da das Enzym auch dort häufig anzutreffen ist und weil Zellschäden zu einer veränderten Enzymkonzentration führen.

Einige Diagnosen werden anhand des Verhältnisses der Enzymkonzentrationen von ASAT und ALAT gestellt. Bei schweren Leberschäden zum Beispiel ist der ASAT-Wert höher als der ALAT-Wert. Eine chronische Hepatitis zeigt sich anders: Die Werte für ALAT sind stärker erhöht als für ASAT.

Erhöhte ASAT- und ALAT-Werte können aber auch durch andere Erkrankungen oder Ereignisse auftreten, die gar nichts mit der Leber zu tun haben: hartes Training, Schilddrüsenfunktionsstörungen, Diabetes, Infektionskrankheiten, Parasitenbefall oder Herz-Kreislauf-Erkrankungen.

Glutamatdehydrogenase (GLDH): Ein Enzym der Mitochondrien der Leberzellen; es ist im Energiestoffwechsel beteiligt. Da GLDH nur in der Leber vorkommt, ist es für die Leberdiagnostik sehr wichtig. Eine erhöhte Konzentration im Blut ist immer ein Hinweis auf Leberschäden.

Gamma-Glutamyltransferase (Gamma-GT): Ein in die Zellmembran eingebettetes Protein, das Aminosäuren in die Zellen transportiert. Es kommt in nahezu allen Organen vor, ist aber in Zellmembranen der Nieren, der Bauchspeicheldrüse, der Milz, des Dünndarms und der Leber besonders häufig. Erhöhte Gamma-GT-Werte werden vor allem durch Unregelmäßigkeiten der Galle (Gallenstau), durch Erkrankungen der Leber oder durch erhöhten Alkoholkonsum ausgelöst.

Alkalische Phosphatase (AP): Eine ganze Gruppe von Enzymen, die bestimmte Esterverbindungen (Phosphorsäuremonoester) spalten. Sie kommen im Stoffwechsel fast aller Körperzellen vor, ihre genaue Funktion ist noch nicht vollständig erforscht. Dennoch werden sie als Warnsignale genutzt: Erhöhte Werte können Knochenerkrankungen anzeigen, die im Zusammenhang mit Rachitis stehen, außerdem Erkrankungen der Leber und der Gallenwege.

Bilirubin: Es entsteht beim Abbau des roten Blutfarbstoffs Hämoglobin. Der Wert steigt bei verschiedenen Erkrankungen der Leber, der Gallenwege und des Blutes an. Ab einer bestimmten Konzentration lagert sich Bilirubin im Gewebe ab. Dann werden Sie gelb. Haben »Gelbsucht«.

Hepatitis ist heilbar

Lassen Sie mich ein häufiges, wenn auch häufig unerkanntes Problem beschreiben: Das Problem heißt Hepatitis. Betrifft laut Robert-Koch-Institut etwa 500 000 Deutsche. Die eine chronische Hepatitis B oder

C haben, oft davon aber gar nichts wissen. Wie sich das anfühlt? Man hat ein paar Tage Gliederschmerzen, Übelkeit, Müdigkeit, hält das für eine Grippe. Nicht weiter schlimm. Aber: Unerkannt führt die Leberkrankheit zur Zirrhose oder Krebs. Kann sie jedenfalls.

Lange dachten Ärzte, Hepatitis sei nicht wirklich heilbar. Bis sie nach Afrika gefahren sind, nach Gambia, in ein Gebiet mit hoher Ansteckungsgefahr für Hepatitis B. Und da ein bestimmtes Gen untersucht haben. Das untersuchte Gen kann Vitamin D einschalten. Aktiv machen. Wobei es zwei Varianten dieses Gens gibt. Eine Genvariante arbeitet besser als die andere. Und siehe da, die Menschen mit dem besseren Vitamin-D-Einschalter haben weniger häufig Hepatitis B. (Quelle: Bellamy, R. et al.: Tuberculosis and Chronic Hepatitis B Virus Infection in Africans and Variation in the Vitamin D Receptor Gene (1999) 179 (3): 721–724)

Vitamin D hilft

Da werde ich nachdenklich. Schauen wir also weiter: Die Basisbehandlung von Hepatitis C erfolgt häufig mit Interferonen, das sind Proteine oder Glykoproteine, die eine immunstimulierende und antivirale Wirkung entfalten. In einer holländischen Studie waren 36 Prozent der Betroffenen nach einer alleinigen Behandlung ohne Virusnachweis, das gilt als geheilt. (Quelle: Van der Meer et al. (2012): Association Between Sustained Virological Response and All-Cause Mortality Among Patients With Chronic Hepatitis C and Advanced Hepatic Fibrosis. *JAMA* 2012;308(24):2584–2593. doi:10.1001/jama.2012.144878)

In Israel schließlich haben Wissenschaftler Hepatitis-C-Patienten nicht nur mit Interferonen behandelt, sondern auch mit Vitamin D. Großer Erfolg: 85 Prozent waren anschließend ohne Virusnachweis. (Quelle: www.hivandhepatitis.com/2010_conference/easl/docs/0518_2010_b.html)

Heißt für mich: Wenn ich bei Ihnen schlechte Leberwerte finde, schicke ich Sie in die Sonne. Erstens. Und verschreibe Vitamin D, weil bei uns die Sonne nördlich von Bielefeld ja nicht mehr zuverlässig scheint. Vitamin D. Hilft. Heilt.

Und wie geht's der Niere?

Wenn Ihre Niere nicht mehr richtig funktioniert, dann ist das so, als wäre Ihre Filteranlage kaputt. Das Sieb funktioniert nicht mehr. Normalerweise filtern Ihre Nieren nämlich alles aus Ihrem Blut heraus, was in die Müllabfuhr gehört. Und lassen das drin, was gut ist für Ihren Körper. Immerhin rund 180 Liter Blut fließen jeden Tag durch diese Filteranlage. Wie gut es Ihren Nieren geht, lässt sich deshalb an der Konzentration von Harnstoff, Kreatinin und Kreatinin-Clearance im Blut ablesen.

Harnstoff und Kreatinin sagen nicht viel

Harnstoff ist das Hauptabbauprodukt des Eiweißstoffwechsels. Er gelangt von der Leber, wo er entsteht, über die Blutbahnen zur Niere. Kranke Nieren sortieren zum Beispiel zu wenig Harnstoff aus dem Blut. Weil krankhafte Veränderungen der Harnstoffwerte erst feststellbar sind, wenn die Nieren ein Viertel (!) ihrer Reinigungsleistung verloren haben, taugen sie zur Früherkennung nicht viel. Sie geben einem Arzt aber bei einer bestehenden Nierenerkrankung ein umfassenderes Bild.

Kreatinin ist ein Abbauprodukt des Kreatins, einer Säure, die zur Energieversorgung der Muskulatur und Nervenzellen beiträgt. Über die Blutbahnen gelangt es von den Muskeln und Nerven zur Niere. Die Nieren filtern den Stoff heraus. Kranke Nieren aber nicht. Daher steigen die Kreatininwerte an.

GFR ist genauer

Aber wie die Harnstoffwerte sieht man diese Veränderung im Blutbild erst sehr spät. Sogar erst, wenn die Nieren weniger als die Hälfte der normalen Blutmengen filtrieren. Kreatininwerte haben aber auch Vorteile: Sie sind relativ einfach und schnell zu bestimmen, und sie sind eine gute Grundlage für die Berechnung der glomerulären Filtrationsrate (GFR). Das ist die erste genaue, aber auch viel aufwendigere Methode zur Messung der Filterfunktion.

Wie fit ist Ihr Filter?

Die **glomeruläre Filtrationsrate** hat ihren komplizierten Namen vom filternden Nierengewebe, es wird Glomerulum oder Glomerulus genannt. Um die Filterleistung Ihrer Niere so genau zu berechnen, brauchen die Labormediziner nicht nur eine Blutprobe, sondern eine über einen Tag und eine Nacht gesammelte Urinprobe. Den sogenannten 24-Stunden-Urin. Daraus errechnet der Labormediziner die Menge an Blutplasma, das die Nieren pro Minute von Kreatinin reinigen. Also ganz genau.

Diese Methode ist allerdings nur dann ganz genau, wenn der Patient 24-Stunden-Urin zustande bringt. (Gar nicht so einfach: Wer will schon mit seiner Urinprobe durchs Büro laufen?) Daher wurden mehrere Näherungsformeln entwickelt, die ohne die Urinsammlung auskommen. Sie funktionieren im Prinzip ganz gut, versagen aber, wenn Sie zum Beispiel

- starkes Übergewicht haben
- oder besonders wenig Muskelmasse,
- wenn Sie Nahrungsergänzungsmittel in hohen Konzentrationen einnehmen
- oder wenn Sie sich vegetarisch, also mit wenig Kreatin, ernähren.

Also alles wieder nicht so einfach. Merken Sie sich an dieser Stelle am besten nur zwei Punkte: Trinken Sie ausreichend, dann hat Ihre Niere gut zu tun. Und lassen Sie sich von merkwürdigen Nierenwerten nicht aus der Fassung bringen. Die Werte allein sagen nicht viel aus. Erst in Kombination mit anderen Untersuchungen zeigt sich, ob Ihre Niere ordentlich filtert.

So. Damit hätten wir eine Reihe von Geheimnissen schon gelüftet. Kommen wir jetzt zu der Frage, was eigentlich das Blut der Sieger so besonders macht. Was haben die, was andere nicht haben?

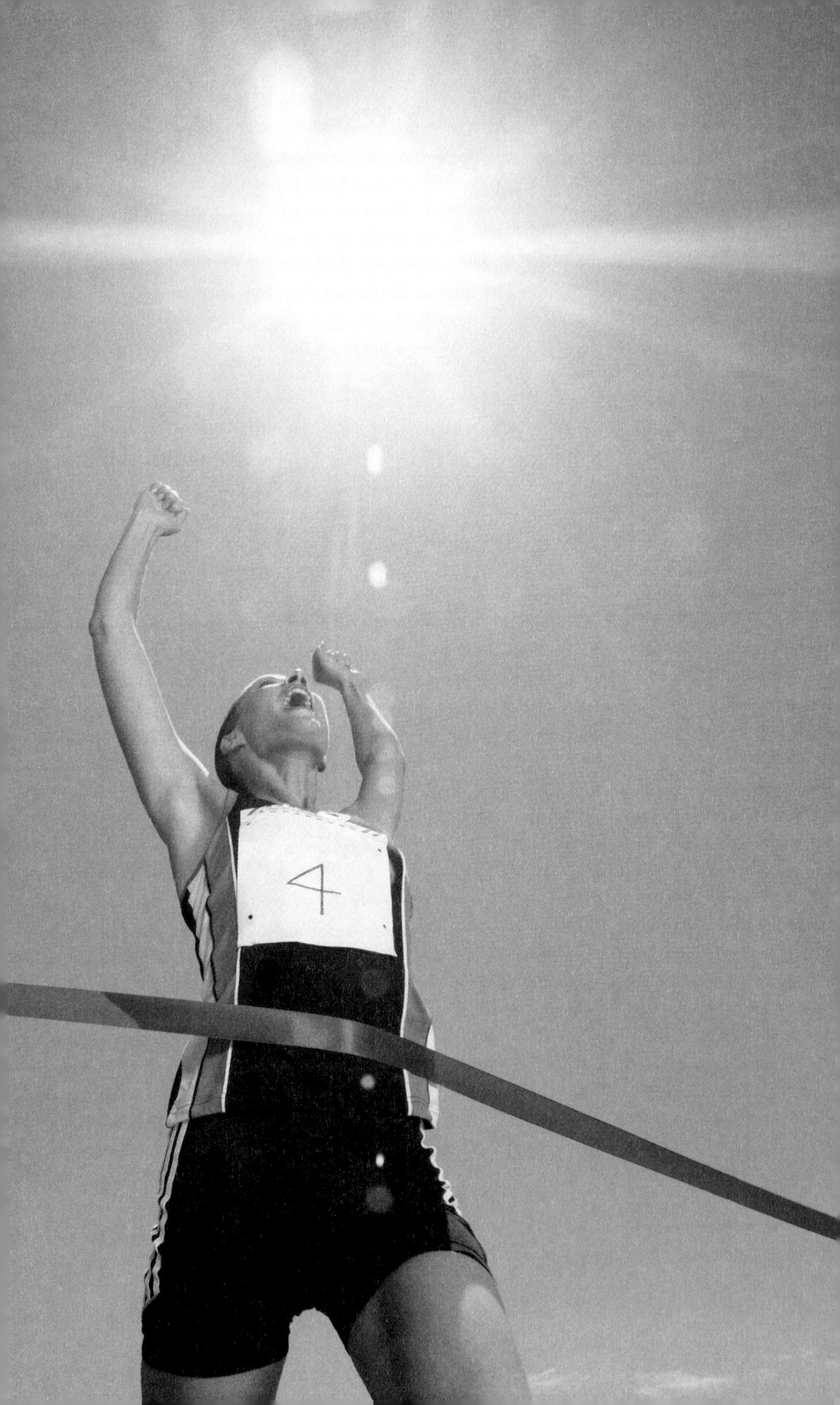

Das steckt im Blut der Sieger

Im Blut der Sieger steckt das komplette Programm. Alle 47 Vitalstoffe. Das ist das ganze Geheimnis. Eigentlich. Denn es kommt ja auf die Zusammenhänge an. Warum haben Spitzensportler mehr Sauerstoff im Blut? Was hat Eisen damit zu tun? Warum haben sie den viel stärkeren Willen? Und wie hängt Testosteron damit zusammen? Und warum sind die ganz schnellen Läufer gerade nicht diejenigen, die am meisten Nudeln schaufeln? Sondern hauptsächlich Eiweiß essen? Das zeigt Ihnen dieses Kapitel.

Viel, viel Sauerstoff

Ganz vorne im Marathon laufen immer diejenigen, die hart trainiert haben – das ist »erstens«. Das Gleiche gilt für die Spitzenfahrer der Tour de France und für alle anderen Leistungssportler ganz genauso. Doch dann kommt das »zweitens«: Ganz vorne sind nur die, die erstklassiges Training *und* erstklassige Blutwerte mitbringen. Auf das *und* kommt es an. Das härteste Training bringt überhaupt nichts, wenn der Eisenwert nicht stimmt. Dann kommt nämlich kein Sauerstoff in den Muskeln an. Und wenn das Testosteron zu niedrig liegt, fehlt auch der Kampfgeist. Dann wird das nichts mit dem Siegertreppchen. Sie haben recht: Das klingt alles sehr mechanisch gedacht. Und ziemlich nach Steinzeit. Aber wenn Sie mal 30 Jahre lang Blutwerte gemessen haben, dann wissen Sie: Im Menschen laufen nun mal physikalische und chemische Prozesse ab. Und, ja: Der Mensch ist immer noch in einem Körpermodell der Marke Steinzeit zu Hause.

Jede gesunde Zelle braucht für ihren Energiestoffwechsel Sauerstoff. Der kommt im Schnitt 70-mal pro Minute mit dem Blut per Frischlieferung. Wir haben uns ja schon angeschaut, wie die Eisenionen der Hämoglobin-Proteine in den roten Blutkörperchen als Sauerstoff-Transportfahrzeuge unterwegs sind, wie sie Sauerstoff an sich binden und wieder abgeben. Die Gleichung ist klar:

Viele Eisenionen = viel Hämoglobin = viel Sauerstoff = viel Energie

Wenn Sie wissen wollen, wie es um Ihre Sauerstoffversorgung steht, misst Ihr Arzt aber nicht die Anzahl der Eisenionen, sondern vier ganz andere Werte:

- Hämoglobin (Hb),
- Ferritin – und über diesen Umweg Myoglobin,
- Transferrin
- und das C-reaktive Protein.

Die meisten Eisenionen binden an eines der ersten drei genannten Proteine, die jeweils andere Aufgaben übernehmen, aber alle gemeinsam die Sauerstoffversorgung beeinflussen. Daher kann nur die Analyse aller vier Laborwerte die Eisenversorgung darstellen. Sieht das bei Ihnen gut aus, lesen Sie als Kommentar auf Ihrem Laborbogen zum Beispiel:

»Ihren guten Hämoglobinwert verdanken Sie dem weiter verbesserten Eisenspeicher Ferritin mit jetzt sehr guten 164 ng/ml. Gesundheit beginnt ja ab 60 ng/ml. Bedeutet körperliche Ausdauer, auch Konzentrationsfähigkeit. Verdanken Sie auch dem verbesserten Eiweiß auf jetzt immerhin 6,62 g/dl. Freilich: Deutscher Durchschnitt 7,65 g/dl. Hier bleibt noch viel zu tun. Das Aminogramm wird weiterhelfen.«

Eisenspeicher unter der Lupe

Ist die **Hämoglobinkonzentration** im Blut niedrig, kann das Blut nur wenig Sauerstoff transportieren, man spricht dann von einer *Anämie.* Das ist klar. Die Messung des Hb-Wertes sagt aber wenig bis nichts

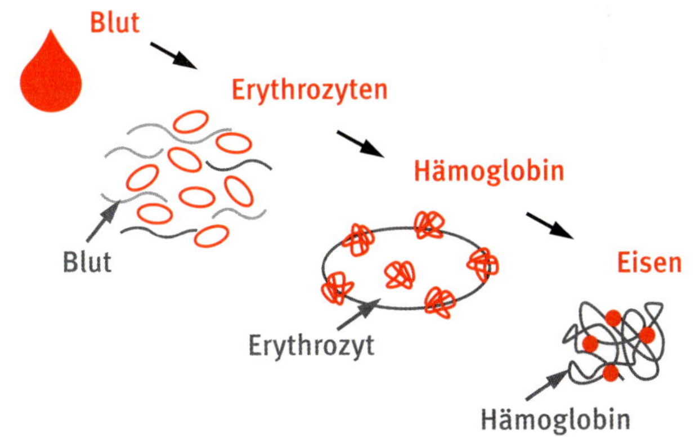

darüber aus, wie es um Ihre Eisenionen steht. So können niedrige Hb-Werte zum Beispiel auch bei einer Bleivergiftung oder bei einem Vitamin-B_{12}- oder Folsäuremangel auftreten, und zwar auch bei vollen Eisenspeichern. Daher muss Ihr Arzt auch Ihre Eisenspeicher direkt unter die Lupe nehmen.

Das Protein **Ferritin** übernimmt in Ihrem Körper den Job, Eisenionen einzulagern. Und zwar ziemlich viele auf einmal: In ein Protein passen rund 4000 Eisenionen. Das meiste Ferritin befindet sich in der Leber, in der Milz und im Knochenmark. Dort kommt Ihr Arzt natürlich nicht dran, ohne Schaden anzurichten. Doch weil die Konzentration des Ferritins im Blut erfahrungsgemäß ganz ähnlich aussieht wie die in den Organen, kommen wir mit Messungen im Blut zu guten Ergebnissen. Klar ist: Liegt der Wert niedrig, ist ein Eisenmangel wahrscheinlich.

Ich habe mich 30 Jahre täglich mit Ferritin beschäftigt. Wissend, dass das nicht nur ein Speicher ist, sondern dass dieser Wert direkt proportional ist zu Myoglobin, also dem roten Blutfarbstoff im Muskel selbst. Sie können ja mit dem Hämoglobin Sauerstoff transportieren, so viel Sie wollen. Wenn im Muskel kein roter Blutfarbstoff, kein Myoglobin sitzt, das jetzt den Sauerstoff übernimmt und der Muskelzelle selbst gibt, nützt Ihnen noch so viel Hämoglobin gar nichts!

Das sieht man immer schön beim Marathon: Da sausen die Läufer los wie Weltmeister, und nach 20 Kilometern sagt – bei einem niedrigen Ferritinlevel, also zu wenig Sauerstoff im Muskel –, sagt also der Muskel ade: »Kannst ruhig weiterlaufen, aber ohne mich!« Er wird einfach sauer. Und macht zu.

Ferritin?! Was war das noch?

Auch heute noch ist Ferritin bei etlichen Trainern terra incognita. Neuland. Woher ich das weiß? Vor mir liegt eine Studie aus dem Jahr 2011. Da hat man Ruderathletinnen untersucht. Und fand bei einem Drittel dieser hochtrainierten Sportlerinnen einen Ferritinwert unter 20 µg/l. Also tieftraurig. In meinen Augen sogar unmöglich. Denn erst ab einem Level von etwa 60 ng/ml wird Leistung überhaupt erst möglich. Bei Männern etwa ab 120 ng/ml – werden Sie auch nachdenklich? Ich persönlich hatte immer einen Wert über 300 ng/ml. Sonst hätte ich mich gar nicht nach Hawaii getraut. Schließlich wollte ich mich nicht blamieren …

Jedenfalls: Die Ruderinnen mit den leeren Eisenspeichern brauchten für hübsche Zwei-Kilometer-Strecken 21 Sekunden länger als die Ruderinnen mit einem Ferritinwert über 20 ng/ml – der für meinen Geschmack, wie gesagt, immer noch viel zu niedrig liegt. Volle 21 Sekunden länger heißt schlicht und ergreifend: nix Medaille. Der Studienleiter empfiehlt also, zu Beginn eines Trainingsprogramms bei den Athleten doch bitte Ferritin zu messen. Empfiehlt er im Jahre 2011. Da verdreh ich beinahe die Augen. Darauf hätte man doch locker 25 Jahre früher kommen können, oder? Wozu haben sich die unterversorgten Sportlerinnen überhaupt angestrengt? Die konnten gar nicht gewinnen. Beim besten Willen nicht.

Darum ist der Muskel rot

Myoglobin ist der Stoff, der unsere Muskeln rot färbt. Das kugelförmige Muskelprotein kann Sauerstoff aufnehmen, durch den Muskel transportieren und wieder abgeben. Je mehr Myoglobin Sie haben, umso besser ist Ihr Muskel mit Sauerstoff versorgt und umso schneller können Sie durch Hawaii rennen. Oder durch Roth.

Habe ich selbst beobachtet und gemessen, und zwar seit 30 Jahren. 2007 wurde zu diesem Thema ein spannender Beitrag im blutigsten Fachjournal der Mediziner veröffentlicht – Titel: *Blood.* Forscher wollten damals wissen, warum genau Sportler fitter werden, wenn man sie auf 4000 Meter hohen Bergen ihre Runden drehen lässt. Man wusste zwar schon, dass beim Höhentraining die Anzahl der Erythrozyten steigt und dass dadurch mehr Sauerstoff im Blut transportiert werden kann. Man wunderte sich aber, was parallel dazu der Myoglobinspiegel anstellt. Vermutung: Er steigt.

Ergebnis: Er sinkt! Das Ergebnis kam unerwartet und wurde wie folgt erklärt: Da rote Blutkörperchen als Sauerstofftransporteure im Blut dringender gebraucht wurden als der Sauerstoff-Muskelversorger Myoglobin, hat der Körper die Produktion von roten Blutkörperchen erst einmal angekurbelt. Da er das verfügbare Eisen bereits hier verbraucht hat, musste er parallel dazu die Produktion von Myoglobin zurückfahren.

Genau so hatte ich mir das gedacht: Die Menge an Ferritin und Myoglobin hängen direkt voneinander ab. Nur wird kein Arzt bei Ihnen den Myoglobingehalt messen, denn dazu müsste er Ihnen ohne Not Muskelgewebe entnehmen. Ferritin aber kann er messen, denn das schwimmt in Ihrem Blut.

Jedenfalls schließen die Wissenschaftler aus ihrer Studie, dass länger anhaltendes Höhentraining zu verringerten sportlichen Leistungen führen könnte (*Blood* 109 (11), 4724–4731). »Herrje!«, kann ich da nur sagen. Wie wäre es damit, Athleten ins Höhentraining zu schicken und ihnen zusätzlich Eiseninfusionen zu spendieren? Meiner Logik nach

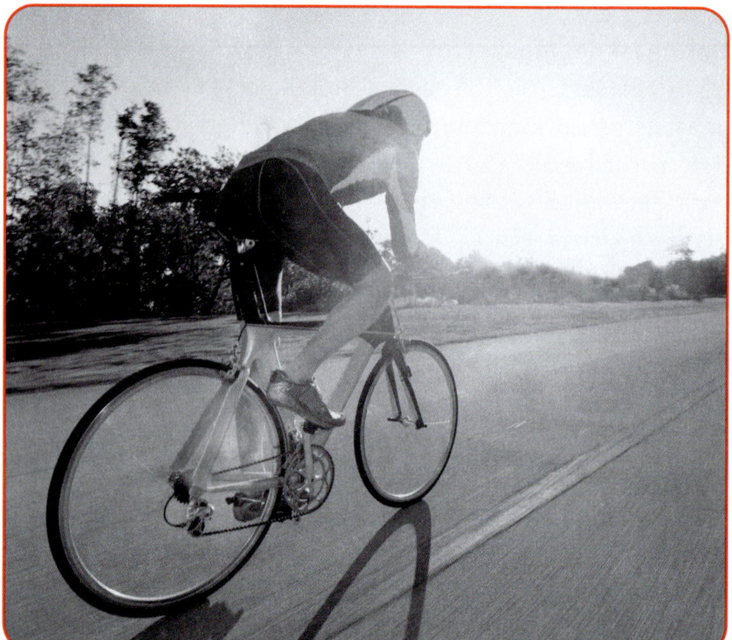

Ein gut gefüllter Eisenspeicher heißt: Sport mit mehr Erfolg und weniger Mühe.

müssten die durchtrainierten Sportler dann jede Menge rote Blutkörperchen bilden können (mehr Sauerstoff im Blut) *und* zusätzlich mehr Myoglobin (mehr Sauerstoff im Muskel).

Taxi für Eisen

Transferrin heißt das Transportprotein, das Eisen von den Darmzellen zur Leber, zur Milz oder zum Knochenmark transportiert. Die Transferrinsättigung zeigt den Beladungszustand der Transportproteine an. Die Transferrinsättigung ist bei Eisenmangel niedrig: In diesem Fall ist wenig Eisen da, aber viele Transferrintaxis, die gerne Eisen transportieren würden. Also sind die Proteine nur schlecht oder gar nicht beladen. Weil sie wenig Eisen liefern, kann nur wenig Hämoglobin gebaut werden. Das fehlt dann wieder bei der Produktion von roten Blutkörperchen.

Die Gründe für eine schlechte Transferrinsättigung können unterschiedlich sein: Entweder nehmen Sie zu wenig Eisen zu sich, oder Ihr Darm bringt es nicht fertig, das vorhandene Eisen aufzunehmen. Dann haben Sie Eisenmangel oder sogar eine Eisenmangelanämie.

Der umgekehrte Fall ist auch möglich: Wenn viel Eisen im Körper unterwegs ist, aber relativ wenig Transferrintaxis zur Verfügung stehen, kommt es zu einem Eisenüberschuss. Dieses Phänomen kann in Folge von Bluttransfusionen im Rahmen einer Anämiebehandlung auftreten, es kann auch Folge einer Stoffwechselerkrankung sein. Die Symptome sind recht unangenehm (Stichwort »toxische Zellschädigungen«) – die Wahrscheinlichkeit aber, dass ausgerechnet Sie zu viel statt zu wenig Eisen im Blut haben, liegt schätzungsweise bei null …

Das **C-reaktive Protein (CRP)** ermöglicht einen indirekten Rückschluss auf die Fähigkeit Ihres Blutes, Sauerstoff zu transportieren. Das C-reaktive Protein ist ein Entzündungsfaktor. Bei Entzündungen hat es Eisen schwerer, sich aus den Speichern herauszubewegen. Auch die Eisenaufnahme aus der Nahrung verschlechtert sich. Bei länger anhaltenden oder chronischen Entzündungen kann es daher zu einem sogenannten funktionalen Eisenmangel kommen. Trotz voller Eisenspeicher liegen die Hämoglobinwerte im Keller.

SCHON GEWUSST?

Tief, tiefer, unfassbar tief

Ihr Hausarzt sieht möglicherweise einen Eisenspeicher von 20 als »beginnend normal« an. Gut: Tot sind Sie dann noch nicht. Aber auch nicht in der Lage, Leistung zu bringen. Sir Sebastian Coe, mehrfacher Weltrekordler im Mittelstreckenlauf, soll einmal gesagt haben: »Bei Ferritin unter 140 trete ich gar nicht erst an.« Ich bin sportlich nicht so begnadet wie ein Sir Coe. Deshalb sorge ich bei mir selbst für einen Wert von 300. Kennen Sie Ihren Ferritinwert?

Schon ein Blick auf Ihre Eisenwerte gibt uns also einen Anhaltspunkt für Ihre nächste Marathonzeit. Genau das berichten Sie mir auch in meiner Praxis. Strahlend …

> *»Im letzten Jahr habe ich für den Ironman-Triathlon noch 10:05 Stunden gebraucht, in diesem Jahr bloß noch 9:30 Stunden. Also viel schneller!«*

Ferritin bedeutet körperliche Ausdauer. Mit niedrigem Ferritin zehn Kilometer zu rennen ist keine Kunst. Aber einen Marathon? Einen Triathlon? Den Ironman? Unmöglich ohne Eisen. Habe ich selbst ausprobiert: Mit einem Eisenspeicher unter 17 ng/ml bin ich nach dem Training auf Mallorca mühselig nach Hause gekrochen. Unvergesslich …

Ach, übrigens: Ferritin besteht aus Eisen *plus Eiweiß*. Eisen allein hilft also gar nichts. Aber gebratene Leber ist eine gute Idee.

Hormone

Wenn wir »Hormone« hören, denken wir immer gleich an Sex. Hormone können aber viel mehr als Sex. Sie sind dazu da, sehr viele unterschiedliche Stoffwechselabläufe zu steuern. Und sie entstehen an ganz verschiedenen Stellen im Körper: in der Schilddrüse, in den Nebennieren, in der Bauchspeicheldrüse. Daneben gibt es noch Neurohormone und Gewebshormone.

Die meisten Hormone wandern von ihrem Entstehungsort in die Blutbahn und lassen sich von Ihrem Blut zum jeweiligen Einsatzort transportieren. Das ist der Grund, warum eine Blutanalyse genau zeigen kann, welche Hormone in welcher Konzentration vorhanden sind. Und welche fehlen. Wobei die Interpretation der Blutwerte nicht ganz einfach ist: Die Zahl der durch Hormone gesteuerten Stoffwechselabläufe ist immens, jedes Hormon wirkt spezifisch, außerdem reagiert jeder Körper individuell. Es kann also sein, dass sich bei zwei Patienten mit identischen Blutwerten der eine fit fühlt und der andere krank.

Dennoch lässt sich prinzipiell zeigen, was passiert, wenn Ihr Hormonhaushalt in Unordnung gerät. Und zwar besonders gut am Beispiel der Schilddrüsenhormone und der Geschlechtshormone.

Gaspedal Schilddrüsenhormone

In der Schilddrüse wird eine ganze Reihe von Hormonen gebildet, zusammengefasst sind es die »Schilddrüsenhormone«. Die bekanntesten sind Triiodthyronin (T_3) und Thyroxin (T_4). Anders als viele andere Hormone sind sie keine Proteine. Sie bestehen stattdessen aus einer Kombination der Aminosäure Thyrosin und Jod. Zu dieser Kombination kommt es natürlich nur, wenn überhaupt genügend Jod und genügend Thyrosin da sind! Sie ahnen es: Meistens ist nicht genug da.

Was die Schilddrüse trotz des Mangels zustande bringt, wird an Transportproteine angekoppelt und mit dem Blut zum Einsatzort geschickt.

Während der Fahrt stehen die frischen Schilddrüsenhormone sicherheitshalber auf *standby* – sind also nicht aktiv. Spezielle Rezeptoren in den Zellmembranen spüren die Schilddrüsenhormone samt Transportprotein im Blut auf und transportieren sie in die Zellen der Organe. In der Zielzelle werden die Hormone von ihren Transporteinheiten befreit und durch ein Spezialenzym wieder angeschaltet. Dieses Enzym (falls Sie Zungenbrecher lieben: Thyroxindeiodinase) enthält Selen.

Der Schalter heißt Selen

Selen! Das heißt: Wenn Sie es mit viel gebratenem Fisch, mit Nahrungsergänzung und so weiter überhaupt schaffen, Ihrem Körper genügend Jod zur Verfügung zu stellen, Ihnen aber Selen fehlt, ist wieder alles für die Katz. Ihre Schilddrüse kann dann zwar wunderbare Hormone produzieren, Ihr Blut kann diese zu den wartenden Organen transportieren, die Organe können die Hormone auch noch aus dem Blut aufnehmen – aber: Die wertvollen Moleküle lassen sich nicht einschalten. Schade aber auch!

Dann entgeht Ihnen nämlich das herrliche Gefühl, das sich einstellt, wenn Sie genügend Jod *plus* Selen *plus* Aminosäuren getankt haben und sich also über perfekte Schilddrüsenhormonwerte freuen können.

- Sie haben die Energie, die Sie wollen und brauchen.
- Sie fühlen sich wach, vor Tatendrang ungeduldig.
- Sie sind gut drauf und spritzig, weil Ihr Gehirn auf Hochtouren läuft.
- Gleichzeitig fühlen Sie sich nicht hektisch und hyperaktiv, wenn Sie zur Ruhe kommen wollen.
- Der Trick: Ihre Schilddrüsenhormone können den Stoffwechsel dem jeweiligen Bedarf anpassen.

Leider hat allen Aufklärungskampagnen zum Trotz kaum ein Deutscher genug vom Zündbotenstoff Jod im Blut. Den Beweis haben unter großem Aufwand Wissenschaftler der Universität Rostock geliefert. Mit einem Spezialbus besuchten sie 6000 Familien von Flensburg bis Mittenwald – und maßen direkt und präzise die Jodaufnahme. Resultat:

Im Durchschnitt essen wir 72 Mikrogramm täglich, sogar stolze »Jodsalzer« auch nur 78 Mikrogramm. Nur leider gilt als Minimalempfehlung 200 Mikrogramm täglich! Mehr schadet auch nicht: In manchen gut versorgten Gegenden dieser Welt verspeist die Bevölkerung bis zu 1000 Mikrogramm täglich. Solche Werte sind normal, unsere leider nicht, denn Deutschland ist ein Jodmangelland. Sogar die DGE, die sonst immer »gesunde Mischkost« als Lösung für alles predigt, bezweifelt beim Thema Jod, dass wir ohne gesetzliche Regelung in Deutschland weiterkommen werden.

Die Schilddrüse ist auf Jod angewiesen. Sie braucht Jod, um Energie- und Schlankhormone zu basteln, nämlich die Schilddrüsenhormone. Sie sind das Gaspedal für Power, Wachstum und Entwicklung. Das zeigt auch das Tierreich: Kaulquappen, die ohne Jod aufwachsen, werden nicht zu erwachsenen Fröschen! Ist zu wenig Jod vorhanden, versucht die Schilddrüse, die letzten Krümelchen im Blut noch verzweifelt aufzusaugen. Dabei plustert sie sich auf. Wird groß. Sie bekommen einen Kropf, so wie rund ein Drittel der Deutschen. Frauen sind übrigens dreimal so oft von Schilddrüsenerkrankungen betroffen wie Männer. Ich könnte jetzt sagen, dass das an der Neigung vieler Frauen liegt, sich streng vegetarisch oder sogar vegan zu ernähren. Aber so etwas wollen Sie ja gar nicht lesen, oder?

Jodmangel macht dumm

Jedenfalls haben viele Frauen schon vor der Schwangerschaft einen latenten Jodmangel. Während der Schwangerschaft oder nach der Geburt entwickeln dann bis zu 70 Prozent der Betroffenen eine krankhaft vergrößerte Schilddrüse. Das allein ist schon unschön. Viel schlimmer noch: Jod beeinflusst die Intelligenz des ungeborenen Kindes! Fakt ist, dass Kinder, die schon während der Schwangerschaft Jodmangel erfuhren, im Durchschnitt einen um zehn Punkte niedrigeren Intelligenzquotienten haben. Das sind Ergebnisse aus über 68 Studien. Übrigens haben viele Kinder, die schlecht wachsen, zu klein bleiben, träge und unkonzentriert sind oder schlecht lernen, oft einen Jodmangel oder leiden unerkannt unter Schilddrüsenunterfunktion.

Ein Mangel an Schilddrüsenhormonen bremst den Energiestoffwechsel aus. Das fühlt sich etwa so an, als würden Sie mit angezogener Handbremse Auto fahren. Und das bedeutet Gewichtszunahme, schnelles Frieren, Abgeschlagenheit, Gedächtnisschwäche, depressive Verstimmungen, Haarausfall, chronische Verstopfung und Flüssigkeitsansammlung im Körper. Alles sehr unangenehm.

Wichtige Schilddrüsenhormone

Falls Sie es ganz genau wissen wollen: In Ihrem Blut zeigt sich eine Schilddrüsenunterfunktion durch sehr niedrige T_3- und T_4-Werte. Um die Ursache der Unterfunktion näher zu bestimmen, prüfe ich oder prüft Ihr Arzt meistens noch weitere Schilddrüsenhormone. Außerdem wird die Schilddrüse selbst unter die Lupe genommen – und zwar mithilfe von Ultraschalluntersuchungen. Auf diese Weise lassen sich Vergrößerungen sehr schnell erkennen. Außerdem sogenannte Knoten, die nicht dorthin gehören und die oftmals sogar bösartig sind. In den Blutanalysen wird heute erstens der Gesamtspiegel der freien T_3- und T_4-Hormone ermittelt und zweitens der Spiegel der an Transportproteine gebundenen Hormone. Gut so: Früher wurden nur die freien Hormone gemessen. Weil die Konzentration dieser Hormone schon im Normalfall bei unter einem Prozent liegt, war diese Prozedur ziemlich anfällig für Fehler. Zusätzlich wird oft die Konzentration eines Enzyms bestimmt, das das Hormon T_4 in das aktivere T_3 umwandelt. Man nennt es fT_3. Je häufiger dieses Enzym vorhanden ist, je mehr biologisch wirksameres T_3 entsteht.

Der TSH-Wert

Um Schilddrüsenfunktionsstörungen aufzuspüren, wird häufig noch ein weiterer Wert gemessen: das Thyreoidea-stimulierende Hormon (TSH). Der TSH-Wert verändert sich meist schon bei kleineren Störungen der Schilddrüse. Abweichungen sind bereits erkennbar, wenn die Konzentration der eigentlichen Schilddrüsenhormone noch im normalen Bereich liegt. Klingt ganz einfach, ist es aber leider nicht: Medikamente oder von der Schilddrüse unabhängige Erkrankungen können diesen Wert ebenfalls verändern.

? SCHON GEWUSST?

Fünf Kilo Salat pro Tag!?

Jodmangel über eine ausgewogene Ernährung auszugleichen ist kaum möglich. Um genug Jod aufzunehmen, müssten Sie zum Beispiel jeden Tag sechs Kilogramm Käse essen oder fünf Fischmahlzeiten pro Woche. Glauben Sie nicht? Dann lesen Sie folgenden Überblick:
Sie brauchen jeden Tag 200 Mikrogramm Jod. Diese finden sich hier:

Lebensmittel	Normale Portion
Algen	4 g
Seelachs	48 g
Thunfisch	400 g
Kopfsalat	5 kg
Naturreis	10 kg
Rindersteak	20 kg
Kartoffeln	20 kg
Äpfel	10 kg

Vorsicht bei Hashimoto

Mögen Sie fünf Kilo Salat pro Tag nicht essen? Und können Sie sich nicht an Algen gewöhnen? (Ganz ehrlich? Die schmecken gar nicht schlecht … Fragen Sie mal im Sushi-Restaurant.) Dann gehen Sie am besten in die Apotheke und gönnen Sie sich Jod in Tablettenform. Oder noch besser, nehmen Sie ein Multimineralprodukt, das alle Spurenelemente einschließlich Jod enthält.

Prinzipiell können Sie dabei keinen Fehler machen. Falls der Körper tatsächlich mehr Jod bekommen sollte, als er braucht, scheidet er es ohne Probleme wieder aus. Achtung aber, wenn Sie jetzt schon Probleme mit der Schilddrüse haben: Es gibt eine recht weitverbreitete Schilddrüsenunterfunktion, die sich mit Jod nicht verträgt. Genannt Hashimoto-Thyreoiditis. Es ist eine Autoimmunerkrankung. T-Lymphozyten greifen versehentlich das Gewebe der Schilddrüse an. Das führt zu einer chronischen Schilddrüsenentzündung und zur Zerstörung des Schilddrüsengewebes. Natürlich kann eine so attackierte Schilddrüse nicht mehr die gewünschte Menge an Schilddrüsenhormonen herstellen. Zusätzlich eingenommenes Jod kann die Entzündung noch verstärken. Daher ist es sehr wichtig, zunächst eine umfangreiche Blutanalyse durchzuführen. Nur so können Sie gezielt Ihre leeren Speicher auffüllen und fügen sich nicht versehentlich mehr Schaden als Nutzen zu.

Sexhormone für alle

Verschieben wir unsere Aufmerksamkeit von der Schilddrüse zur Region unter der Gürtelschnalle. Das männliche Keimdrüsenhormon heißt Testosteron. Kennen Sie nur zu gut. Neben dem Wachstumshormon ist es der wichtigste Powerbooster: Macht Muskeln dick, steuert die Potenz, auch die mentale Potenz. Fehlt es, werden Sie lasch auf ganzer Linie. Das gilt für Männer und Frauen gleichermaßen.

Auch Progesteron, das Gelbkörperhormon und der Zyklustaktgeber der Frau, ist relevant für beide Geschlechter. Wirkt auf die Funktionen von Gehirn und Körper. Schauen wir uns deshalb beide an.

Ohne Testosteron läuft gar nichts

Testosteron gibt Power. Es treibt das Knochenmark zur vermehrten Produktion von roten Blutkörperchen an. Je mehr Erythrozyten im Blut, desto mehr Sauerstoff wird von der Lunge zu jeder einzelnen Zelle transportiert und dort zur Energieerzeugung genutzt. Und je mehr Sauerstoff, desto mehr Energie. Wussten Sie ja schon.

Testosteron verleiht generell Antrieb, Ausdauer und Lebenslust, bremst Bluthochdruck und stärkt das Immunsystem. Es steigert das sexuelle Verlangen, die Libido. Wer möchte da keinen gesunden Testosteronspiegel haben! Viel Testosteron kann zu dominantem und aggressivem Verhalten führen. Muss es aber nicht, denn dazu sind zusätzlich andere psychosoziale Faktoren von Bedeutung. Ein gutes Durchsetzungsvermögen haben Sie jedenfalls, ganz ohne Dominanz oder Aggression, wenn bei Ihnen genügend Testosteron durchs Blut fließt. Das gilt auch für Frauen! Und wichtig zu wissen:

> *Cortisol und Testosteron sind Gegenspieler. Das heißt: je mehr Stress, desto weniger Testosteron. Ein Teufelskreis.*

Testosteron kann noch mehr: Es wirkt anabol, es lässt Muskeln sprießen, bei Männern wie bei Frauen. Muskeln sind nicht nur gut für den Sport, sie regen auch den Stoffwechsel an. Das macht merklich schlanker und aktiver. Testosteron verstärkt sogar die Knorpel- und Knochenbildung. Das ist sensationell für alle, die von Arthrose geplagt werden, die häufig mit ihren schmerzenden und knirschenden Kniegelenken vor ratlosen Ärzten stehen. Hat Ihr Arzt schon einmal Ihren Testosteronspiegel gemessen?

Darum brauchen Sie Cholesterin!

Bei Männern wird Testosteron im Hoden produziert, Frauen erhalten ihres aus den Eierstöcken und der Nebennierenrinde, sie produzieren etwas weniger als Männer. Nun dürfen Sie staunen: Testosteron wird aus Cholesterin hergestellt! Cholesterin, auch Cholesterol genannt, ist ein sehr wichtiger Vitalstoff. Etwa 95 Prozent des Cholesterins ist in den Membranen der Körperzellen eingebaut, es erhöht deren Stabilität. Neben anderen Substanzen sorgt Cholesterin zusätzlich für den Transport von Stoffen in und aus der Zelle.

Cholesterin wird entweder direkt über die Nahrung aufgenommen oder in Leber und Darmschleimhaut hergestellt. Damit aus dem Cholesterin Testosteron entsteht, muss es seinen Weg in die Hoden und in die Eierstöcke finden. Nicht ganz einfach, denn Cholesterin ist in Wasser nicht löslich. Der Haupttransportweg des Körpers aber, das Blut, besteht größtenteils aus Wasser. Cholesterin wird daher in der Leber an ein wasserlösliches Protein (Lipoprotein) geklebt, gemeinsam können sie sich nun durch die Blutbahnen bewegen.

Nun gibt es aber nicht nur eine Art Lipoprotein, sondern verschiedene, sie unterscheiden sich hinsichtlich ihrer Dichte:

- VLDL (*Very Low Density Lipoprotein)* und
- LDL (*Low Density Lipoprotein).*

Im Hoden oder in den Eierstöcken angekommen, wird Cholesterin über verschiedene Wege und Zwischenschritte in Testosteron umgewandelt. Damit es anschließend durch das Blut zu den Zielzellen wandern kann, wird es wieder an ein Protein gebunden. In den Zielzellen wird es noch einmal strukturell verändert, erst dann ist es aktiv. Die aktive Form heißt Dehydrotestosteron.

Übrigens ist nicht nur genügend Cholesterin für eine gute Testosteronversorgung entscheidend, sondern auch ein erholsamer Schlaf. Der Grund: Die Produktion von Testosteron läuft dann auf Hochtouren, wenn Sie gar nichts tun. Gesunde Männer haben den höchsten Testosteronspiegel am Morgen. Langschläfer aber nicht! Nach acht Stunden Schlaf fällt die Testosteronproduktion stark ab. Warum das so ist, weiß man allerdings (noch) nicht.

Zu wenig Testosteron kann bei Männern zu Erektionsstörungen führen, bei Frauen wird es für die Entstehung von Osteoporose mitverantwortlich gemacht. Und auch bei Frauen hängt die Willenskraft ganz eng mit diesem Hormon zusammen.

Praktischer Tipp: Lassen Sie beim Hausarzt das freie Testosteron messen. Nur das zählt. Und wenn das Hormon arg tief liegt, dann heben Sie es bitte an. Es gibt viele Möglichkeiten. Nachweislich wirksam sind

- mehr Eiweiß,
- mehr Zink,
- 30 Minuten täglich laufen,
- nicht erschöpfendes Krafttraining,
- Meditation.

Wenn das allein nicht hilft, kann ein genau dosiertes Hormongel Wunder wirken. Lassen Sie doch mal messen und cremen Sie bei Bedarf ein wenig nach. Sie werden sich wundern …

Ganz einfach länger leben

Ach, übrigens: Dass ein niedriger Testosteronspiegel einen früheren Tod bedeutet, ist seit 2010 gesichert (*Eur Heart J* 2010). Und zwar auf Basis der seit zehn Jahren laufenden »Greifswalder Bevölkerungsstudie« (SHIP), für die sich rund 2000 Männer zwischen 20 und 79 Jahren auf den Prüfstand gestellt haben. Ergebnis: Bei 15 bis 20 Prozent der Probanden über 50 Jahre wurde ein erniedrigter Testosteronspiegel (unter 8,7 nmol/l) festgestellt. Und tatsächlich hatten diese Männer *eine doppelt so hohe Sterberate* verglichen mit den Männern, die einen normalen Hormonwert mitbrachten. Und woher kommt der frühe Tod? Auch dazu gibt es begründete Vermutungen. Männer mit vermindertem Testosteronspiegel litten öfter unter

- Übergewicht,
- Fettstoffwechselstörung,
- Fettleber,
- Bluthochdruck,
- Diabetes mellitus.

Und dass diese Zustände (ich nenne das bewusst nicht Krankheiten) die Lebensspanne nicht besonders fördern … ist uns allen klar. Fakt ist: Testosteron ist Ihr innerer Antrieb. Der Lebensmotor. Das »ich will« und »ich kann«.

Progesteron macht fruchtbar

Bei Frauen steuert Progesteron den Zyklus. Wichtig zu wissen: Bei hohem Stresspegel schneidet Cortisol die Produktion des Gelbkörperhormons einfach ab. Dann bleibt die Regel aus. Das Gleiche passiert bei übertrainierten Sportlerinnen. Der Körper pumpt alle Energie in die Muskeln.

Fokus! Macht Athletinnen im Wettkampf zwar besser. Hebelt aber die Fruchtbarkeit aus. Abgesehen von weiteren Nebenwirkungen auf die körperliche Gesundheit will das ja auch nicht jede.

Nein, kein Zucker!

Ja, ich weiß, es funktioniert ja: Wenn Sie sich vor einer Präsentation oder vor einem Hammerwurf Traubenzucker »einfahren«, dann fühlen Sie sich kurz mal fit. Traubenzucker als schneller Energiekick ist beliebt. Aber wirklich fit macht er nicht. Im Gegenteil. Langfristig macht Zucker Sie fix und fertig.

Obwohl Bücher mit Titeln wie *»Dumm wie Brot«* oder mein eigenes Büchlein *»Warum macht die Nudel dumm?«* sehr erfolgreich sind, hält sich das Märchen vom Gehirn, das unbedingt Zucker braucht, sehr, sehr hartnäckig. Weil die meisten Zuckerjunkies nur den Kick nach dem Zucker registrieren, nicht aber das Down nach dem Kick.

Dass es nach dem Zuckereinwurf zu einem Blutzuckergipfel kommt, der unmittelbar darauf abstürzt, das wissen Sie ja schon. Für den Energieverlust ist aber nicht nur der einknickende Blutzuckerspiegel verantwortlich, sondern wiederum ein Hormon. Und zwar das Wachhormon Orexin, das im Gehirn zusammengebaut wird. Genauer: im Kontrollzentrum für Körperaktivität, Nahrungsaufnahme, Körpertemperatur und Schlaf.

Ihr Blut mag keine Nudeln

Während Sie sich also noch über den kurzen Zuckerkick freuen, klingeln im Kontrollzentrum die Alarmglocken. Zuckeralarm! Sofort schüttet Ihr Kontrollzentrum weniger Orexin aus. Dann werden Sie müde. Richtig müde. So müde, dass dieses körperliche Down, verbunden mit geistiger Trägheit, in keinem Verhältnis zu dem kurzen Kick steht. Natürlich können Sie jetzt einen Espresso trinken. Oder zwei. Oder drei. Aber das führt nur zu bleischwerer Müdigkeit plus Herzrasen. Wollten Sie das? Eigentlich doch nicht, oder? Ich verrate Ihnen etwas: Der Steini in uns will das.

Unser Gehirn stammt aus der Steinzeit (Updates gibt es leider kaum ...). Und der Ich-will-Zucker-und-dann-aufs-Bärenfell-Mechanismus war in der Steinzeit durchaus sinnvoll: Ist der Steini-Körper mit

Energie versorgt, dann ist ein kleines Schläfchen genau das Richtige, um Kraft zu tanken für den nächsten Einsatz mit dem Speer oder der Beerensammeltasche. Brötchentüten gab es glücklicherweise noch nicht.

Kohlenhydrate: Braucht kein Mensch …

Sie kennen die Lieblingsspeisen in diesem schönen Lande:

- Brot, Kuchen, Torte. Sogar Vollkornbrot! Sogar Müsli!
- Pizza, Pasta, Burger. Auch Vollkornnudeln!

Macht alles fett. Ganz einfach. Vor allem das, was als besonders fein gilt. Weißbrot, Torte und so weiter. Da steckt der heute völlig überzüchtete Weizen drin, der so viel Gluten enthält, dass immer mehr Menschen kein Mehl mehr vertragen. Sie auch nicht mehr? Kleiner Trost: Statt ein bisschen krank sind Sie besonders gesund. Denn Ihre Glutenunverträglichkeit ist ein Zeichen dafür, dass Ihr Körper ganz gut weiß, was er lieber nicht haben will.

Heute wissen wir: Billiger Weizen und billiger Industriezucker wirken wie Gifte. Sie lösen Entzündungsreaktionen aus, bringen das Immunsystem durcheinander und verstopfen in ungünstiger Kombination mit Fett dann auch noch Ihre Arterien und Ihr Hirn – machen Sie also krank und blöd. Billiges Mehl und billiger Zucker machen Ihnen Magen und Darm kaputt, können Allergien auslösen oder Ihre Haut ruinieren (Stichworte Akne, Neurodermitis). Und wenn Sie Pech haben, bekommen Sie auch noch Autoimmunerkrankungen oder Krebs. Muss nicht passieren, kann aber.

Bleiben Sie lieber jung

Nudeln machen alt. Denn Sie sehen ganz besonders schnell ganz besonders alt aus, wenn Ihnen der entscheidende Jungbrunnen versandet. Weil Ihr überlasteter Körper nicht mehr hinterherkommt mit der Produktion des Wunderhormons HGH. Auch bekannt als Wachstumshormon. Somatotropin. Ein Peptidhormon (besteht also aus reinem Eiweiß), das unser Körperwachstum reguliert. Also haben wir in der

Die größten Kohlenhydratbomben:

Lebensmittel	Kohlenhydrate pro 100 g	Kohlenhydrate pro Portion
Weißbrot	48 g	22 g pro 45 g, 1 Scheibe
Roggenvollkornbrot	43 g	25,8 g pro 60 g, 1 Scheibe
Kaiserbrötchen	52 g	26 g pro 50 g, 1 Stück
Nudeln gekocht, Hartweizen	32 g	48 g pro 150 g, 1 Portion
Pizza	31 g	ca. 100 g pro 320 g, 1 Pizza
Vollmilchschokolade	60 g	12 g pro 20 g, 1 Rippe
Kuchen, Apfelstrudel	28 g	56 g pro 200 g, 1 Stück
Schokoladenkekse	54,2 g	27,1 g pro 50 g, 10 Stück
Nuss-Nougat-Creme	53 g	5,3 g pro 10 g, 1 TL
Bananen	21 g	21 g pro 100 g, eine reife kleine
Kartoffeln	15 g	45 g pro 300 g, 2 mittelgroße
Naturreis, gekocht	26 g	39 g pro 150 g, 1 Portion

Jugend sehr viel davon im Blut, später weniger. Nichts besonders Aufregendes? Doch, doch. Lesen Sie mal weiter:

- HGH lässt die Proteine wachsen, die Ihre Haut jung und schön machen. Deshalb spritzen die Kollegen in Palm Springs HGH. Resultat: Falten weg.
- HGH fördert das Wachstum von Knochen. Denn Ihre Knochen bestehen auch aus Eiweiß. Nicht nur aus Kalzium oder »Kalk«, auch wenn sie so aussehen. Deshalb ist HGH tatsächlich das stärkste bekannte Mittel gegen Osteoporose.
- HGH fördert das Wachstum von Muskeln. Das erklärt Ihnen, warum Sie sich vielleicht jahrelang im Fitnessstudio abmühen ohne sichtbaren Erfolg im Spiegel. Und Ihre Frau wunderbar definierte Bizepse hat, nur weil sie den Nachwuchs gelegentlich vom Klettergerüst pflückt. Solche Zusammenhänge messe ich ja täglich in meiner Praxis. Also: Wollen Sie Muskeln? HGH!

- HGH fördert das Wachstum in den Knorpelzellen. Wichtig zu wissen für alle, deren Gelenke immer dicker werden, immer mehr schmerzen. Arthrose müsste gar nicht sein! Sie könnten sich neuen Knorpel wachsen lassen mit genügend Wachstumshormon.
- Wachstumshormon fördert das Wachstum neuer Blutstammzellen. Heißt: mehr rotes Blut. Heißt praktisch: mehr Sauerstoff im ganzen Körper. Heißt: Der Mensch wacht auf. Mit mehr Sauerstoff sind Sie körperlich leistungsfähiger, können Sie klarer, wacher denken. Ein ganz simpler Zusammenhang.
- HGH stimuliert den Fettabbau. Eine der aufregendsten Wirkungen. Sie können tatsächlich Fett verbrennen, schlanker werden ohne jeden Sport. Ohne hungern. Einfach mit mehr von diesem Wunderhormon. Genau deshalb wird es ja in jeder Anti-Aging-Klinik, auch in Deutschland, gespritzt.

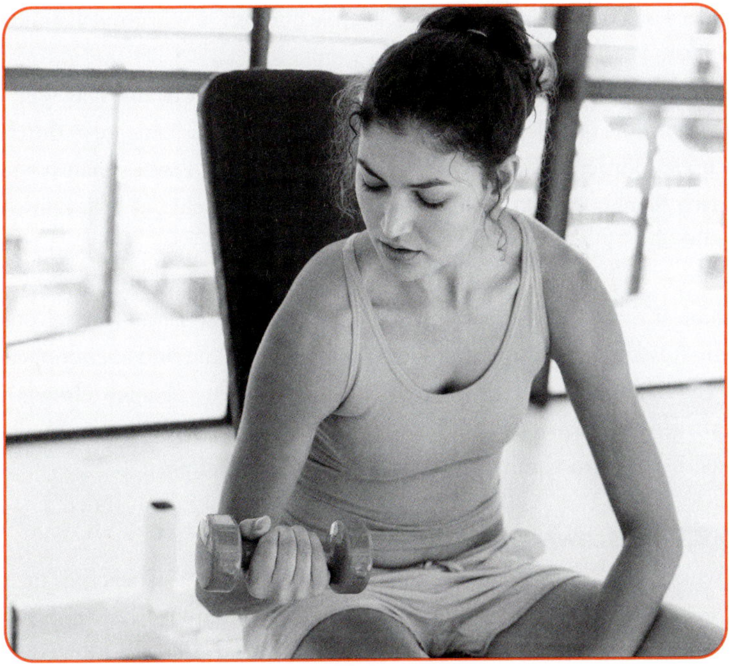

Starke Muskeln dank Kraftsport und HGH.

- HGH steigert Ihre Immunabwehr über die Stimulation der T-Lymphozyten und Makrophagen. Ist also, weitergedacht, ein entscheidendes Werkzeug gegen jede Infektion. Auch gegen Krebs.

HGH ist wahrhaft ein Wunderhormon. Und die zugegebenermaßen etwas reißerisch klingende Aussage »macht wieder jung« hat einen streng wissenschaftlichen Hintergrund. Was unweigerlich zu der Frage führt: Wie kommen Sie zu mehr HGH? Ohne Spritzen in Palm Springs? Antwort: Indem Sie im ersten Schritt alles aus Ihrer Speisekammer werfen, was Ihren Körper an der HGH-Produktion hindert. Und im zweiten Schritt das hineinstellen, was bei der HGH-Produktion hilft. Das heißt konkret:

- **Weniger Kohlenhydrate, mehr Eiweiß:** Erhöhter Blutzucker verhindert die Ausschüttung des Wunderhormons. In der Fachsprache Hyperglykämie. Hat jeder nach jeder Mahlzeit, ist ganz normal. Haben Sie aber nach Nudeln und Limo viel extremer als nach Salat mit Hühnchen oder Fisch oder Sojabratling. Zucker macht Ihren Jungbrunnen kaputt. Eiweiß lässt ihn sprudeln.
- **Weniger billige Fette, weniger Alkohol, mehr Eiweiß:** Das Wunderhormon HGH wird gedrosselt durch Hyperlipidämie, also durch zu viel Blutfett. Nach dem Essen. Nach zu fettem Essen genauso wie nach Alkohol steigen die Triglyceride massiv an. Macht uns ganz schnell ganz alt.

Billiger Zucker und billiges Fett im Blut drosseln also schon von sich aus die Ausschüttung unseres Jungbrunnenhormons. Sie sind aber doppelt gemein: Wenn Sie erst einmal durch Billigprodukte übergewichtig geworden sind, dann funktioniert der Jungbrunnen noch einmal schlechter. HGH wird nämlich zusätzlich gekillt durch Adipositas.

»Briefbeschwerer« braucht kein Mensch

Wussten Sie übrigens, dass schon der alte Nietzsche die Zuckerbomben *Bier* und *süße Mehlspeisen* für »Briefbeschwerer« unseres Geistes hielt? Falls Sie sich an Briefe und diese schweren Klötze erinnern, mit denen man versuchte, schlecht geschichtete Briefstapel in Ordnung zu halten … Haben wir heute ja nicht mehr. Mit »süßen Mehlspeisen« beschweren wir uns unnötigerweise aber noch immer. Warum eigentlich?

Wo wir schon bei Nietzsche sind: Er war es ja, der sich den »Übermenschen« herbeiträumte. Wenn ich heute davon spreche, dass wir mit perfekten Blutwerten zu »Siegern« werden können, habe ich etwas anderes im Sinn. Mir geht es darum, dass Sie lästige Gesundheitsprobleme endlich hinter sich lassen. Dabei möchte ich Sie unterstützen. Im nächsten Schritt machen Sie sich und mich glücklich, wenn Sie sich Flügel wachsen lassen: freier, glücklicher, leichter, beschwingter durchs Leben federn.

Dennoch: Wenn wir über Blut reden, stehen wir mit einem halben Fuß in der Politik. In der Geschichte. Nazizeit. Mit ihren menschenverachtenden Ideen rund um das Thema Blut. Man wollte »einen Ausweg aus dem heutigen Blutchaos« suchen, wollte einen neuen Staat »vom Gedanken Blut und Boden aus aufbauen« (Schury 2001, S. 94). Fantasierte, dass es höherwertigeres oder minderwertigeres Blut geben könnte, und verehrte die »Blutfahne«. Furchtbare Zeiten waren das. Der Satiriker Karl Kraus hatte das schon 1934 erkannt und sehr treffend formuliert:

> **»… dass aus der Verbindung von Blut und Erde höchstens Starrkrampf entsteht, aber kein Betrieb.«**
>
> KARL KRAUS, DIE FACKEL

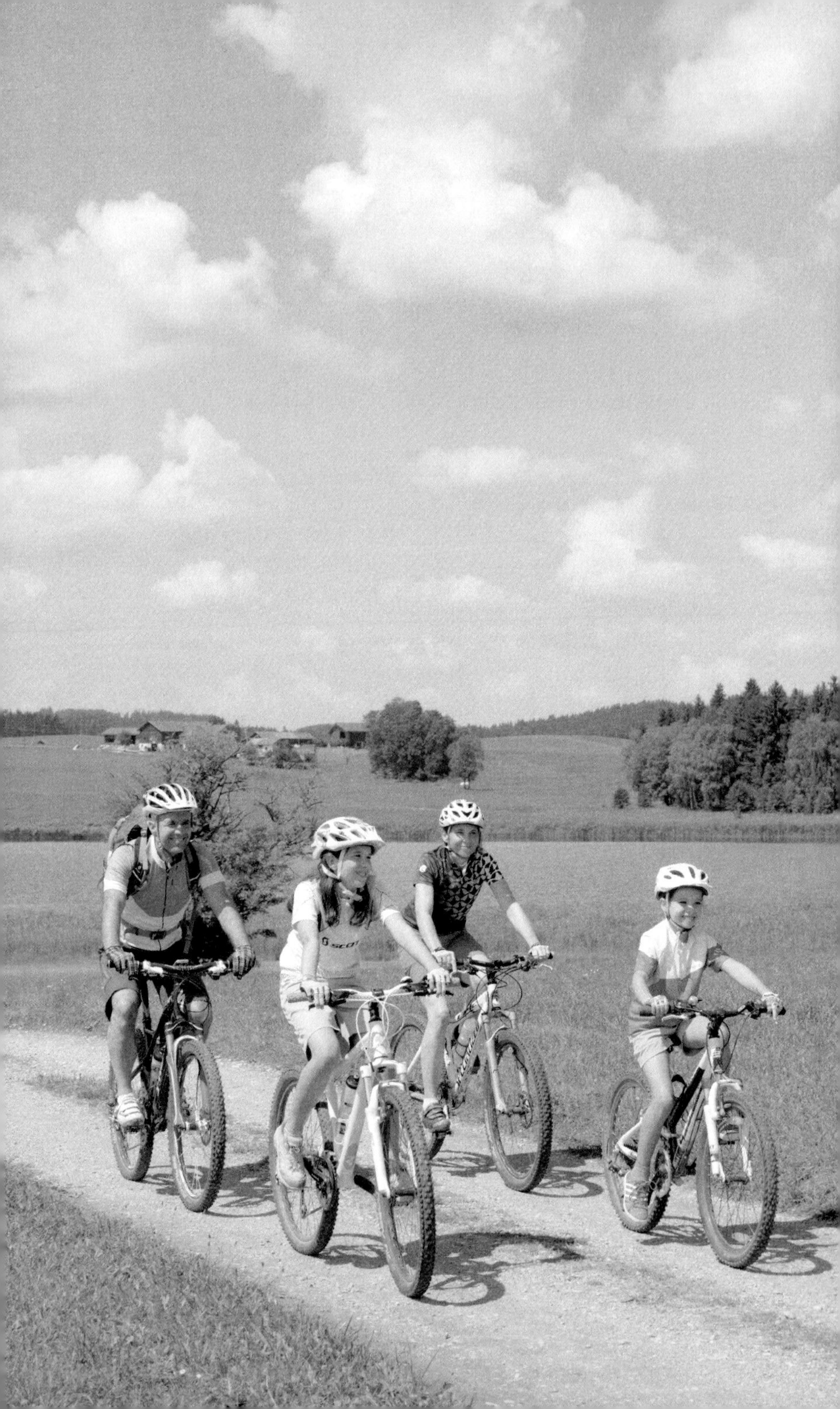

So geht natürliches Bluttuning

Wunder der Heilung passieren nicht zufällig. In den meisten Fällen stehen sie in direktem Zusammenhang mit Ihren Blutwerten. Liegen die im Keller, kommen Sie mit unfassbar schlechten Laufzeiten trotz harten Trainings zu mir. Mit nicht erklärbaren Gefühlen, ausgebrannt zu sein. Mit Adipositas, Diabetes, Neurodermitis, Krebs. Heben wir die Werte an, dann kommt das Wunder von allein. Was können Sie für beste Blutwerte tun? Eine ganze Menge. Ich nenne es Tuning. Und halte das für einen ganz natürlichen Weg.

Tuning statt Doping

Ich spreche vom *Tuning* Ihrer Blutwerte. Bewusst nicht von *Doping.* Das ist etwas ganz anderes. Doping arbeitet heimlich mit illegalen *Substanzen,* um Leistungssportlern einen Vorteil zu verschaffen. Auch bei »Eigenblutdoping«. Wenn Spitzensportler das betreiben, nehmen sie zwar keine illegalen Substanzen. Aber sie arbeiten mit illegalen *Methoden:* Sie pumpen ihr Blut mit zusätzlichen roten Blutkörperchen auf, damit sie im Wettkampf mehr Sauerstoff haben.

Etwa 1991 begann die Ära von EPO. Erythropoietin. Ein Hormon, gespritzt bis dahin nur Nierenkranken. Mit einer durch die kranke Niere bedingten Blutarmut. Einer Anämie. Also einem zu tiefen Hämoglobin. Wer das nimmt, bekommt mehr rotes Blut. Kein Wunder, dass Radrennfahrer – nur um ganz zufällig ein Beispiel zu nennen – plötzlich Ausdauer zeigten wie gut geölte Mopeds. Nicht zu stoppen. Im Jahr 2000 kam der Knick: Da gab es ein Nachweisverfahren für EPO, und damit kam das klassische Blutdoping zurück. Was aber tun, wenn man nicht dopen will? Weil man etwas hält von Fairness im Sport zum Beispiel?

Dann sollte man einmal beginnen, sich mit seinem Körper zu beschäftigen. Nicht nur wie ein Dumm-Deppel im Kreis herumzurennen (mancher nennt auch so etwas *Training*). Sondern seine Körperchemie zu studieren und zu verbessern. Genau das nenne ich Bluttuning. Genau deshalb kommen die Sportler auch zu mir. Jetzt die moralische Frage: Ist das denn fair? Ist das denn natürlich?

Ich finde: Ja. Klar. Das Wissen steht jedem zur Verfügung, der danach sucht. Die Mittel auch. Vitamine gibt es in jedem Supermarkt. Jeder kann sich für hochwertiges Eiweiß entscheiden und gegen die typische Bier-plus-Pizza-Plauze. *Faire* Bedingungen also. Für mich ist eine Ernährung, die meinem Körper genau das bringt, was er braucht, vollkommen *natürlich.* Auch wenn ich mit Kapseln nachhelfen muss.

Wenn Sie das aber einen Philosophen fragen, bekommen Sie eine ganz andere Antwort. Für einen solchen Denker gibt es nämlich gar keine klare Grenze zwischen *natürlich* und *künstlich.* Weil der Mensch immer schon ein Stück weit künstlich dahergekommen ist. Sprechen – und im nächsten Schritt auch ziemlich gut denken – können wir ja zum Beispiel nur, weil sich durch unseren Hang zum Kochen auf der Feuerstelle unser Kiefer verkleinert hatte. Damals. Und nördlich von Bielefeld wohnen wir überhaupt nur, weil wir uns die Sache mit dem Hüttenbau ausgedacht haben. Und so weiter. Lesen wir doch mal beim Sportphilosophen Arno Müller nach (Müller 2010, S. 120). Der schreibt:

> *Es ist »nicht möglich, von natürlichem Sport zu sprechen, da der Mensch (quasi von Natur aus) künstlich ist. Anders formuliert: Die Künstlichkeit ist die Natur des Menschen; es erscheint somit logisch unmöglich, etwas Natürliches aus etwas Künstlichem zu gestalten.«*

Kompliziert? Merken Sie sich einfach: Bluttuning ist nicht unnatürlich. Im Gegenteil: Für mich ist es der Rückweg zu dem, was ich mir als gesunden Urzustand des Menschen vorstelle. Den ich, weil sich das gerade eben noch wissenschaftlich greifen lässt, in der Steinzeit ansiedle. Die Stichworte *Steini* und *Paläo* finden Sie in so gut wie allen *Forever-young*-Büchern.

Gut. »Aber der Zugang zu den Blutwerten, den hat nicht jeder! Der kostet viel Geld!« – das sagen Sie mir jetzt? Das sei *nicht fair?* Ja. Das sehe ich ganz genauso. Das Gesundheitssystem in Deutschland ist nicht fair. Und auch nicht besonders intelligent. Weil es die Augen vor den Unsummen von Euros verschließt, die es sparen könnte, wenn es doch hin und wieder mal ein komplettes, ein richtiges Blutbild bezahlen würde. *Könnte* und *würde.* Seit Dekaden ist das so. Seit Dekaden schreibe ich dagegen an. Leider ändert sich kaum etwas.

Umso mehr bewundere ich die Lösungswege in Richtung Blutwerte, die Sie sich in Eigenregie ausdenken und im Forum unter www.strunz.com diskutieren. Bravo! Jeder konkrete Wert, den Sie in Händen halten, ist mehr wert als jede Stunde, die Sie (und Ihr Hausarzt mit Ihnen) mit sinnlosem Raten und Sorgen verbringen.

Eiweiß für den Tiger im Tank

Heute ernähren sich 7,75 Millionen Deutsche vegetarisch. Das sind knapp 10 Prozent der Bevölkerung. Ziemlich viel! Vor 30 Jahren lag die Zahl erst bei 0,6 Prozent. Parallel dazu gibt es rund 800 000 Veganer (das entspricht einem Prozent der Bevölkerung). Das sind also solche, die den Tieren gar nichts mehr wegnehmen wollen und deshalb auch auf alle Milchprodukte verzichten, auf Honig und so weiter.

Im Grunde sind das alles keine neuen Ideen: Die frühen »Lebensreformer« sind schon ab Mitte des 19. Jahrhunderts gegen die gesundheitsschädliche Verstädterung und Industrialisierung, gegen den Niedergang der Kultur und gegen die Entfremdung von der Natur ins Feld

? SCHON GEWUSST?

So viel Protein!

Die DGE rät zu 0,8 Gramm Eiweiß pro Tag pro Kilogramm Körpergewicht. Ich halte diesen Wert für zu niedrig. Weil ich ja sehe, wie Sie unterwegs sind, wenn Ihre Werte höher liegen. Und meine sowieso. Sind Sie ein Hochleister? Treiben also viel Sport, führen ein Unternehmen, haben (oder bekommen gerade) Kinder? Dann brauchen Sie jeden Tag mindestens zwei Gramm Aminos pro Kilogramm Körpergewicht.

__________ Körpergewicht in kg x 2 g Eiweiß

= __________ g Eiweiß pro Tag

gezogen. Haben nackt gebadet (Skandal!) und Rohkost geknabbert (daher der schöne Ausdruck »Kohlrabiapostel« für ihre Vordenker). Heute kommt noch eine Portion Konsumkritik dazu. Alles gut und richtig so. Habe ich gar nichts dagegen.

Aber dann messe ich Ihre Blutwerte. Und werde sehr nachdenklich. Und sage ganz offen: Die meisten Vegetarier und Veganer, die mich in meiner Praxis besuchen, quälen sich mit tiefen Löchern. Da fehlt fast immer B_{12}, und in den allermeisten Fällen sieht auch das Aminogramm tieftraurig aus. Damit will ich nicht sagen: Sie müssen alle Fleisch essen. Nein. Aber ich will sagen: Als Vegetarier und noch mehr als Veganer müssen Sie sehr, sehr genau aufpassen, dass Ihnen die Blutwerte nicht in den Keller rutschen. Es ist nämlich sehr aufwendig, diese Werte wieder nach oben zu bringen. Grundsätzlich sind gesunde Werte aber auch ohne Fleisch möglich, dazu später mehr.

Darum Fleisch

Tierisches Eiweiß ist aus einer rein naturwissenschaftlichen Perspektive qualitativ hochwertiger als pflanzliche Proteine, da es in seiner Zusammensetzung dem menschlichen Eiweiß ähnlicher ist. Die meisten Fleischarten enthalten die essenziellen Aminosäuren in ausreichender oder annähernd ausreichender Menge. Sie können mit hoher Effizienz in menschliche Eiweiße umgesetzt werden. Tierisches Eiweiß gilt daher als »vollwertig«, seine biologische Wertigkeit (BW oder Chemical Score, CS im Englischen) liegt zwischen 85 für Edamerkäse und 100 für ein Hühnerei.

Fleisch, Fisch und Käse sind schlicht und ergreifend gute Eiweißlieferanten. Sie enthalten zwischen 20 und 30 Gramm Protein pro 100 Gramm. Im Gegensatz zu Hülsenfrüchten sind sie arm an Kohlenhydraten, ein weiterer Pluspunkt. Und das viele Fett? Gut für Sie! Eine fettreiche Ernährung macht schlank und hält gesund. Das sind die neuesten Forschungsergebnisse – wenn Sie mehr darüber wissen wollen, schauen Sie doch mal nach in *»Warum macht die Nudel dumm?«*.

Aber aufpassen: Fleisch ist nicht gleich Fleisch. Es macht einen immensen Unterschied, ob Sie sich ein mit Antibiotika vollgepumptes und mit Fischmehl ernährtes Käfighuhn auf den Teller legen oder ob Sie sich für ein Hühnchen entscheiden, das sein Leben auf einem Biohof verbracht hat, das sich bewegen und echte Körner picken durfte. Ist natürlich teurer. Schmeckt aber völlig anders. Und sorgt in Ihrem Körper für entscheidend bessere Blutwerte. Das Gleiche gilt natürlich für Fleisch vom Rind oder vom Schwein. Jetzt denken Sie gleich: »Schön, wenn die Tiere vor der Schlachtung glücklich waren. Sie müssen aber doch sterben, und zwar wegen mir.« Vielleicht tröstet Sie aber folgender Gedanke:

> **»Nichts von dem, was wir tagtäglich zu uns nehmen, hat vorher in diesen Akt eingewilligt. Und wir dürfen sogar sicher sein: Nichts davon – kein Tier und keine Pflanze – hätte aus eigenen Stücken eingewilligt. (…) Ein echtes philosophisches Schweinedilemma. Vor allem, weil es ein Dilemma ist, das sich durch keinen noch so ethisch bewussten, nachhaltigen, ökologischen oder herkunftsbetonten Essenskonsum aus der Welt schaffen lässt.«**
>
> WOLFRAM EILENBERGER

Wenn Sie sich selbst etwas ganz besonders Gutes gönnen und auch noch ethisch ganz besonders korrekt leben möchten, dann denken Sie über Wild aus Ihrer Region nach. Ethisch korrekt, ja: Die meisten Wildtiere dürfen nicht bejagt werden, wenn sie Junge haben. Da es in Deutschland kaum noch Wölfe gibt, *müssen* Wildschweine, Rehe und Hirsche sogar bejagt werden. Sonst würden sie durch ihre natürliche Angewohnheit, junge Baumrinde in rauen Mengen abzuknabbern, unsere wertvollen Wälder zerstören.

Doch ganz gleich, ob Sie sich für Hühnerflügel oder für Rehkeule entscheiden, der Eiweißgehalt von Fleisch liegt immer ähnlich hoch:

Fleischart	Eiweiß pro 100 g	Eiweiß pro Portion	KH pro Portion
Hähnchenbrust	23,3 g	35 g pro 150 g, 1 Filet	0
Rinderfilet	20,8 g	25 g pro 120 g, 1 Filet	0
Schweineschnitzel	22 g	33 g pro 150 g, 1 Stück	0
Wildschweinkeule	19,4 g	31 g pro 160 g, 1 Portion	0
Rehkeule	21,3 g	32 g pro 150 g, 1 Portion	0
Lammfilet	20,5 g	37 g pro 180 g, 2 Filets	0
Hackfleisch (halb und halb)	18 g	27 g pro 150 g, 1 Teller	0
Schinken, geräuchert	26,6 g	8 g pro 30 g, 3 dünne Scheiben	0

Fisch als frische Alternative

Fisch ist Geschmackssache, ich weiß. Nicht jeder kann sich für die Konsistenz begeistern, den Geruch ertragen. Fakt aber ist: Fisch enthält zwischen 15 und 22 Gramm Eiweiß pro 100 Gramm. Zusätzlich ist er arm an Kohlenhydraten und sehr reich an Omega-3-Fettsäuren.

Fischart	Eiweiß pro 100 g	Eiweiß pro Portion	KH pro Portion
Forelle, frisch	13 g	45,5 g pro 350 g, 1 kleine	0
Forelle, geräuchert	21 g	16 g pro 75 g, 1 Filet	0
Lachs, frisch	15 g	30 g pro 200 g, 1 Steak	0
Lachs, geräuchert	28 g	21 g pro 75 g, 3 Scheiben	0
Zander	19 g	28,5 g pro 150 g, 1 Portion	0

Fisch ist eines der wertvollsten Lebensmittel, die wir haben. Wissen Sie. »Aber die leer gefischten Weltmeere, aber die versehentlich gefangenen Delfine, aber die langen Transportwege«, sorgen Sie sich? Stimmt ja auch alles. Sie fahren auf der richtigen Seite, wenn Sie statt tropischen Fisch eher solchen aus der Heimat wählen. Wenn Sie sich statt für Wildfang für solchen aus Aquakultur entscheiden. Gibt es sogar mit Ökosiegel. Vielleicht gibt es bei Ihnen in der Nähe sogar Forellenzüchter. Fragen Sie doch mal.

Alles Käse

Noch viel hochwertigere Eiweißbomben finden Sie im Kühlregal mit den Milchprodukten in der Abteilung Käse. Gouda und Emmentaler kommen auf 25 Gramm Eiweiß pro 100 Gramm. Das ist mehr, als Sie in vielen Fleischsorten finden. Käse enthält zudem wenig Dickmacher (Kohlenhydrate) und viele Schlankmacher (gute Fette – vor allem bei Biosorten; in Billigkäse steckt zu viel Omega-6).

Quark mit ca. 13 Gramm und Joghurt mit 4 Gramm pro 100-Gramm-Packung sind nicht ganz so eiweißreich wie Käse, aber zur kleinen Eiweißergänzung auch nicht zu unterschätzen.

Milchprodukt	Eiweiß pro 100 g	Eiweiß pro Portion	KH pro Portion
Milch, 3,5 % Fett	3,5 g	7 g auf 200 ml, 1 Glas	10 g auf 200 ml
Quark, 20 %	9,2 g	23 g auf 250 g, 1 kl. Becher	7 g auf 250 g
Naturjoghurt, 3,8 % Fett	3,3 g	5 g auf 150 g, 1 Becher	6 g auf 150 g
Gouda	23 g	7 g pro 30 g, 1 Scheibe	0
Emmentaler	30 g	9 g pro 30 g, 1 Scheibe	0
Brie	16,6 g	5 g pro 30 g, 1 Portion	0
Bergkäse	26,6 g	8 g pro 30 g, 1 Scheibe	0
Ziegenfrischkäse	10 g	3 g pro 30 g, 2 EL	1 g pro 30 g
Parmesan	32 g	3,2 g auf 10 g, 1 EL	0

Immer eine gute Idee: Ei!

Eier sind reich an Eiweiß und anderen wertvollen Stoffen. Ein mittelgroßes Ei enthält rund 8 Gramm Eiweiß. Auch wenn Ihr Hausarzt gebetsmühlenartig vor bösen Eiern warnt: Genießen Sie ruhigen Gewissens vier bis zehn davon jeden Tag. Ihr Cholesterinwert ist nicht ausschließlich abhängig davon, wie viele Eier Sie täglich suchen, sondern davon, wie viele Kohlenhydrate Sie Ihrem Körper zumuten. (Wenn Sie es genauer wissen wollen, lesen Sie doch mal *»Warum macht die Nudel dumm?«*.)

Eierspeise	Eiweiß pro 100 g	Eiweiß pro Portion	KH pro Portion
Gekochtes Ei	13 g	8 g, 1 mittelgroßes Ei (63 g)	0,5 g, 1 mittelgroßes Ei (63 g)
Spiegeleier	13 g	8 g, 1 mittelgroßes Ei (63 g)	0,5 g, 1 mittelgroßes Ei (63 g)
Omelett (2 Eier, 10 g Butter)	12,7 %	17,8 g pro 140 g, 1 Portion	1,2 g pro 140 g, 1 Portion

Achten Sie auf die Herkunft Ihrer Eier und vermeiden Sie Eier aus Legebatterien konventioneller Herstellung. Vielleicht gibt es in Ihrer Gegend einen kleinen Bauernhof, auf dem Hühner wieder frei herumlaufen dürfen und deren Eier im Hofladen verkauft werden. Und scheuen Sie sich nicht vor kleinen Eiern, sie sind besonders gut, da sie von jungen Hühnern stammen. Essen Sie einfach ein paar mehr.

Aminos aus Pflanzen

Eiweiß aus Pflanzen ist immer noch besser als überhaupt kein Eiweiß. Und so schlecht ist es ja auch gar nicht: Den pflanzlichen Eiweißen fehlen zwar Aminosäuren, die für den Menschen essenziell sind. Oder die sie in unzureichenden Mengen enthalten. Der Umbau von Proteinen aus einer Sojabratwurst in körpereigene Eiweiße läuft im Körper weniger effizient ab als der Umbau von Proteinen aus einer Schweinebratwurst. Daher wird ihre biologische Wertigkeit niedriger bemessen. Aber: Sojabohnen kommen immerhin noch auf eine biologische Wertigkeit von 86. Linsen dann nur noch auf 45.

Und noch ein »Aber«: Pflanzliche Lebensmittel unterscheiden sich in ihren Aminosäure-Zusammensetzungen. Bohnen haben zum Beispiel sehr wenig Methionin. Mais hat sehr, sehr viel Methionin. Dafür hat er nur wenig Lysin. Das aber steckt reichlich in Bohnen. Was für Sie heißt: Wenn Sie sich mit den Details befassen und Ihre Ernährung sehr klug kombinieren, kommen Sie um gefährliche Löcher im Aminogramm herum. Schauen wir uns die pflanzlichen Proteinlieferanten also näher an.

Soja: Sogar aus Bayern

Tofu und Seitan sind reich an pflanzlichen Eiweißen. Tofu wird aus Sojabohnen hergestellt, Seitan aus Weizeneiweiß (also Achtung: enthält Gluten). Der Proteingehalt dieser Produkte liegt durchschnittlich zwischen 15 und 22 Gramm pro 100 Gramm. Beide enthalten nur wenig Fett und auch nur wenige Carbs.

Wenn Sie darauf Wert legen, dass keine Pestizide in Ihrer Sojawurst stecken und außerdem keine veränderten Gene in Ihren Bohnen, dann

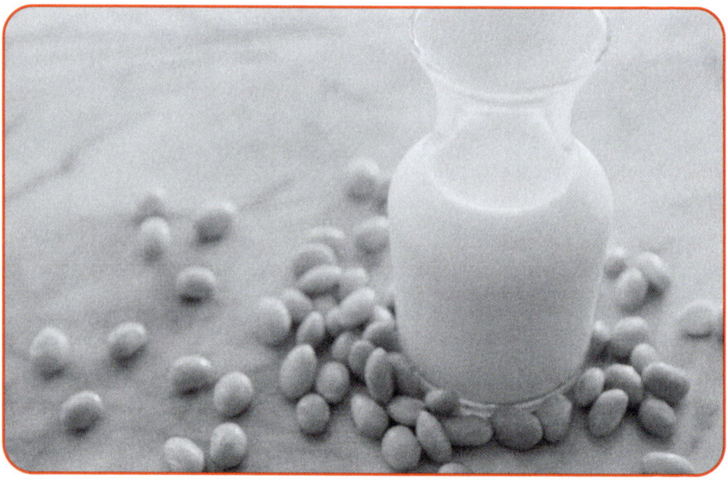

Sojaprodukte – gesunde Alternative zu tierischem Eiweiß.

suchen Sie die Packungen mit Bioaufkleber. In exotische Asia-Läden müssen Sie übrigens auch nicht mehr gehen, um derartige Proteinpakete zu kaufen: Soja wird heute sogar schon in Bayern angebaut. Und im ganz normalen Supermarkt verkauft.

Lebensmittel	Eiweiß pro 100 g	Eiweiß pro Portion	KH pro Portion
Tofu natur	16 g	16 g pro 100 g, ½ Stück	2 g pro 100 g, ½ Stück
Tofu-würstchen	21 g	26,5 g pro 125 g, 2 Würstchen	3 g pro 125 g, 2 Würstchen
Seitan	21,3	26,6 g pro 125 g, 1 Portion	5 g pro 125 g, 1 Portion

Eiweiß aus der Hülse

Hülsenfrüchte wie rote Linsen, Erbsen und Bohnen sind eine perfekte Alternative, wenn Sie einen Bogen um tierische Produkte machen wollen. Sie taugen aber nicht, wenn Sie sich außerdem einen Bogen um Kohlenhydrate verordnet haben. Denn Carbs stecken reichlich in den kleinen Proteinperlen. Vor allem Linsen lassen sich leicht und schnell zubereiten (nächtelange Einweichprozeduren können Sie hier vergessen). Sie enthalten sogar mehr Eiweiß als Gouda.

Hülsenfrucht	Eiweiß pro 100 g	Eiweiß pro Portion	KH pro Portion
Rote Linsen, getrocknet	25 g	10 g pro 40 g, 1 Portion	20 g pro 40 g, 1 Portion
Erbsen, frisch	6,8	10,2 g pro 150 g, 1 Portion	19,2 g pro 150 g, 1 Portion
Dicke weiße Bohnen	20 g	16 g pro 80 g, 1 Portion	30 g pro 80 g, 1 Portion
Kidneybohnen	5,6 g	7 g pro 125 g, 1 Portion	12 g pro 125 g, 1 Portion

Vital mit Nüssen

Dass Nüsse und Samen extrem viele wertvolle Vitalstoffe enthalten, wusste der Steini nicht. Hat es aber am eigenen Leibe gemerkt. Und hat deshalb fleißig harte Früchte gesammelt, geknackt, geknabbert. Heute finden wir in jedem Supermarkt viele unterschiedliche Sorten Nüsse. Wer Kohlenhydrate von seinem Speiseplan gestrichen hat, der kann mit der richtigen Auswahl auch hier jede Carb-Falle elegant umgehen.

Nuss- oder Samenart	Eiweiß pro 100 g	Eiweiß pro Portion	KH pro Portion
Mandeln, süß	20 g	5 g pro 25 g, 1 Handvoll	1 g pro 25 g, 1 Handvoll
Walnüsse	16 g	4 g pro 25 g, 1 Handvoll	3 g pro 25 g, 1 Handvoll
Cashewnüsse	4 g	1 g pro 25 g, 10 Stück	8 g pro 25 g, 10 Stück
Erdnüsse	12 g	3 g pro 25 g, 1 kl. Handvoll	2 g pro 25 g, 1 kl. Handvoll
Leinsamen	26 g	4 g pro 15 g, 1 EL	0
Sonnenblumenkerne	26 g	4 g pro 15 g, 1 EL	2 g pro 15 g, 1 EL
Sesamsamen	30 g	3 g pro 10 g, 1 EL	1 g pro 10 g, 1 EL

Vom Baum und aus dem Meer

In Afrika und Indien wächst ein Baum, der dort ganz zu Recht als *Wunderbaum* bezeichnet wird: *Moringa oleifera.* Seine Blätter sind geladen mit wertvollen Vitaminen und Antioxidantien. Und mehr noch: 100 Gramm getrocknete Blätter enthalten 27 Gramm Eiweiß! Diesen hohen Wert schafft sonst kaum eine Pflanze. Leider wächst der tropische Baum in unseren Breitengraden nur im Gewächshaus. Sie können das Wunder aber auch ausprobieren, wenn Sie sich *Moringa oleifera* als Pulver oder als Kapsel besorgen. Gibt es heute alles. Stichwort Internet.

Die Süßwasseralge *Chlorella vulgaris* ist Rekordhalter in Sachen Eiweißgehalt: In 100 Gramm der getrockneten Alge stecken 60 Gramm Eiweiß! Leider hilft Ihnen das aber nicht weiter – denn niemand bringt es fertig, 100 Gramm getrocknetes Algenpulver herunterzubringen. Realistisch sind vielleicht 2 Gramm. Als Nahrungsergänzung.

Alternative Zaubertrank

Der magische Zaubertrank … er existiert. Es gibt ihn. Manche von Ihnen nutzen ihn sogar bereits seit Jahren. Die Alternative, wenn Sie den Tiger im Tank wollen, mit dem Aminofüttern aber einfach nicht hinterherkommen. Geht mir ja auch so: Ich empfehle Ihnen pro Kilogramm Körpergewicht 1,5 bis 2 Gramm Eiweiß täglich. Bei einem Gewicht von 70 Kilogramm macht das 105 bis 140 Gramm Eiweiß pro Tag. Das sind:

- vier bis fünf Rinderfilets oder
- drei bis vier Schweineschnitzel bzw. Lachssteaks.
- Wahlweise können Sie auch drei Forellen,
- 10 bis 12 große und dicke Scheiben Edamerkäse
- oder fünf bis sieben Omeletts verspeisen.
- Natürlich können Sie auch kombinieren: Drei Omeletts mit zwei Rinderfilets erfüllen ebenfalls das Soll.

Schaffen Sie das? Wollen Sie das? Nein. Ich auch nicht. Deshalb der Zaubertrank. Der hochwertige Proteinshake. Oder die Aminoampullen. Die alle essenziellen und nicht essenziellen Aminosäuren in einer optimalen Zusammenstellung enthält. Ich spreche von »zaubern«, weil ein solcher »Trank« vieles auf einmal kann. Er ist

- **schnell:** Zubereitung und Verzehr können Sie aufwendig zelebrieren, Sie können Ihren Shake aber auch in wenigen Minuten schütteln und trinken. Die Ampulle sogar ohne schütteln sofort genießen.
- **sicher:** Bei einem hochwertigen Produkt können Sie sich darauf verlassen, dass alles drin ist, was Sie brauchen.

- **einfach:** Schütteln? Das kann jeder. Es ist auch denkbar einfach, sich die passenden Produkte zu besorgen. Gibt es praktisch an jeder Ecke – besonders hochwertige Shakes und Ampullen sind heute nur wenige Klicks entfernt. Tipps dazu in meinem Forum (www.strunz.com).
- **flexibel:** Genießen Sie Ihre Shakes oder Ampullen, wann und wo immer Sie wollen.
- **effektiv:** Mit einem guten Shake können Sie rund 30 Gramm Protein aufnehmen. Zwei Shakes täglich decken ca. die Hälfte oder zwei Drittel Ihres Bedarfs. Vier Ampullen liefern Ihnen das komplette Programm.

Glauben Sie nicht? Haben Wissenschaftler auch nicht geglaubt. Bis sie den Zaubertrank an Mäusen getestet haben. Und mit eigenen Augen gesehen haben, dass er bei Mäusen das Leben um 12 Prozent verlängert. Nach nur mehrmonatigem Trinken. 12 Prozent bedeutet 78 statt 70 Jahre. Bedeutet, 90 statt 80 Jahre alt zu werden. Einfach so. Ohne zusätzliche Anstrengung. Bestätigung für alle, die diesen Zaubertrank schon seit Jahren, seit Jahrzehnten zu sich nehmen.

Aber die Wissenschaftler der Universität Mailand haben noch genauer gemessen (*Cell Metabolism* 2010 Oct 6;12(4):362–72. doi: 10.1016/j.cmet.2010.08.016.), die Wirkung genauer erklärt. Interessiert Sie das auch?

- Offenbar vermehrt der Zaubertrank die Anzahl der Mitochondrien, der Kraftwerke in Herz- und Skelettmuskulatur. Macht uns also stärker.
- Er erhöht die Aktivität des Gens SIRT1, das sogenannte Langlebigkeitsgen, das freie Radikale im Körper wegfängt.
- Er erhöht die körperliche Ausdauer und steigert die Bewegungskoordination. Alles messbare Größen auch bei der Maus. Und höchst erwünscht auch bei jedem Sportler.

Aminos aus der Ampulle

Und was ist das für ein Zaubertrank, den die Mäuse bekommen haben? Eine Mischung von Aminosäuren. Nämlich Leucin, Isoleucin und Valin. Nennt man die verzweigtkettigen Aminosäuren. Auf Englisch die drei BCAA.

Drei geheimnisvolle essenzielle (also lebensnotwendige) Substanzen, die ich in Ihrem Blut routinemäßig seit 15 Jahren messe. Wahrscheinlich als einziger Arzt Deutschlands. Und Sie oft rüge ob Ihrer Nachlässigkeit. Wenn die Werte zu niedrig sind. Traurig im Keller. Und Sie lobe, wenn Sie's geschafft haben. Wenn die drei BCAA massiv angestiegen sind. Und Sie als Sportler jubeln. Und als Normalmensch immerhin bemerken:

»Mir geht's viel besser!«

Dahinter steckt wieder einmal das Wort Eiweiß. Aus meiner Sicht ist das eine späte Anerkennung. Nach 20 Jahren. Nun ja. Aber immerhin weiß ich jetzt wissenschaftlich genau, weshalb meine kleine Frau mein Herz so erfreut. Die trinkt täglich vier Ampullen. Also grammweise BCAA. Eine Grenze nach oben gibt es nicht.

Aber warum die Ampullen, fragen Sie? Riecht doch nach Pharma, oder? Nein: Eine proteinreiche Ernährung mit natürlichen Lebensmitteln reicht nicht aus, um tiefe Löcher zu stopfen. Aminosäureampullen mit einer extrahohen Konzentration an BCAA sind hier das beste Mittel. Wenn Sie es sich einfach machen, nehmen Sie sie so lange, bis Ihre Defizite verschwunden sind. Sie werden das Resultat deutlich spüren. Stichwort: leuchtende Augen. Stichwort: Energie.

Shake it!

In meinem Internetforum (www.strunz.com) wird äußerst lebhaft diskutiert über Eiweißshakes. Es hat sich eine verschworene Gemeinschaft gebildet, die es ausprobiert hat. Und weiterempfiehlt. Geben Sie das Stichwort »Geheimplan« ein – und wundern Sie sich nicht.

Hintergrund der erstaunlichen Geschichten, die Sie dort finden, ist wieder die Naturwissenschaft: Proteinpulver hat tatsächlich eine biologische Wertigkeit von mehr als 100, wenn es richtig gut ist. Einfach deshalb, weil die Hersteller verschiedene Eiweißpulver sehr effizient mischen. Dabei hat jede Art von Eiweiß ihre ganz speziellen Eigenschaften:

SCHON GEWUSST?

Magische Formel BCAA

BCAA ist die Abkürzung für **B**ranched **C**hain **A**mino **A**cids. Also verzweigtkettige Aminosäuren.

- Davon gibt's drei: Leucin, Isoleucin und Valin.
- BCAA mehren die Anzahl der Kraftwerke in Ihren Muskelzellen. Und zwar im Bein- genauso wie im Herzmuskel. Sie haben plötzlich mehr Kraft.
- BCAA stimulieren eine ganze Enzymklasse, die sogenannten Sirtuine. Wichtig, weil die bestimmte Gene und Proteine stumm schalten. Gene für Krebs oder Diabetes zum Beispiel. Stumm schalten auch Gene für neurogenerative Erkrankungen (z. B. Verblödung). Und ohne solche Krankheiten lebt man natürlich länger. Eine Hauptwirkung der BCAA.
- BCAA reduzieren die Produktion von ROS, also freie Radikale. Ein besonders wichtiger Punkt bei uns Sportlern. Denn Sport, vermehrter Sauerstoffdurchsatz ist zunächst tatsächlich gefährlich. Wegen der vermehrten freien Radikale. Und genau dagegen wirken die BCAA.
- BCAA verstärken unser Abwehrsystem gegen freie Radikale. Wirken also antioxidativ. Schützen unsere Zellen vor dem Untergang. Wieder so ein Grund, weshalb BCAA das Leben verlängern.

Die Power-Aminosäuren haben also eine starke Anti-Aging-, also lebensverlängernde Rolle. Und schenken – für Sportler besonders wichtig – mehr Kraft und mehr Ausdauer durch direkte Einwirkung auf die Muskelzelle. (Veröffentlicht in *Cell Metabolism* von Professor G. D'Antona et al., Universität Padua und Mailand.)

- *Molkeeiweißpulver* hat eine sehr hohe biologische Wertigkeit, der Darm nimmt es leicht auf.
- *Milcheiweißpulver* hat eine längere Resorptionszeit, das garantiert eine gute Aminosäureversorgung auch noch Stunden nach dem Verzehr.
- *Hühnereiweißpulver* ist sehr wertvoll, schmeckt allerdings etwas bitter.
- Durch das hochwertige pflanzliche *Sojaeiweißpulver* wird die Gesamteiweißmenge nochmals erhöht.

Haben Sie jetzt eine Idee, was Sie tun können, wenn Sie kein Fleisch essen wollen? Sie brauchen nur den Zaubertrank. Wann schalten Sie auf *Power* um? Glauben Sie mir, die meisten von Ihnen müssten dringend umschalten. Denn jeden Tag schreibe ich als Kommentar zu Ihren Laborbögen Zeilen wie diese:

> *»In Sachen Aminogramm bleibt noch viel zu tun. Denn Eiweiß ist nicht nur der Antrieb, die Glückshormone, sondern auch Ihr Immunsystem. Und das ist weiter belastet, kämpft. Erkennbar an den positiven Resttitern nach Mononukleose. Gegen den Kampf ist natürlich nichts einzuwenden, nur fehlt die hier verbrauchte Energie im Alltag. Man ist nicht so gut belastbar, eher reizbar etc. Sie bräuchten also ein noch stärkeres Immunsystem. Wie macht man das praktisch? Das besteht ausschließlich aus Eiweiß: Hier sind Sie immerhin auf dem Weg.«*

Fett macht blutjung

Glauben Sie nicht, oder? Wo Sie doch noch Ihr *Low-Fat*-Kochbuch im Schrank stehen haben. Können Sie heute getrost ins Altpapier stecken. Am besten jetzt gleich. Sie wollen doch jeden Tag *forever young* leben? Das heißt: Jeden Tag neue Zellen aufbauen, oder? Also brauchen Sie doch das passende Baumaterial für neue Zellen in Ihren Knochen, in Ihren Nervenbahnen, für neue High Performer in Form von roten Blutkörperchen, für neue Sicherheitskräfte in Form von weißen Blutkörperchen, für neue Zellen in Ihrer Haut, in Ihrem Darm. Nicht zu vergessen: Ihr Herz und Ihr Hirn! Ohne dass Sie es bewusst merken, baut Ihr Körper jeden Tag mehrere Hundert Millionen Zellen neu auf. Noch einmal:

Mehrere Hundert Millionen Zellen!

Natürlich nur, wenn Sie das richtige Baumaterial herbeischaffen. Und genug davon. Dieses Baumaterial heißt »Fettsäuren«. Davon gibt es verschiedene Sorten:

- gesättigte Fettsäuren,
- einfach ungesättigte Fettsäuren,
- mehrfach ungesättigte Fettsäuren.

Schlechte Fette gibt es nicht

Gesättigte Fettsäuren finden Sie im Fleisch, in Eiern, in Milch und Milchprodukten. Gelten seit 50 Jahren als gefährlich. Seit in der Framingham-Studie korreliert wurde: mehr schlechtes Fett – mehr Herzinfarkt, mehr verstopfte Adern, mehr Erblindung durch verschlossene Adern im Augenhintergrund. Alles sehr schlimm. Heute wissen wir: Obwohl Amerika weniger »schlechtes Fett« gegessen hat, gab es *mehr* Herzinfarkte als vorher. *Mehr* Übergewicht. *Mehr* Zivilisationskrankheit.

Der Grund: Es ist immer Unfug, nur einen einzigen Stoff an den Pranger zu stellen und diesen für alles verantwortlich zu machen, was da so auftaucht. So auch bei »gesättigten Fettsäuren«. Sie allein sind völlig harmlos. Wie sonst könnten die Massai in Afrika, die Eskimos im hohen Norden bei ihrem hohen Fleischkonsum so gesund bleiben?

Heute wissen wir: Nur bei uns sind gesättigte Fettsäuren schlechte Fettsäuren. Durch unseren unseligen Hang, mal eben zum Bäcker zu gehen. Zucker und Mehl. Die Entzündungsfaktoren im Blut produzieren. Die unsere Blutgefäße kaputt machen.

Wussten Sie das? Die Innenseite unserer Blutgefäße ist ständig entzündet. Rissig. In genau diesen Rissen lagert sich das schlechte Fett ab. Und genau das passiert nicht, wenn Sie ohne Entzündungsfaktoren im Blut munter durch die Gegend laufen und Ihr Fett einfach verbrennen. Dann ist für Sie die Frage nach »gesättigt« oder »ungesättigt« tatsächlich völlig egal. Also noch einmal:

Fett wirkt nur dann schlecht, wenn gleichzeitig Kohlenhydrate gegessen werden.

»Ungesättigt« für Hirn und Herz

Ungesättigte Fette gibt es in zwei Varianten: *Einfach ungesättigte* Fettsäuren sind zum Beispiel gut für Ihr Herz. Dazu gehört beispielsweise Palmitoleinsäure, die in Milchfett vorkommt, in Fischtran und in Pflanzenfett.

Mehrfach ungesättigte Fette sind für uns die besten. Dazu zählen zum Beispiel Alpha-Linolensäure (in Leinöl, Hanföl, Rapsöl, Sojaöl), außerdem noch etliche weitere Säuren, die hauptsächlich in Fischöl vorkommen.

Wichtig zu wissen: Etliche ungesättigte Fettsäuren sind für uns essenziell – als Vitalstoff im Essen also überlebenswichtig –, da wir sie nicht selbst herstellen können. Dazu zählen Fettsäuren, die, so erklärt das der Chemiker, Doppelbindungen an bestimmten Positionen tragen. Sie heißen Omega-n-Fettsäuren. Das »n« wird dann je nach Position der Doppelbindung durch Ziffern ersetzt. Für uns wichtig sind:

- **Omega-3:** Finden Sie in hochwertigen Milchprodukten und Fleischprodukten. Stichwort »Bio«. Weil die Tiere echtes Gras und Heu fressen durften. Statt Junkfood.
- **Omega-6:** Finden Sie in Junkfood. Und in Billigfleisch und Billigmilchprodukten, weil die Tiere nichts Besseres bekommen haben als Junk. Billiges Getreide, billiges Soja, was sie von Natur aus nicht vertragen. Plus Medikamente, damit sie es doch einigermaßen vertragen.

Die bekanntesten Omega-3-Fettsäuren sind die schon erwähnte, in Pflanzen vorkommende Alpha-Linolensäure (ALA), außerdem Eicosapentaensäure (EPA) und Docosahexaensäure (DHA) aus Algen und Fischen. Und wer mich kennt, der weiß: Fisch steht nicht auf der Liste meiner Lieblingsgerichte. Nirgendwo. Doch leider, leider brauchen wir Menschen vor allem EPA und DHA. Denn das sind die für uns biologisch aktiven Omega-3-Fettsäuren. Nur: Woher kriegen, wenn man keinen Fisch mag?

Ihr Körper verwandelt Fette

Tatsächlich kann unser Körper diese Stoffe über eine Reihe komplizierter Reaktionsschritte aus Alpha-Linolensäure selbst herstellen. Leider ist diese Prozedur nicht sehr effektiv: Die Umwandlungsrate liegt für EPA bei traurigen 5 Prozent und für DHA sogar nur bei noch traurigeren 0,5 Prozent.

Die Rate ist abhängig vom aufgenommenen Verhältnis zwischen Omega-6- zu Omega-3-Fettsäuren, da die beiden Fettsäuren von den gleichen Enzymen verstoffwechselt werden. Ist der Anteil an Omega-6 hoch, stürzen sich die Enzyme auf diese Fettsäuren und lassen die Omega-3-Variante Alpha-Linolensäure links liegen. Heißt praktisch: Aus Pflanzenölen kriegen Sie nie genügend Omega-3.

Schlecht für uns: Anstatt der wertvollen EPA und DHA entsteht dann vermehrt Arachidonsäure. In geringem Maße braucht der Körper zwar auch diese Fettsäure als Bestandteil der Zellmembranen. Aber: Liegt sie in zu großen Mengen vor, kann sie auch entzündungsfördernd wirken.

Erstrebenswert ist ein Verhältnis von Omega-6- zu Omega-3-Fettsäuren von 2:1 bis 5:1. Leider liegt das Verhältnis in den westlichen Industrienationen fast immer über 7:1 und nicht selten sogar zwischen 15:1 und 20:1. Viele unserer gängigen Lebensmittel haben einen ungesund hohen Anteil an Omega-6-Fettsäuren. Getreideprodukte weisen Verhältnisse von 10:1 auf. Das größte Problem versteckt sich aber in den gängigen Ölen und Fetten.

- So steckt in Sonnenblumenöl ein extrem ungesundes Verhältnis von 120:1.
- Viele Margarinesorten kommen mit 80:1 daher.
- Besser ist Rapsöl mit einem Verhältnis von 2:1.
- Perfekt ist Leinöl mit einem Verhältnis von 1:4!

Nachhilfe aus der Kapsel

Und hier die beste Idee, mit der Sie ohne Fisch auf dem Teller zu genügend Omega-3 kommen: Kapseln schlucken. Sollten Sie sowieso: Denn um zwischen 3 und 6 Gramm Omega-3 täglich zu genießen, müssten Sie eigentlich an sieben Tagen in der Woche

- ein Lachsfilet,
- ein bis zwei Forellen
- oder drei bis vier Heringsfilets

essen. Das ist aus zweierlei Gründen nicht realistisch: Einerseits weiß ich, dass ich mit meiner übersichtlichen Begeisterung für Fischmahlzeiten nicht alleine bin. (Allein schon der Geruch!) Andererseits sind die Weltmeere so überfischt, dass wir selbst mit Aquakulturen gar nicht genug Fisch für alle haben. Den Bedarf mit Fischöl zu decken ist daher nicht nur einfacher, es ist sogar ökologisch sinnvoller.

Omega-3 in Kapseln ist eigentlich ein aufgepepptes Abfallprodukt: Das Öl wird nämlich aus dem sogenannten »Beifang« und aus den Resten des verarbeiteten Fischs gewonnen. Vor dem Befüllen der Kapseln wird alles herausgefiltert, was nicht in die Kapsel soll. Zum Beispiel andere Fettsäuren und auch Schwermetalle. Je nach Produkt können Sie Ihre Omega-3-Versorgung also getrost mit zwei bis sechs Kapseln ergänzen, ohne jemals auf Ihrem Teller nach Gräten zu stochern.

Fisch	Anteil Omega-3 in 100 g	Anteil in Portion	als EPA und DHA verfügbar pro Portion
Fischöl-kapseln	ca. 21 g	0,62 g pro 3 g, 6 Kapseln	0,36 g EPA pro 3 g, 6 Kapseln 0,24 g DHA pro 3 g, 6 Kapseln
Krillöl-kapseln	ca. 21 g	0,62 g pro 3 g, 6 Kapseln	0,48 g EPA pro 3 g, 6 Kapseln 0,18 g DHA pro 3 g, 6 Kapseln
Omega-3-Kapseln, qualitativ hochwertig	ca. 50 g	0,79 g pro 1,5 g, 2 Kapseln	0,53 g EPA pro 1,5 g, 2 Kapseln 0,1 g DHA pro 1,5 g, 2 Kapseln

Omega für ein langes Leben!

Dass herzkranke Menschen länger leben, wenn sie Omega-3 im Blut haben, das wissen wir schon lange. Seit 2010 wissen wir auch endlich, warum das so ist. Es hat etwas mit den Telomeren zu tun. Sie erinnern sich: Das sind diese merkwürdigen Endzipfel an Ihren Chromosomen, die aus DNA und aus Proteinen bestehen. Und die im Laufe Ihres Lebens immer kürzer werden. Bis Sie dann tot umfallen. Wenn Sie nicht zwischendurch auf die Idee gekommen sind, diese Telomere einfach wieder länger zu machen. Was geht! Und zwar so:

- **Leichter werden:** Je höher der BMI, desto kürzer die Telomere. Wissen wir seit 2012. Heißt für Sie gegebenenfalls: Abnehmen.
- **Rauchfrei leben:** Nichtraucher haben lange Telomere, Raucher nicht. Wissen wir auch seit 2012. Also nicht rauchen. Wussten Sie ja schon.

- **Weniger Stress:** Auch Stress macht Telomere kürzer. Verkürzt also Ihr Leben. Weniger Stress ist also epigenetisch korrekt. Sagen Sie das mal Ihrem Chef (und auch Ihrem inneren Antreiber).
- **Laufen:** Läufer haben längere Telomere. Außerdem mehr Zellkraftwerke (Mitochondrien). Hält auch jung.
- **Und Omega-3!** In einer kalifornischen Studie wurde gezeigt, dass sich bei Menschen mit wenig Omega-3 die Telomere schneller verkürzen. Und diese deshalb schneller altern und sterben. Und sich bei der Patientengruppe mit dem höchsten Omega-3-Spiegel die Telomere langsamer verkürzen. Eine Vorstellung geben die Zahlen 13 zu 5. Wenn Sie es wissenschaftlich wollen: Im Laufe von fünf Jahren einerseits 0.13 *telomere-to-single-copy gene ratio units* (das sind die Schnell-Altwerder), andererseits 0.05 *telomere-to-single-copy gene ratio units.* Sie merken sich einfach einen Unterschied von fast zwei Dritteln. Ich auch. (Quelle: *JAMA* 2010, Jan 20;303)

Auch ich habe jahrzehntelang Omega-3 völlig unterschätzt. Wegen, Sie wissen schon, wegen dem Fisch dahinter. Heute weiß ich, dass Ihre Gesundheit auf drei Säulen steht: Eiweiß, Vitamine und Fette. Und Fette heißt für Sie: Omega-3.

Wie viel Fett ist gut fürs Blut?

Wie viel darf's denn sein, fragen Sie jetzt? Gute Frage. Erste Antwort: Die Empfehlungen der DGE liegen mal wieder zu niedrig. 1 bis 1,5 Gramm Omega-3 täglich sind zu wenig. Weil die entzündungshemmende Wirkung von Omega-3 erst ab 2,5 Gramm täglich startet (nachgewiesen 2012, siehe Brain, Behavior and Immunity, Vol. 26/6, Seiten 988–995).

Zweite Antwort: Nach einigen Tausend Messungen kann ich Ihnen verraten, dass die richtige Dosis zwischen 3 und 6 Gramm täglich liegt. Wertvolles Wissen. Wenn Sie Triathlon laufen oder Kinder kriegen, rate ich zu viel Omega-3. Sehr viel. Jeder Körper reagiert natürlich anders. Der eine kann Omega-3 hervorragend aufnehmen, ihm reichen schon die 3 Gramm. Der Stoffwechsel eines anderen verhält sich ganz anders, selbst ohne Sport und Schwangerschaft braucht er mindestens 6 Gramm. Um die optimale Menge feststellen zu können, führt kein Weg an einer Blutanalyse vorbei: Omega-3 kann man messen.

Wo steckt's denn nun drin?

Die gezielte Zufuhr von Omega-3-Fettsäuren hilft bei der Wiederherstellung eines gesunden Gleichgewichts. Besonders wertvoll sind die Fettsäuren aus Fisch, da sie bereits in den aktiven Formen EPA und DHA vorliegen. Aber auch Pflanzen versorgen uns mit dieser wertvollen Fettsäure.

Tierisch gute Fette

Fisch *kann* ja auch ganz gut schmecken. Will ich Ihnen ja gar nicht vermiesen. Daher hier ein Überblick, mit welchem Fisch Sie in Sachen Omega wie weit kommen:

Fisch	Anteil Omega-3 in 100 g	Anteil in Portion	als EPA und DHA verfügbar pro Portion
Lachs	2,6 g	5,2 g pro 200 g, 1 Filet	1,4 g EPA pro 200 g, 1 Filet, direkt 3,8 g DHA pro 200 g, 1 Filet, direkt
Forelle	0,6 g	2,2 g pro 350 g, 1 kleine	0,35 g EPA pro 350 g, 1 kleine, direkt 1,75 g DHA pro 350 g, 1 kleine, direkt
Sardinen	1,4 g	1,75 g pro 125 g, 1 Portion	0,75 g EPA pro 125 g, 1 Portion, direkt 1 g DHA pro 125 g, 1 Portion, direkt
Hering	1,9 g	2,85 pro 150 g, 2 Filets	1,05 g EPA pro 150 g, 2 Filets, direkt 1,8 g DHA pro 150 g, 2 Filets, direkt

Klar: Hochwertiger Fisch schmeckt nicht nur besser, er ist auch einfach gesünder. Gerade Fisch und Shrimps aus asiatischen Aquakulturen weisen teilweise sehr ungesunde Belastungen mit Antibiotika auf. Halten Sie lieber Ausschau nach zertifiziertem Biofisch.

Eier, Milch und Butter enthalten zwar auch Omega-3-Fettsäuren, allerdings in sehr geringen Mengen.

Agrarer-zeugnis	Anteil Omega-3 in 100 g	Anteil in Portion	als EPA und DHA verfügbar pro Portion
Eier	0,074 g	0,046 g pro 1 mittelgr. Ei (63 g)	EPA: 0,002 g umgewandelt EPA direkt: 0,0025 DHA:0,0002 g umgewandelt DHA direkt: 0,023*
Milch	0,035 g	0,07 g pro 200 ml, 1 Glas	EPA: 0,0035 g umgewandelt DHA:0,00035 g umgewandelt**
Butter	1 g	0,3 g pro Portion 30 g	EPA: 0,015 g umgewandelt DHA: 0,0015 g umgewandelt***

* *https://de.wikipedia.org/wiki/Hühnerei*
** *www.greenpeace.de/sites/www.greenpeace.de/files/greenpeace_mais_milch-studie_0.pdf*
*** *derstandard.at/1333528338599/Butter-im-Test-Biobutter-beinhaltet-mehr-Omega-3-Fettsaeuren*

Je mehr Gras und Heu die Kühe fressen dürfen, umso höher ist der Omega-3-Anteil. Konventionelle Milch von Kühen, die mit Mais und Kraftfutter gemästet werden, hat einen deutlich niedrigeren Anteil an Omega-3-Fettsäuren. Greifen Sie auch hier zum Bioprodukt, am besten aus Ihrer Region.

Alles im grünen Bereich

Omega-3 aus den pflanzlichen Lieferanten muss zwar zunächst in die biologisch aktiven Omega-3-Formen EPA und DHA umgewandelt werden, sie sind aber insgesamt nicht zu unterschätzen. Sie können das Omega-3 der Fischgerichte gut ergänzen.

Pflanzl. Quellen	Anteil Omega-3 in 100 g	Anteil in Portion	als EPA und DHA verfügbar pro Portion
Leinöl	55 g	5,5 g pro 10 g, 2 EL	ca. 0,275 g EPA und ca. 0,0275 g DHA umgewandelt pro 10 g, 2 EL
Leinsamen	20 g	5 g pro 25 g, 2 EL	ca. 0,25 g EPA und ca. 0,025 g DHA umgewandelt pro 25 g, 2 EL
Chiaöl	60 g	6 g pro 10 g, 2 EL	ca. 0,3 g EPA und ca. 0,03 g DHA umgewandelt pro 10 g, 2 EL
Chiasamen	18,5 g	3,7 g pro 20 g, 2 EL	ca. 0,185 g EPA und ca. 0,0185 g DHA umgewandelt pro 20 g, 2 EL
Hanföl	12 g	1,2 g pro 10 g, 2 EL	ca. 0,06 g EPA und ca. 0,006 g DHA umgewandelt pro 10 g, 2 EL
Hanfsamen	17 g	3,4 g pro 20 g, 2 EL	ca. 0,17 g EPA und ca. 0,017 g DHA umgewandelt pro 20 g, 2 EL

Am besten achten Sie bei den Ölen und Samen auf die Angaben auf der Flasche bzw. der Packung. Qualitativ hochwertige Produkte haben Etiketten mit genauen Auflistungen der unterschiedlichen Fettsäuremengen. Auch hier empfehle ich Ihnen Bioprodukte, die weniger mit Schadstoffen und Pestiziden belastet sind als Billigware.

? SCHON GEWUSST?

Kokos macht klug

Mit Kokosöl kommt Omega-3 besser im Hirn an. Warum man das weiß? Man hat alte Hunde genommen, die schon ein wenig blöde waren. Sie wollen das wissenschaftlicher lesen? Dann nehmen Sie »altersbedingte mentale Degeneration«. Man fütterte sie mit Kokosöl. Und siehe da: mehr Omega 3-Fettsäuren EPA und DHA in bestimmten Bereichen des Gehirns – und geistig wieder fitter.

Geheimtipp Vitamintuning

Haben Sie für viel bestes Eiweiß und wunderbare Fettsäuren gesorgt, kommt jetzt die Königsdisziplin: natürliches Bluttuning mit Vitaminen. Kennen Sie mein Büchlein *»Vitamine: Aus der Natur oder als Nahrungsergänzung – wie sie wirken, warum sie helfen«* (2013)? Darin können Sie alles ganz genau nachlesen, auch den großen Streit um die von der Zeitschrift *Spiegel* kolportierte »Vitaminlüge«.

»Aber ich esse doch frisches Obst ...«

Sie kennen das Bild: Hunderte von gleich großen, perfekt geformten Äpfeln, säuberlich gestapelt. Neben Tomaten, Pfirsichen, Melonen, Paprika. Sogar Erdbeeren und Weintrauben gibt es heute fast das ganze Jahr über zu kaufen. Wie passt das zusammen mit dem Vitaminproblem hierzulande?

- **Es fehlen die inneren Werte:** Dank der Zuchterfolge der letzten Jahrzehnte haben wir heute Obst und Gemüse, das in Sachen Schönheit absolute Spitzenwerte erreicht. Leider sind dabei die inneren Werte auf der Strecke geblieben. Vitamine stecken da nicht mehr viele drin.
- **Die Böden sind leer:** Unsere Landwirtschaft hat das Zusammenspiel von Saatgut, Düngung und Pestizidbehandlung perfektioniert und so ihre Erträge pro Hektar enorm gesteigert. Gut für den Umsatz, schlecht für die Qualität. Denn die Böden sind dadurch ausgelaugt und bringen nur noch qualitativ minderwertiges Obst und Gemüse hervor. Weil die Ausgangsstoffe für die Vitaminherstellung fehlen.
- **Warten macht arm:** Damit wir Tomaten, Äpfel und Zucchini während des gesamten Jahres kaufen können (und nicht nur zur typischen Erntezeit, so wie das früher einmal war), wird die Ernte in riesigen Kühlhallen gelagert. So sieht sie auch nach Monaten immer noch frisch

aus, ist es aber nicht. Weil die Vitamine längst zerfallen sind. Das Gleiche passiert auch auf den langen Transportwegen, den beispielsweise ein Apfel aus Neuseeland zurücklegt. Auch Fernreisen machen arm.

Kartoffeln aus der ökologischen Landwirtschaft schneiden besser ab als die perfekten Models aus der konventionellen Lebensmittelindustrie – das Gleiche gilt für Äpfel, Tomaten und alle anderen Sorten Obst und Gemüse. Das lässt sich per Messung beweisen und hat ganz einfache Gründe:

- **Andere Züchtungen:** Also Sorten, die vielleicht weniger schön aussehen, aber mehr gute Inhalte mitbringen.
- **Weniger Pestizide:** Weil Biopflanzen nicht von oben bis unten mit Schädlingsbekämpfungschemie eingesprüht werden, müssen sie noch selbst dagegen ankämpfen. Das stärkt das pflanzeneigene Immunsystem und lässt mehr wertvolle Nährstoffe entstehen.
- **Weniger Dünger:** So wachsen die Pflanzen langsamer und bleiben tendenziell kleiner. Das bringt eine höhere Konzentration an Vitalstoffen pro Gramm Kartoffel.

Für Sie heißt das: Mit hochwertigen Produkten aus biologischer Landwirtschaft kommen Sie schon mal weiter als mit den grasgrünen Plastikäpfeln aus dem frisch beleuchteten Kühlregal im Superdupermarkt. Für Ihr natürliches Bluttuning sind solche Äpfel naturgemäß nicht geeignet. Da brauchen Sie mehr. Und wie viel brauchen Sie wovon? Und wo bekommen Sie diese Vitalstoffe in der richtigen Bauweise und Dosis? Das verrate ich Ihnen jetzt. Von A bis D.

Vitamin A für Haut und Augen

Ihr Körper nimmt Vitamin A direkt aus tierischen Nahrungsmitteln auf. In Gemüse und Obst kommt es in den farbenfrohen Varianten daher: Carotinoide sind es, die unsere Äpfel und Paprika rot, gelb oder grün färben. 600 verschiedene gibt es, davon kann unser Körper etwa 50 weiterverarbeiten zu Vitamin A. Ist das geschafft, versendet er das fettlösliche Vitamin Richtung Leber. Da sitzt es dann drin, bis es gebraucht wird. Gerne auch mal zwei Jahre lang.

Im Blut selbst können wir Mediziner nur das Protein finden, das für das Vitamin A Taxi spielt. Es heißt Retinol-Bindungsprotein. Das allerdings sagt auch schon viel aus: Gibt es mehr Taxis als Vitamin A, liegt ein Mangel vor. Fahren weniger Taxis, als es Vitamine gibt, dann ist entweder alles in Ordnung. Oder Sie haben zu wenig Zink im Blut. Denn nur bei genug Zink können die Taxis montiert werden. Heißt für Sie: Bitte Karotten knabbern oder besser noch in den Mixer stecken und als Smoothie trinken. Plus Zink. Und außerdem plus Öl oder Butter. Weil wir das fettlösliche Vitamin eben nur dann aufnehmen können, wenn es sich mit Fett verbinden darf.

Warum Vitamin A?

- **Besser sehen:** Je besser Sie sich mit Vitamin A versorgen, desto besser funktionieren Ihre Augen. Das Vitamin sitzt nämlich in den Zellen, die Licht in Nervenimpulse umwandeln.
- **Besser aussehen:** Das Vitamin schützt vor Sonnenbrand (viel besser als die Chemiepampe, die wir »Sonnencreme« nennen). Sorgt für gesunde Haut und gesunde Schleimhäute.
- **Besser kein Krebs:** Vitamin A ist ein Antioxidans. Es kann freie Radikale abschalten, bevor sie Ihre Zellwände angreifen oder sogar Krebs aktivieren können.

So geht Vitamin-A-Tuning

Meiner Einschätzung nach brauchen Sie 3000 I.E. Vitamin A pro Tag, damit Ihre Blutwerte in Ordnung sind. Das heißt für Ihren Einkaufszettel:

	Menge	I.E. Vitamin A
Rinderleber	100 g	30 000
Lebertran	10 g	9000
Eier	Größe M	400
Cheddarkäse	30 g	340
Butter	10 g	200
Vollmilch	100 ml	100

Mit Vitamin B die Fresszellen füttern

Sie bilden eine ziemlich große Familie, die B-Vitamine. Vier davon werden meistens beim Kürzel genannt: Thiamin finden Sie auf der Liste Ihres Nahrungsergänzungsmittels als B_1, Riboflavin als B_2, Pyridoxin als B_6 und Cobalamin als B_{12}. Die anderen vier Familienmitglieder hören wir häufiger bei ihrem vollen Namen – was dazu führt, dass viele Verbraucher von ihrer Zugehörigkeit zur B-Familie gar nichts wissen. Es geht um Niacin, kurz B_3, Pantothensäure, kurz B_5, Biotin als Nummer B_7 und Folsäure als B_9. Warum ich Ihnen diese vielen Fachwörter aufschreibe? Weil es Ihnen besser geht, wenn Sie die ganze Sippe kennen. Denn was viele nicht wissen: Die B-Vitamine arbeiten extrem eng zusammen. Und Ihre Energie ist nur dann auf einem Toplevel, Ihre Nervenstränge sind nur dann ultrastabil und Ihre Zellen nur dann topfit, wenn alle B-Vitamine im Team sind. Alle.

Direkte Auswirkungen auf Ihr Blut hat dabei die Nummer drei – also Vitamin B_3. Ihre Fresszellen lieben Vitamin B_3. Das haben zwei Studien gezeigt. Wobei sich die eine einen winzig kleinen Etikettenschwindel erlaubt hat – aber zugunsten von B_3. Lesen Sie selbst:

Nikotinamid begeistert

Im Jahr 2012 war die Uni Münster einem Stoff auf der Spur, der resistente Krankenhauskeime abtötet. Sie kennen das Problem: Zunehmend finden sich in unseren Krankenhäusern Keime, gegen die keine Antibiotika mehr helfen. Patienten sterben daran. Wir hatten zuvor kein Gegenmittel.

Dieser Stoff stärkte sowohl bei lebenden Mäusen als auch im menschlichen Blut im Reagenzglas bestimmte weiße Blutkörperchen. Diese Blutkörperchen, genannt Neutrophile, »schütteten dadurch vermehrt antibakteriell wirkende Stoffe aus«, erklärt Prof. Nils Thoennissen. Gerichtet gerade gegen solche Bakterien, die zunehmend in antibiotikaresistenter Form auftreten.

Diese Studie hat mich doppelt begeistert. Erstens, weil man diesem Stoff überhaupt auf die Spur gekommen ist. Eine kleine Sensation. Und zweitens, weil die Forscher so geschickt waren, diesen Stoff *Nikotinamid* zu nennen. Klingt erhaben, oder? Dabei ist Nikotinamid nichts weiter als ein Amid des Vitamins B_3. Was klingt wie der Aufdruck auf einer Packung Säuglingsmilch. Wer Vitamin B_3 sagt, der hört: »Vitamine! Ich bitte Sie!« Erntet verständnisloses Stirnrunzeln, wenn er Glück hat. Oder Spott, wenn er Pech hat. Kaum verwendet er aber das Etikett Nikotinamid, wird es seriös. Da hört man zu.

Übrigens entspricht die eingesetzte Dosis etwa dem 300-Fachen der von der DGE empfohlenen Tageszufuhr. Jetzt auf einmal, unter dem Etikett Nikotinamid, wird so etwas als völlig selbstverständlich hingenommen. Ein Vitamin dagegen 300-fach überdosieren? Da wäre der Teufel los. Sie sehen: Wie so häufig kommt es auf das Etikett an. Es erinnert mich an »frisches Geld« oder »Rettungsschirm«.

B_3 macht die Security stark

In der Universität Hannover kümmert sich Professor Karl Welte um unser Immunsystem. Das ja mithilfe von Fresszellen im Blut Bakterien bekämpft. Und damit über Leben und Tod entscheidet. Und da gibt es Menschen, die viel zu wenige Fresszellen haben. Weil zum Beispiel die Chemotherapie die guten Fresszellen kaputt gemacht hat. Diese Patienten müssen dann den speziellen Wachstumsfaktor G-CFS täglich unter die Haut spritzen, damit sich trotz der Chemo genügend Stammzellen zu Fresszellen entwickeln.

Von Professor Welte wissen wir aber: Es geht auch anders. Das Amid von Vitamin B_3 hat über einen komplizierten Mechanismus exakt den gleichen Effekt. Produziert die gewünschten Fresszellen, stößt die Zelle an, den Wachstumsfaktor selbst zu produzieren. Nicht nur bei Chemopatienten, auch bei Ihnen, sagt Welte: »Bei Gesunden konnten wir nach der Einnahme von Vitamin B_3 am nächsten Tag vermehrt Fresszellen im Blut feststellen.«

Vitamin B_3 also. Und wie viel? Laut Bundesinstitut für Risikobewertung (BfR) genügen 17 Milligramm. Das sei normal. Mehr dürfen wir nicht tun für unser Immunsystem. Wir Deutschen werden ja auch im Schnitt nur 3,5-mal pro Jahr grippekrank. Ich finde das nicht normal.

Sie etwa? Die EU gesteht als sicheren Bereich die 56-fache Menge zu. Nämlich 900 Milligramm. Für ein schlagkräftiges Immunsystem. Das, finde ich, klingt schon besser.

Was kann B_3?

- **Bessere Laune:** Vitamin B_3 brauchen Sie für die Produktion von Serotonin, das wichtig ist für innere Ruhe. Und für Melatonin, das Ihnen guten Schlaf schenkt. Haben Sie zu wenig davon, sind sie »hibbelig« und schlecht gelaunt.
- **Bessere Blutfettwerte:** Erstaunlicherweise hat Vitamin B_3 einen Effekt auf Ihre Cholesterinwerte. Es senkt das »schlechte« LDL um fast ein Viertel ab und hebt dafür das »gute« HDL um ein Drittel an. Bietet also Schutz vor Herzinfarkt.
- **Bessere Security:** Über einen ausgeklügelten Mechanismus unterstützt Vitamin B_3 die Fresszellen, die gegen Bakterien zu Felde ziehen. Je fitter die Fresszellen, desto gesünder sind Sie!

So geht Vitamin-B_3-Tuning

Die offiziell empfohlenen Werte für Deutschland, Österreich und die Schweiz liegen zwischen 13 und 17 Milligramm Vitamin B_3 täglich. Wie so oft empfehle ich mehr vom Guten: 50 bis 200 Milligramm. Diese bekommen Sie so:

	Menge	mg Vitamin B_3
Kalbsleber	100 g	14
Erdnüsse	100 g	14
Thunfisch	100 g	10,5
Hühnerbrust	100 g	10,5

350 Gramm Kalbsleber oder 500 Gramm Thunfisch möchte oder kann man realistischerweise nicht jeden Tag essen. Also gilt auch hier: Mit einer Kapsel wird vieles einfacher. Es ist ohnehin sinnvoll, nicht einzelne

B-Vitamine zu supplementieren, sondern mit sinnvoll komponierten Komplexen zu arbeiten. Sie erinnern sich: Die B-Vitamine sind ein starkes Team. Und sie sind nur zusammen stark.

Leistungsbringer Folsäure

Ja, auch Folsäure ist ein essenzielles B-Vitamin. Fehlt bei Ihnen meistens. Jedenfalls bei 95 Prozent Ihrer Landsleute hier. Die meisten Symptome finden Sie daher normal: etwas schlapp, hin und wieder starkes Herzklopfen, im Alter verkalkte Arterien und sanfte Verblödung. »Das ist der normale Lauf der Dinge«, denken Sie da vielleicht. Ich denke an Folsäuremangel.

Warum nur ist dieses B so wichtig? Folsäure macht Erythrozyten reif. Fehlt Folsäure, wird es auch knapp mit den roten Blutkörperchen. Selbst dann, wenn Sie genügend Eisen haben. Bei einem Mangel an Erythrozyten werden die Organe nur schlecht mit Sauerstoff versorgt, besonders die Muskulatur. Das macht müde, und das lässt Ihr Herz heftig klopfen.

Im Blutserum finden die Labormediziner meistens zwischen 5 und 20 Mikrogramm Folsäure pro Liter. Als gesund betrachte ich Werte zwischen 15 und 25 µg/l. Sie können 12 bis 15 Milligramm speichern, das entspricht ungefähr einem Vorrat für drei bis vier Monate. Klug gemacht von Ihrem Körper, doch leider finde ich bei Ihnen niemals gefüllte Speicher. Schlecht für Ihre Leistungsfähigkeit. Besonders schlecht bei Schwangeren.

Neuraldefekte bei Neugeborenen sind die bekannteste Auswirkung eines Folsäuremangels. Heißt: offener Rücken. Hasenscharte. Warum gleich so schlimm? Folsäure ist eine Vorstufe eines sehr wichtigen Coenzyms: Tetrahydrofolsäure (THF). Es aktiviert Stoffverbindungen für die Vervielfältigung der DNA und liefert Methylgruppen. Mich wundert es nicht, wenn sich diese Methylgruppen auch an die DNA anhängen können und damit zu wichtigen Genschaltern werden. Wissenschaftliche Veröffentlichungen sind mir hierzu noch nicht begegnet, die Epigenetik ist nun einmal ein noch sehr junges Forschungsfeld.

Besser untersucht sind die Zusammenhänge zwischen Folsäuremangel, Arteriosklerose und Demenz: 2007 erschien die FACIT-Studie, durchgeführt mit 818 Frauen und Männern im Alter zwischen 50 und 70 Jahren. Ein Teil der Gruppe erhielt über drei Jahre 800 Mikrogramm Folsäure pro Tag. Ihre kognitiven Leistungen waren danach signifikant besser.

Warum? Eine hohe Konzentration der Aminosäure Homocystein führt zu Schäden an den Blutgefäßen, macht Ihre Gelenke kaputt und Ihr Hirn. Das Coenzym THF, das aus Folsäure entsteht, wandelt Homocystein wieder in die essenzielle Aminosäure Methionin um und macht es damit unschädlich!

Die USA und Kanada haben längst auf dieses Wissen reagiert: Hier wird per Gesetz Folsäure unter das Mehl gemischt. Da der Großteil der Menschen regelmäßig Brot, Pasta oder Pizza verspeist, ist der Folsäuremangel stark rückläufig. Selbst schwerwiegende Neuraldefekte bei Neugeborenen haben sich drastisch reduziert. Obwohl Experten des Robert-Koch-Instituts eine gesetzliche Folsäurezugabe befürworten, ist in Deutschland noch nichts geschehen. Lediglich Schwangeren oder Frauen mit Kinderwunsch wird Folsäure in einem Vitamin-B-Mix von ihren Frauenärzten routinemäßig verschrieben.

Auch die Schweiz ist einen Schritt weiter als wir. Die »Stiftung Folsäure Offensive Schweiz« klärt seit dem Jahr 2000 die Bevölkerung auf. Fast zwei Drittel aller Schweizer kennen nun die Folsäureproblematik, und sie können selbstbestimmt handeln. In Schweizer Supermärkten gibt es schon rund 300 mit Folsäure angereicherte Produkte. Sie tragen das »Folsäure-Lebensvitamin«-Logo, damit die Kunden sie leicht erkennen können.

Bei uns müssen Sie leider noch Listen lesen. Bitte schön:

Besonders folsäurehaltige Lebensmittel	Folsäuregehalt pro 100 g	Folsäuregehalt pro Portion
Rinderleber	600 µg	600 µg pro 100 g, 1 Portion
Linsen	170 µg	100 µg pro 60 g, 1 Portion
Blattspinat	145 µg	290 µg pro 200 g, 1 Portion
Mungobohnen	140 µg	84 µg pro 60 g, 1 Portion

Besonders folsäurehaltige Lebensmittel	Folsäuregehalt pro 100 g	Folsäuregehalt pro Portion
Spargel	110 µg	275 µg pro 250 g, 1 Portion
Rote Bete	92 µg	115 µg pro 125 g, 1 Portion
Wirsing	90 µg	180 µg pro 200 g, 1 Portion
Brokkoli	90 µg	180 µg pro 200 g, 1 Portion
Weichkäse	80 µg	80 µg pro 100 g, 1 Portion
Sauerkirschen, frisch	75 µg	75 µg pro 100 g, 1 Portion
Grünkohl	60 µg	120 µg pro 200 g, 1 Portion

Quelle: www.womenshealth.de

Selbst wenn Sie sich bewusst von vielen folsäurereichen Lebensmitteln ernähren, werden Sie wahrscheinlich Ihren Bedarf nicht decken können. Finden Sie Ihren Folsäurewert unbedingt in einer Blutanalyse heraus und ergänzen Sie mit einem Vitaminpräparat wenn nötig. Natürlich ist eine weitere Blutanalyse nach ca. sechs Monaten nötig, um die ideale Einnahmemenge zu bestimmen.

Vitamin C für starke Abwehr

Sie kennen mich. Sie wissen: Ich bin ein großer Fan von Vitamin C. Wofür ich regelmäßig ein wenig belächelt werde. Vitamin C? Das gibt es doch so billig im Supermarkt. Das steckt doch in jedem durchschnittlichen Orangensaft. Und das soll etwas Besonderes sein?

Ja, das ist es. Es ist zum Beispiel in der Lage, im Team mit Vitamin E freie Radikale abzufangen. Vitamin C bewacht dabei den wässrigen Zwischenraum zwischen den Zellen. Vitamin E arbeitet in den Zellmembranen. Sobald ein Vitamin-C-Molekül sich im Kampf mit einem freien Radikal verausgabt hat, kann es sich mithilfe von Vitamin E wieder anschalten. Umgekehrt macht das Vitamin E es genauso.

Für Sportler interessant: Sobald Vitamin C ins Spiel kommt, können Sie fünfmal so viel Eisen aus der Nahrung verwerten. Fünfmal so viel!

Effektiv gegen Krebs

Und für mich am erstaunlichsten: Vitamin C wirkt außerordentlich effektiv gegen Krebs. Es ist tatsächlich in der Lage, Krebszellen gezielt abzutöten, gesunde Zellen aber in Ruhe zu lassen. Chemo kann das so nicht. Diese Wunder geschehen natürlich nicht mit ein bisschen Vitamin-C-Pulver aus der Supermarktdose. Sondern mit Vitamin C per Infusion. Ein Drama, dass das in vielen Kliniken noch immer nicht bekannt ist. Vitamin C wird nicht ernst genommen. Leider.

Ja, so viel!

Gleichzeitig aber kursieren immer wieder Merkwürdigkeiten über die richtige Dosis von Vitamin C. Daher hole ich an dieser Stelle etwas weiter aus.

- Vor einigen Jahrzehnten wurden 75 Milligramm empfohlen.
- Das stieg dann zunächst auf 100 Milligramm, dann weiter auf 125 Milligramm an.
- Heute empfehlen die WHO sowie diverse nationale Ernährungsgesellschaften zwischen 150 und 300 Milligramm Vitamin C täglich. Tendenz steigend.

Ich halte diese Zahlen für lächerlich niedrig. Warum?

Bereits 1949 hatte der Biochemiker Professor G. H. Bourne nachgewiesen, dass jeder Gorilla täglich etwa 5000 Milligramm Vitamin C verputzt. Und dass diese Menge auch von unseren Vorfahren vor der Einführung von Ackerbau und Viehzucht gegessen wurde. In grünen Pflanzen. Und noch früher in rohem Fleisch. Also 5 Gramm.

Tiere haben's besser

Professor Dr. Chatterjee zeigte 1975, dass Tiere wie Hund, Kuh, Ziege, Katze und Kaninchen Vitamin C selbst herstellen können. Im Dünndarm. Jeden Tag. Umgerechnet auf 70 Kilogramm Körpergewicht eine Menge von 10 000 Milligramm Vitamin C. Also 10 Gramm. Jeden Tag.

Leider kommt Otto Normalverbraucher mit seiner »gesunden Mischkost« nur auf knapp 60 Milligramm pro Tag. Dass er damit keine großen Sprünge machen kann, ist sonnenklar.

Superheld Vitamin C

- **Besser schnupfenfrei:** Vitamin C drückt Ihre Erkältungssymptome sofort weg, wenn Sie früh und hoch dosiert gegensteuern. Mit 5 bis 10 Gramm täglich. (Ja, so viel!)
- **Bessere Herzgesundheit:** Mit einem hohen Vitamin-C-Gehalt im Blut plus Vitamin E sinkt das Risiko für Herzinfarkt. Das Gleiche gilt für die Kombination Vitamin C und Betacarotin. Wussten Sie nicht? Wissen viele nicht! Leider.
- **Besser sehen und denken:** Hoch dosiertes Vitamin C plus E senkt das Risiko, im Alter dement zu werden. Vitamin C vermindert auch die Linsentrübung im Alter (»Grauer Star«), und zwar wiederum in Kombination mit Vitamin E und Betacarotin.

So geht Vitamin-C-Tuning

Ich bin völlig angstfrei, wenn es um hohe Dosierungen von Vitamin C geht. Was der Körper nicht braucht, geht mit dem Urin nach draußen. Meine Empfehlung liegt zwischen 3000 und 5000 Milligramm pro Tag. Das bekommen Sie so:

	Menge	mg Vitamin C
Papaya	1 mittelgroße	195
Brokkoli	100 g	115
Orange	1 mittelgroße	70
Grüne Paprika	1 mittelgroße	65

Schaffen Sie zehn Papayas pro Tag? Nein? Ich auch nicht. Also doch die Kapsel. Bei hohem Bedarf Infusion.

Vitamin D wird weit unterschätzt

Das Sonnenvitamin. Kennen Sie. Wenn die Sonne ausreichend scheint (was hierzulande Jahr für Jahr nicht der Fall ist) und Sie sich oft genug in die Sonne trauen (auch mal ohne dicke weiße Chemiepampe auf jedem Quadratzentimeter Haut, was hierzulande leider nicht mehr üblich ist), dann kann Ihr Körper Vitamin D wunderbar selbst produzieren. Nur dann. Das heißt hierzulande: Er kann es regelmäßig nicht. Vitamin-D-Mangel ist deshalb Standard. Mindestens drei Viertel von Ihnen haben zu wenig.

Ganz schlecht. Weil: Haben Sie zu wenig Vitamin D, dann bekommen Sie schneller Krebs, zum Beispiel im Darm, zum Beispiel auch in der Prostata. Sie haben schneller mit Osteoporose zu tun. Und bei Vitamin-D-Mangel können Ihnen sogar die Muskeln und Gelenke wehtun. Sogar Diabetes Typ I tritt weniger auf, wenn genug Vitamin D da. Und bei Typ II verbessert das Vitamin die Glukosetoleranz.

Die Blamage des Jahrhunderts

Sie sind *live* dabei: In diesem Jahr erleben wir es besonders drastisch, wie falsch eine offizielle Dosisempfehlung liegen kann. Völlig daneben. Wir erleben aber auch, dass diejenigen, die sich zuerst verrechnet hatten, ihren Irrtum zugeben. Das kommt in der Medizin eher selten vor. Aber Schritt für Schritt:

- **Schritt 1:** Das Institute of Medicine (IOM) generiert Empfehlungen. Die fließen dann in die Recommended Dietary Allowance (RDA), also die empfohlene Tagesdosis, ein. Die soll den korrekten Blutwert bei 97,5 Prozent aller gesunden Individuen erreichen. Die RDA für Vitamin D ist auf dieser Basis **600 I.E.** Gilt für die USA und Kanada.

- **Schritt 2:** Im Oktober 2014 nehmen sich zwei Forscher aus Kanada die Berechnungen des IOM zur Brust. Die beruhen auf zehn Studien. Die zwei jungen Forscher beweisen nun, dass die statistische Auswertung schlicht und einfach falsch war. Und kommen zu dem Ergebnis: **8895 I.E. Vitamin D.** Das ist mehr als zehnmal mehr. Ups …

- **Schritt 3:** Im März 2015 folgt die Antwort des IOM. Das sich sehr präzise mit den Vorwürfen auseinandersetzt. Und tatsächlich zum

Schluss kommt, sie hätten sich geirrt. In Wahrheit sollte jeder Mensch so etwa **7000 I.E. Vitamin D** täglich zu sich nehmen.

Vitamin D kann noch mehr

- **Bessere Knochen:** Weil Vitamin D wichtig ist für den Kalziumstoffwechsel, sorgt es für starke Knochen.

- **Besserer Schutz für Asthmatiker:** Wer Asthma hat, fängt sich besonders leicht Erkältungen ein. Vitamin D stärkt die Abwehr.

- **Besser ohne Krebs:** Vitamin D kann tief in die Krebszellen eindringen und sie umprogrammieren auf gesund. Vitamin A kann das auch.

So geht Vitamin-D-Tuning

Einfacher geht es nicht: Ärmel hochkrempeln und in die Sonne gehen. Bleiben Sie nur zehn Minuten draußen, schon haben Sie 10 000 I.E. getankt.

Wahlweise können Sie auch Lachs essen (100 Gramm enthalten 16 Mikrogramm Vitamin D). Oder Kapseln nehmen. Was neben dem Sonnenbad am schnellsten zum Ziel führt. Meine Empfehlung liegt übrigens bei 2000 bis 8000 I.E. pro Tag.

Eine Spur besser

Eiweiß, Fette, Vitamine – wenn Sie hier im grünen Bereich angekommen sind, gratuliere ich Ihnen herzlich. Es geht aber noch eine Spur besser: mit den richtigen Mineralien und Spurenelementen in Ihrem Blut. Ohne die geht es nicht. Zu den essenziellen Mineralstoffen zählen zum Beispiel Magnesium, Kalzium, Kalium, Phosphor, Natrium. Dann gibt es Stoffe, die noch viel kleiner sind, die nur 0,01 Prozent Ihres Körpergewichts ausmachen. Das sind die Spurenelemente: Selen, Zink, Eisen, Jod, Fluor, Chrom, Kupfer, Mangan, Molybdän, Bor und Vanadium. In diesem Kapitel werden wir uns nur einige wenige Stoffe anschauen. Genau die, die Sie eine Spur besser machen. Ach was: die Ihnen Flügel verleihen. Und die ich auf Ihrem Laborbogen zum Beispiel so kommentiere:

> *»Bei den Spurenelementen vergleichsweise vorzügliche Verhältnisse. Das haben Sie hervorragend hinbekommen. Freilich ein bisschen überhöht Natrium. Bitte weniger salzen. Und immer noch knapp Magnesium, das Salz der inneren Ruhe. Der Verbrauch dürfte eben erheblich sein. Kenne ich. Fast gut inzwischen Zink. Nehmen Sie ja jetzt regelmäßig. Sollte also klappen.*
> *Ausdrückliches Lob für genügend Muskelsalz Kalium, das verbesserte Knochensalz Kalzium, das verbesserte Eisen, das verbesserte Lithium (antidepressiv), für den Energieträger Phosphor, die zwei Leistungsmineralien Mangan und Chrom.«*

Woher die Elemente kommen

Ich hole aus: Pflanzen produzieren Vitamine aus den anorganischen Stoffen, die sie sich aus der Erde ziehen, außerdem mit Sonnenlicht und Kohlendioxid. In ihren Stoffwechselabläufen verwenden sie auch

Mineralstoffe, die für uns Menschen wertvoll sind. Mehr noch: die wir lebenswichtig brauchen.

Kommen diese Stoffe allerdings in zu geringen Mengen in den Böden vor, so mangelt es auch den Pflanzen daran. In Deutschland der Normalfall. In unseren Böden fehlt Selen. In unserem Wasser fehlt Lithium. Woher soll denn das Zink kommen? Genug Phosphor für Ihre Energie? Selbst an Magnesium mangelt es Ihnen im Normalfall. Denn zur Deckung des Tagesbedarfs müssten Sie heute

- 45 Äpfel,
- 60 Hühnereier,
- 11 Bananen oder
- 140 Gramm Mandeln essen.

Geht nicht. Geht ganz einfach nicht. Also machen Sie es sich leichter. Tunen Sie ein bisschen.

Magnesium: Salz der inneren Ruhe

Magnesium macht Sie widerstandsfähiger gegen Stress als jeder andere Vitalstoff und wirkt schneller als jede Entspannungsübung auf der Bettkante. Deshalb spreche ich vom »Salz der inneren Ruhe«. Es bringt Ihr hochtourig laufendes Nervensystem in kurzer Zeit zur Ruhe. Es bastelt aus Ihren angegriffenen Nerven wieder belastungsfähige Drahtseile. Über 300 Funktionen des Energie-, Eiweiß- und Fettstoffwechsels sind magnesiumabhängig.

Je mehr Sie von diesem Powermineral haben, desto besser funktionieren Ihre inneren Kraftwerke, die Mitochondrien. Sie werden ruhig und energiegeladen. Gleichzeitig. Denn Magnesium reguliert die Erregbarkeit der Zellmembranen, was eine wichtige Rolle bei der Erregbarkeit der Muskel- und Nervenzellen spielt. Müdigkeit und Leistungsschwäche verschwinden. Die Muskeln werden entspannt, die Gefäße weiten sich, der Blutdruck normalisiert sich, das Herz schlägt in einem gesunden Rhythmus, Sie schlafen besser ein.

Wichtig: Je mehr Stress Sie haben, desto mehr Magnesium will Ihr Körper. Stress frisst Magnesium und führt dazu, dass Sie mehr davon ausscheiden. Das fehlt Ihnen dann für wichtige Enzyme. Und dann leiden Sie. Kämpfen mit

- Kopfschmerzen oder noch schlimmer: Migräne,
- Schlaflosigkeit und innerer Unruhe,
- Muskelverspannungen,
- hohem Blutdruck,
- Herzrhythmusstörungen und Herzrasen,
- depressiver Verstimmung,
- chronischem Müdigkeitssyndrom
- und sogar Tinnitus.

Leider sind die Blutwerte der Deutschen jämmerlich. Sie liegen im unteren Drittel. Dafür gibt es viele Gründe:

- Magnesium ist im Boden verarmt. Und der magnesiumarme Boden sorgt für einen niedrigen Gehalt in Obst und Gemüse.
- Magnesium steckt in Hülsenfrüchten, Sojabohnen und Blattgemüse. Und das essen Sie natürlich nicht jeden Tag im Büro und unterwegs. Genau! Das ist unser Problem.
- Und das Gläschen Alkohol am Abend? In Nullkommanichts scheiden Sie mit der Aufnahme von Alkohol 50 Milligramm Magnesium über die Nieren aus.
- Phosphathaltige Softdrinks und Cola vermindern die Magnesiumaufnahme erheblich. Deswegen sind so viele Menschen zappelig und entnervt: Mangel durch Phosphat.

Hilft gegen Migräne

Menschen mit Migräne haben viel zu wenig Magnesium in den Zellen. Hunderte von Studien haben das mittlerweile nachgewiesen. Auch im Gehirn und in den Muskeln ist dann zu wenig Magnesium. Betrifft 8,8 Millionen Deutsche!

Die entleerten, unterversorgten Zellen der Migränepatienten saugen das Magnesium auf wie ein trockener Schwamm. In Studien wurde nachgewiesen, dass zusätzliches, hoch dosiertes Magnesium, über mehrere Monate eingenommen, die Migräneattacken deutlich verringert. Und zwar sowohl in ihrer Heftigkeit als auch in ihrer Anzahl. Übrigens: Schon 1930 bekamen Migränepatienten Magnesium gespritzt. Und waren geheilt.

Für mehr Ausdauer

Magnesium wird bei der Energieproduktion in den Zellkraftwerken gebraucht. Je mehr Magnesium Sie dort zur Verfügung haben, umso leichter laufen Ihre Mitochondrien. Die Energieproduktion in Muskeln und Herz kommt durch Magnesium überhaupt erst auf Hochtouren.

Leistungssportler wissen das: Ohne zusätzliches Magnesium wird kein Wettkampf gewonnen. Ohne Magnesium ist der beste Sportler nichts. Denn mit niedrigen Magnesiumwerten ist Ausdauer nicht zu trainieren. Gleichzeitig brauchen Sportler ganz besonders viel davon: Der hochaktive Stoffwechsel fordert Magnesium. Nicht zuletzt verliert der Körper Magnesium, wenn er schwitzt. Beim Training sind Verluste von 150 Milligramm pro Tag ganz normal.

Auch am Schreibtisch

Ihr auf Hochleistung getrimmtes Gehirn verbraucht bis zu 30 Prozent Ihrer gesamten Körperenergie. Und das, obwohl das Gehirn an sich schon durchschnittlich zehnmal mehr Energie produziert als andere Gewebe. Das heißt: Mit mehr Magnesium denken Sie leichter, schneller, besser. Fühlen sich dabei aber nicht gestresst. Füllen Sie also auf und werden Sie – souverän.

Wie viel hilft viel?

400 Milligramm Magnesium sollten Sie sich jeden Tag gönnen. Falls Sie sich gesund – also wirklich gesund – ernähren, bekommen Sie diese Mengen auch. Theoretisch. Doch leider nimmt der Körper nur 20 bis 50 Prozent davon auf. Um das Ganze zu verdeutlichen:

- 0,5–0,75 mmol/l: In den Zellen herrscht akuter Magnesiumnotstand. Typisch: Migräneattacken, Überreiztheit, Müdigkeit, Tinnitus bis zum Hörsturz, später Herz-Kreislauf-Erkrankungen.

- 0,75–0,90 mmol/l: Unteres Drittel der Norm. Magnesiummangel in den Zellen. Sie fühlen sich schlapp, sind stressanfällig und wenig leistungsfähig.
- 0,9–1,1 mmol/l: Ideal. Die Zelldepots sind gefüllt.

Das heißt für Ihr Bluttuning: Sie brauchen einen Spiegel über 0,9 mmol/l. Den erreichen Sie mit 300 bis 400 Milligramm zusätzlichem Magnesium pro Tag. Und zwar über mehrere Monate. Achten Sie auf eine gute Qualität des Magnesiumpräparats. Magnesiumcitrat ist der Stoff der Wahl, denn der wird vom Körper am besten aufgenommen.

Wie Sie das am einfachsten schaffen? Lösen Sie 400 Milligramm Magnesium in einem Liter Wasser auf und trinken Sie schluckweise über den Tag verteilt. So verbessern Sie die Aufnahme und produzieren keinen teuren Urin, denn ein Zuviel an Magnesium wird sofort wieder über die Nieren ausgeschieden.

Zink heißt Lebensfreude

Ein Wort, ein einziges Wort kann sehr wohl Ihr Leben verändern. Bei mir war es das Wörtchen »si«, gesprochen im Standesamt von Sirmione. Am Gardasee. Bei Ihnen könnte es – heute! – das Wörtchen »Zink« sein. Kennen Sie. Ein Spurenelement. Einer von 47 Stoffen, die Sie unbedingt tagtäglich essen müssen. Um die Überschrift dieser kleinen Story zu verstehen.

Zink ist nämlich der Stoff, der aus Tryptophan erst wirklich Serotonin herstellt. Erinnern Sie sich? Serotonin nennt man das Glückshormon. Eine grobe Beschreibung. Serotonin gibt innerlichen Abstand zu den Problemen des Tages, macht Sie souverän, schenkt Ihnen leises Glück. Nicht das rauschhafte der Endorphine. Andersherum: Haben Sie zu wenig Serotonin im Gehirn, werden Sie depressiv. Genau auf diesen Mechanismus zielen die bekannten Psychopharmaka. Die Antidepressiva.

Serotonin also. Entsteht aus der Aminosäure Tryptophan. Also aus Eiweiß. Aber eben nur dann, wenn Sie genügend Zink im Körper haben.

Schnupfen killt Zink (und umgekehrt)

Jetzt kommt's: Haben Sie nicht. Haben Sie in aller Regel nicht. Woher ich das weiß? Weil ich es täglich messe. Zehntausende von Ihnen bereits erwischt habe mit viel zu tiefem Zinkspiegel. Dafür können Sie nichts. Zink wird ständig dann massiv verbraucht, wenn Sie mit einem Virus kämpfen. Und das tun Sie sehr häufig, ob Sie das merken oder nicht. Das sind Entdeckungen in meinem Fach, der Molekularmedizin, die mir Freude machen: Ich kann meinen sehr hohen Zinkspiegel in drei Tagen auf praktisch null bringen durch einen kleinen Schnupfen. Und dann wird man eben ein bisschen schlechter gelaunt. Ist nicht mehr so gut drauf. Hat weniger vom Glückshormon Serotonin im Gehirn.

Zink also. Der entscheidende Stoff auch dann, wenn es um die Herstellung des aktiven, des freien Testosterons in Ihrem Körper geht. Testosteron. Der innere Antrieb. Ein Stoff, der den inneren Schweinehund (soll ich heute joggen?) mit Leichtigkeit besiegt. Ein Hormon, das Sie auch abends voll innerer Energie die Akten aufarbeiten lässt. Ein Hormon, das ich mit Durchsetzungskraft übersetze.

Die Quelle heißt NEM

Können Sie in Ihrem Körper eben nur dann genügend bilden, wenn Sie ausreichend Zink gegessen haben. Halt: Gegessen? An diese Märchen glaube ich schon lange nicht mehr. Seit der US-Senat bereits 1936 veröffentlicht hat (Dokument Nr. 264), dass in den USA geernteter Weizen, Obst und Gemüse solche Mineralien, solche Spurenelemente praktisch nicht mehr enthalten. Dass diese drei genannten Nahrungsmittel oft nicht mehr wert seien, Lebensmittel genannt zu werden. Und das bereits 1936.

Seither kenne ich das Geheimnis der wachen, antriebsstarken, souveränen, glücklichen Menschen. Der lebensfröhlichen Menschen: Die werden aktiv. Die handeln. Die glauben nicht die bequemen Märchen wie »in abwechslungsreichem Essen ist alles genug drin«, sondern die messen im Blut ihren Zinkspiegel, lernen, dass sie zu wenig haben, und ergänzen ihre Nahrung. Mit Kapseln. Nennt man Nahrungsergänzungsmittel. NEM.

Ein Wort kann Ihr Leben verändern. Bei mir war es »Si!«, bei Ihnen könnte es »Zink!« sein. Also: Messen und … ergänzen.

Wie viel darf es sein?

Das kommt darauf an. Bei Diabetikern werden zum Beispiel 15 bis 25 Milligramm empfohlen, gegen Haarausfall die gleiche Dosis. Bei Akne werden zum Teil mehr als 60 Milligramm verschrieben. Ab 150 Milligramm kann es zu Stoffwechselstörungen kommen, sogar zu einem »Metallgeschmack« im Mund. Am besten merken Sie sich nur eine Dosis: Bei Erkältung fünfmal täglich 10 Milligramm Zink, vier bis fünf Tage lang. Ansonsten täglich etwa 10 Milligramm. Hier steckt es drin:

	Menge	mg Zink
Schweineleber	100 g	6,35
Haferflocken	100 g	4,1
Kalbfleisch	100 g	3
Blumenkohl	100 g	0,25

Ich muss Ihnen nicht dazuschreiben, dass die Einnahme von NEM auch hier Ihr Leben erleichtert.

Selen und die Leichtigkeit des Seins

Die Leichtigkeit des Seins können auch Sie mit ein bisschen Glück nach Einnahme von Selen spüren. Phänomenal! Ein nicht nur körperliches, sondern auch geistiges Schweben. Innere Dynamik. Ein Leben im Aufwind.

Kam mir selbst völlig überraschend. Ich hatte gelesen, dass in anderen Ländern der Erde die Selenmenge im Körper drei- bis viermal höher ist als in Deutschland. Und dachte mir: Die WHO hat recht. Wir sollten über den Tellerrand gucken. Ein so hochwirksames Mittel gegen Krebs wollte ich auch gerne nutzen. Und habe meinen Blutspiegel

Schrittchen für Schrittchen angehoben. Auf 150, 160, 170 µg/l – und lernte die Leichtigkeit des Seins kennen. Unglaublich. Wissen Sie, ob man Krebs bekommt oder nicht mit viel oder wenig Selen, das merken Sie erst in Jahrzehnten. Aber diese Leichtigkeit, dieses federnde Glücksgefühl, das haben Sie gleich. Das ist Frohmedizin.

Warum das Unmögliche möglich ist

Die Story dazu kann ich aus Anstandsgründen nicht im Detail erzählen. Aber von der damals verspürten ungeheuerlichen, mir völlig neuen Lebensenergie und Leichtigkeit weiß ich wohl zu berichten. Selen also.

Natürlich habe ich nachgedacht und geforscht, woher dieses Gefühl kommen könnte. Und ganz leicht zwei mögliche Erklärungen gefunden. Beide jedem Leser der *Forever-young*-Bücher bekannt:

- Selen bindet und schwemmt giftige, lähmende Schwermetalle wie Blei oder Kadmium aus.
- Selen ist der entscheidende Faktor für ein aktives Schilddrüsenhormon. Für einen aktiven Stoffwechsel.

Kann sein. Im Grunde aber sind mir solche Erklärungsversuche völlig gleichgültig. Wichtiger ist doch das Grundprinzip: Das Leben wird leichter, dynamischer, fröhlicher, lebenswerter, wenn du normal, gesund und richtig lebst. So wie's die Natur vorgesehen hat. In diesem Fall: mit dem richtigen Selenspiegel im Blut.

Das Spurenelement Selen kann aber noch viel mehr. Es hilft beispielsweise auch bei

- Herz-Kreislauf-Erkrankungen,
- Krebs (Selen hält eine Schlüsselstellung in Prävention und Therapie!),
- Rheuma,
- Immunschwäche,
- Pankreatitis,
- Multipler Sklerose,
- Morbus Crohn
- und vielen anderen Krankheiten.

Wie viel brauchen Sie zum Fliegen?

Als Richtwert gilt 1 Mikrogramm pro Kilogramm Körpergewicht pro Tag. Nun, Sie können sich vorstellen, wie schwer man so ist als Mensch. In Deutschland. Und jetzt verrate ich Ihnen, dass die durchschnittliche Aufnahme von Selen hierzulande bei den Frauen bei traurigen 40 Mikrogramm liegt, bei den Männern bei 50 Mikrogramm. Zu wenig also. Insgesamt folgt aus dieser armseligen Ernährung ein Blutspiegel von

- Deutschland 53–79 µg/l.

Wenn Sie jetzt einmal vergleichen wollen, wie sich wohl die Menschen in den USA fühlen, vor allem aber die in Japan:

- Japan 110–250 µg/l
- USA 76–256 µg/l

Mich machen solche Zahlen immer sehr, sehr nachdenklich.

Lithium: Jungbrunnen aus der Wasserleitung

Lithium ist eine geheimnisvolle Substanz. Neurologen wundern sich darüber seit 1949. Als ein damals sogenannter »Geisteskranker« nach 20 Jahren in der geschlossenen Abteilung innerhalb von sechs Tagen geheilt war. Nur mit Lithium.

Ich messe Ihren Lithiumspiegel im Blut routinemäßig. So ganz nebenbei. Und erlaube mir nachdenkliche Anregungen. Die der eine oder andere von Ihnen sogar aufgreift. Und mir dann schreibt:

> *»Haben Sie vielen Dank für Ihren Tipp zur Behebung meines Lithiummangels! Seit zwei Wochen konsumiere ich nun ausgiebig lithiumreiches Heilwasser und verspüre eine deutliche Verbesserung meines Befindens. Langsam beginne ich zu ahnen, zu fühlen, was Sie mit der Kraft des Windes wohl meinen.«*

Richtig beobachtet. Dazu passt die Beobachtung, dass in Ländern mit niedrigem Lithiumgehalt im Trinkwasser die Selbstmordrate vergleichsweise hoch ist. Und die Menschen in den Ländern mit hohem Lithiumgehalt im Leitungswasser besser drauf sind. Man muss also nicht immer gleich zum Neurologen. Man muss nicht gleich ein Lithiumpräparat schlucken. Häufig reicht es schon aus, in den Getränkemarkt zu fahren. Ein Wasser mit viel Lithium auszusuchen.

Froher länger leben

Lithium macht sie nicht nur froher, sondern lässt Sie auch länger leben. Dies ist das Ergebnis einer Studie von Ernährungswissenschaftlern der Friedrich-Schiller-Universität Jena aus dem Jahr 2011. Ein Team um Prof. Dr. Michael Ristow konnte gemeinsam mit japanischen Kollegen in zwei unabhängigen Untersuchungen zeigen, dass Lithium schon in geringer Konzentration beim Menschen und auch beim kleinen Fadenwurm *Caenorhabditis elegans* zu einem längeren Leben führt.

Warum ausgerechnet Japan? Weil da in verschiedenen Gemeinden unterschiedlich viel Lithium im Wasser zu finden ist. Also wurde die Sterberate in 18 verschiedenen japanischen Gemeinden untersucht und in Beziehung zum Lithium gesetzt, das aus dem Wasserhahn kommt. Prof. Ristow:

> *»Dabei hat sich gezeigt, dass die Sterberate in den Gemeinden deutlich geringer ausfällt, in denen mehr Lithium im Leitungswasser vorkommt.«*

Mir hätte diese frohe Botschaft ja schon gereicht. Den Forschern aber nicht. Also haben sie in einem zweiten Experiment genau diesen Konzentrationsbereich am »Modellorganismus« untersucht, also am kleinen Fadenwurm. Das Ergebnis bestätigte sich:

> *»Auch die durchschnittliche Lebenserwartung der Würmer ist höher, wenn sie mit Lithium in dieser Dosierung behandelt werden.«*

Sagt Ristow. Na also, sage ich.

Und die Dosis?

Ein normaler Lithiumspiegel im Blut befindet sich etwa bei 2 bis 30 µg/l. Mein eigener liegt selbstverständlich viel höher. Weil ich ja weiß, was ich damit erleben kann. Im Moment fliege ich bei 72 µg/l.

Können Sie auch haben! Meine Geheimquelle ist frei zugänglich. Heißt Heppinger.

Phosphor brennt für Sie

Lebensenergie produziert Ihr Körper nicht irgendwo, sondern ausschließlich in den Mitochondrien. Da verändern sich energiegeladene Stoffe. Dazu wird Sauerstoff gebraucht. Drum steigern Sie ja auch beim Laufen die Sauerstoffzufuhr in die Zelle, um dort in der gleichen Zeit mehr Energie zu erzeugen. Und so vielleicht sogar schneller zu rennen.

Nur: Was passiert da genau? In ihren Zellen verbrennt ja nichts mit offener Flamme. Die Energieteilchen heißen ATP. Ein Triphosphat. Also ein Molekül mit drei Phosphorteilchen. Eines wird abgespalten, und jetzt kommt's: Dabei wird Energie frei.

Dass Phosphor energiegeladene Miniexplosionen auslösen kann, wissen wir vom Streichholzköpfchen. Im Körper wird, etwas weniger dramatisch, aus ATP das ADP. Das passiert ständig. Das heißt Leben. Dem ADP wird danach wieder ein Phosphorteilchen angehängt, dazu werden Fettsäuren oder Kohlenhydrate verwendet. Aber Phosphor kann noch mehr: Es ist wichtig für die Zellmembranen, die Knochen, die Zähne, Phosphor ist Bestandteil der DNA und reguliert den Säure-Base Haushalt im Blut. Leider wird der wertvolle Phosphor nicht komplett recycelt, einiger verschwindet, wird mit dem Urin ausgespült.

Mehr Energie

Warum ich Ihnen das erzähle? Weil Ihre häufigste Klage der Mangel an Energie ist. Weil Sie von früher, als Kind, wissen, was Lebensenergie wirklich sein kann. Und diesen Zustand heute vermissen. Die einfachste Methode – es gibt natürlich viel mehr Ursachen – ist es, Phosphat selbst in Ihrem Blut zu messen. Laut Lehrbuch haben die Deutschen grundsätzlich zu viel. Weil sie diesen »schädlichen« Stoff überall zu viel bekommen, so wie Salz. Phosphat ist ja sogar in Cola drin.

Doch kaum misst man, kommt man aus dem Staunen nicht mehr heraus: Bei einem Drittel von Ihnen findet man deutlich zu wenig Phosphat im Blut. So steht's nicht im Lehrbuch. Sie spüren das. Diesen Mangel. Diesen Energiemangel.

Da versuch ich mich immer in Ihren Marathonlauf, in Ihren Berufsalltag hineinzufühlen. Und wundere mich, wie Sie den immer so gut schaffen. Mit so wenig Phosphat. Mit so wenig Lebensenergie. Muss das wehtun!

Auffüllen mit der Gorillamethode

Die einfachste Methode der Abhilfe sind Nüsse. Täglich eine Handvoll Nüsse. Oder zwei. Denn die sind voller Phosphat. Das weiß ich genau, denn ich messe ja nach. Und kann Ihnen versichern: Wenn Sie es machen wie der Gorilla, wenn Sie also vier bis sechs Wochen lang viele Nüsse essen, dann entdecken wir bei der nächsten Messung: randvolle Speicher! Proppenvoll mit Phosphat. Sie haben's geschafft. Und Sie lächeln mich an.

Sie vertragen keine Nüsse? Mögen keine? Dann steigen Sie um auf Käse und Wurst:

	Menge	mg Phosphor
Schmelzkäse	100 g	945
Parmesan	100 g	743
Emmentaler	100 g	636
Fleischwurst	100 g	129

Die DGE empfiehlt übrigens 700 bis 900 Milligramm täglich. Wenn ich Ihre traurigen Werte sehe, macht mich das wieder nachdenklich … Immerhin ist Phosphor nach Kalzium das häufigste Mineral in Ihrem Körper. Da soll so ein bisschen Käse ausreichen? Für feste Knochen? Gute Zähne? Wenn Sie mich fragen, darf's auch hier ein bisschen mehr sein …

Hormone auffüllen?

Hormao ist griechisch. Das Wort bedeutet *antreiben* oder *anregen.* Genau das tun Hormone: Sie regeln den Zucker- und Fettstoffwechsel, sie steuern die Nahrungsaufnahme und das Knochenwachstum, bei Angst und Stress verändern sie bestimmte Stoffwechselabläufe, sie sind für die Entwicklung der geschlechtsspezifischen Organe verantwortlich, sie steuern die Spermienreifung des Mannes und den Menstruationszyklus der Frau. Haben Sie genug Sexual- und Wachstumshormone im Blut, dann sind Sie voller Kraft und Energie. Sie sind schlank. Brauche ich Ihnen nicht zu sagen. Wissen Sie schon. Hoffentlich aus eigener Erfahrung.

Testosteron macht Frauen fit

Oha. Testosteron und Frauen. Da denken wir gleich an unerwünschten Bartwuchs. Dabei macht der Testosteronspiegel bei einer Frau den entscheidenden Unterschied. Liegt er niedrig, fehlt tendenziell der Antrieb. Die Libido. Liegt er hoch, dann stehen wir – das zeigt zumindest die Erfahrung aus meiner Praxis – vor einem Energiebündel, charmant und beliebt, hochaktiv, tagsüber wie auch sonst, bei hoher Ausgeglichenheit, was das Emotionale angeht.

Frauentypisch sind die Hormongruppen der Östrogene und der Gestagene. Östrogene sorgen für die Rundungen des weiblichen Körpers, haben aber auch eine gefäßerweiternde Funktion, sind in den Fett- und Insulinstoffwechsel involviert und sorgen in jedem Zyklus für den Aufbau der Gebärmutterschleimhaut.

Nicht nur Östrogene

Das luteinisierende Hormon (LH) sorgt für den Eisprung. Danach steigen die Gestagenhormone an, sie bereiten die Brustdrüsen auf eine eventuelle Bildung von Muttermilch vor. Bleibt eine Schwangerschaft aus, so lässt bereits am Ende des Zyklus das Follikelstimulierende Hormon (FSH) im Eierstock eine neue Eizelle heranreifen.

Lustkiller Pille?

Was viele nicht wissen: Frauen brauchen genügend Testosteron, um daraus Östrogen zu bilden. Frauen brauchen Testosterum, um Lust auf Sex zu haben. Frauen haben »von Natur aus« auch keine Probleme mit dem Thema Testosteron.

Wäre da nicht die Pille.

Fast ausnahmslos registriere ich bei Frauen, die die Pille nehmen, einen nicht messbar niedrigen Spiegel freies Testosteron. Und mache mir so meine Gedanken.

Die Pille hat den Frauen ein riesiges Stück Freiheit geschenkt. Gut so. Sehr gut. Wäre da nicht das »Aber«. Aber sie hat ihnen die Lust geklaut. Zumindest vielen Frauen. Denn:

- Die Pille senkt Testosteron.
- Und Libido und Testosteron hängen eng zusammen.

Ist das bei Ihnen auch so, liebe Leserinnen? Und wenn nicht: Wie machen Sie das? Was ist Ihr Geheimrezept? Interessiert mich wirklich. Schreiben Sie mir. Ich bin neugierig …

Let's talk about Sex

Androgene sind die männlichen Sexualhormone, das wichtigste ist Testosteron. Es wirkt stark auf den Hoden, gibt Lebenskraft, Durchsetzungsvermögen und Lust auf Sex. Das kann man sogar messen.

Schon 1995 hatte man 92 junge, gesunde Männer zwischen 18 und 22 befragt. Nach der Anzahl der Orgasmen pro Woche im vergangenen Monat. Also überschaubar. Wahrscheinlich sogar erinnerbar. Und hat gemessen (also nicht geraten!):

- Testosteron
- DHEA
- DH-Testosteron
- Östradiol
- Östron
- Delta-4-Androstendion
- SHBG (Globulin)

Natürlich waren die Werte bei den 92 Männern recht verschieden. Manchmal waren sie hoch, manchmal aber auch tief. Also hat man nach Korrelationen gesucht, einer Entsprechung zur Orgasmusfrequenz. Und hat sie prompt gefunden. Von all den gemessenen Werten war nur einer wichtig, nämlich

DH-Testosteron.

Ein Anstieg von 1,36 nmol/l DH-Testosteron korrespondierte mit einem Orgasmus pro Woche mehr. Wenn ich das jetzt einfach hochrechne, heißt das für mich: Ein Orgasmus pro Tag mehr, wenn ich 10 Nanomol mehr im Blut habe. Klingt das gut?

? SCHON GEWUSST?

Früher Vaterschaftstest: Der Knochen erkennt das Blut

Nicht erst heute taucht in etlichen Familien die Frage auf, welches Kind eigentlich welchen Vater hat. Vor der Erfindung zuverlässiger Vaterschaftstests war der Aberglaube verbreitet, dass ein Kind auf der Suche nach seinem verstorbenen Vater nur einen Tropfen Blut auf einen Knochen dieses Mannes fallen lassen muss, um klarzusehen: Saugte der Knochen das Blut auf, so war es der richtige Vater. Saugte der Knochen nichts, so war es nicht der Vater. Erzählte man sich. Da die Knochen von Vätern zumeist nicht einfach so herumliegen, wird der Test wohl nicht allzu häufig durchgeführt worden sein.

Zu wenig Testosteron = schwer krank

Eine Unterscheidung noch. Eine, die ganz wichtig ist. Testosteron ist nicht »nice to have« (natürlich ist es das auch!), sondern es ist vor allem ein »must have«. Hat man doch zeigen können, dass bei gesunden Männern mit tiefem Testosteron viel häufiger ein metabolisches Syndrom oder ein Diabetes vorkommt. Und hat man doch zeigen können, dass Menschen mit bewusst gebremstem Testosteron (das ist der Fall bei Prostatakarzinom) meist sehr rasch sehr dick werden und Diabetes, Bluthochdruck und erhöhte Blutfettwerte auftreten. Deshalb wird heute

- Testosteron bei übergewichtigen, antriebslosen, depressiven Männern sehr viel häufiger gemessen und kontrolliert
- und sehr viel häufiger substituiert.

Anstupsen statt tunen

Sie kennen meine Rolle als Übersetzer. Testosteron übersetze ich Ihnen nicht nur als wesentliches Schlankhormon, sondern noch wichtiger mit »innerer Antrieb«. Und weiß genau, wovon ich spreche. Wie hoch also ist Ihr freies Testosteron im Blut? Und was ist zu tun, wenn Sie zu wenig haben?

Das Zauberwort heißt »anstupsen«. Sie kennen das Prinzip, wenn Sie Kinder haben: Bub hat Fieber, Gliederschmerzen, quengelt, die Nase läuft. Sie geben ein fiebersenkendes Mittel. Nach 30 Minuten fühlt sich der Bub wieder fit, spielt lustig herum, freut sich, hüpft. Und wissen Sie was? Genau das steigert in den nächsten Stunden sein eigenes Immunsystem so sehr, dass er mit dem Virus, mit der Grippe fertig wird. Was haben Sie da gemacht? Geheilt? Nein:

> *Sie haben nicht die Grippe behandelt, sondern das Wohlbefinden angestupst.*

Das Prinzip benutze ich häufig bei Ihnen, wenn es um die Hormone geht. Um das Testosteron. Um das wichtigste Hormon überhaupt. Bei

Männlein übrigens genauso wie bei Weiblein. Der innere Antrieb, der Elan, die Elastizität, das Wollen.

Sie haben auffällig häufig zu wenig davon. Nenne ich erschöpft. Der erschöpfte Körper, der erschöpfte Geist. Sehr häufig so bei Leistungssportlern, übertrainiert. Auch hier gibt es das Prinzip des Anschubsens: Man braucht nur ein ganz kleines bisschen Testosteron zu substituieren. Nicht etwa täglich, wie das andere Ärzte tun, wochenlang, monatelang. Sondern ein-, zwei- oder dreimal. In einer – ganz wichtig – physiologischen Dosis, also so viel, dass der Blutspiegel nicht über normal hinaus ansteigt. Was dann passiert? Na, lesen Sie doch einfach mit:

> *»Ich bin ganz glücklich mit Ihrer Kur. In den ersten zwei Wochen habe ich zweimal Testosteron-Gel verwendet, doch jetzt brauche ich es gar nicht mehr. Sowohl sexuell als auch sportlich ist der alte Dampf zurück. Selbst bei der Arbeit bin ich nicht mehr so gestresst, und das Meditieren geht besser. Am greifbarsten in Zahlen ist der Sport: Für zehn Kilometer Tempodauerlauf brauche ich schon über eine Minute weniger. War ich früher bei langem Lauf mit über fünf Minuten pro Kilometer unterwegs und bin am Schluss eingebrochen, so laufe ich jetzt schon wieder schneller – und das locker bis zu Ende.«*

Sehen Sie, das nenne ich Anstupsen. Eigentlich ist ja alles vorhanden, ist ja alles gesund. Nur ein bisschen aus dem Lot geraten. Merkt man am tiefen Testosteron. Da war jemand eben überfordert. Und wurde mit einem kleinen bisschen Testosteron-Gel zurechtgerückt. Ein bisschen hochgehoben. Da hat man jemandem in den Sattel geholfen – und weitergeritten ist er dann ganz von alleine. Frohgemut. Sind das nicht herrliche Tricks?

Sauerstoff pumpen

Hämoglobin, das ist der rote Blutfarbstoff. Einer Ihrer wichtigsten Wunderstoffe. Es ist der Stoff, der den Sauerstoff in Ihrem Körper transportiert. Der Stoff, der Ihre Schnelligkeit und Ausdauer entscheidend bestimmt. Der Stoff, der im Leistungssport vor jedem Wettkampf aus gutem Grund so hoch wie möglich getrieben wird. Der Stoff, der in zwei Sportarten per Beschluss begrenzt wird auf 17,0 g/dl. Darüber sei das Doping, heißt es.

Mehr als eine Luftnummer

Dazu muss man wissen, dass schon Otto Breitensportler im Normalfall mit einer Hämoglobin-Konzentration zwischen 13 und 18 g/dl unterwegs ist (seine Frau mit 11 bis 16 g/dl). Laut Laborausdruck. Laut Hausarzt. Manche von uns laufen also angeblich gedopt herum. Um Ihnen nur einen ganz kleinen Einblick in das weite Feld dessen zu geben, was ich im Stillen »Funktionärsdummheit« nenne.

Was hat nun Hämoglobin mit Blutdoping zu tun? Ich sage nur: genau eine Minute. Denn: Mit jeder Einheit Hämoglobin mehr in seinem Blut ist Otto Breitensportler auf zehn Kilometern Laufstrecke 58 Sekunden schneller unterwegs. Das macht vier Minuten im Marathon. Rechnen wir einfach weiter: Bringen Sie also Ihre Konzentration von 13 auf 16 g/dl, laufen Sie den Marathon ganze zwölf Minuten schneller. Ohne mehr Anstrengung. Ohne mehr Training. Fakt ist also: Mehr Sauerstoff heißt mehr Leistung.

Und wie das geht – ohne jedes »Doping« –, das habe ich schon 1988 meinen Triathleten hier in Roth erzählt. Die daraufhin das Siegen gelernt haben. Den Vorgang nannte ich damals Bluttuning. Wurde ein Fachbegriff. Und genau das fasziniert ja inzwischen schon Hunderttausende von Normalmenschen. Von Kopfarbeitern. Von Leistungsträgern. Die Möglichkeit nämlich, mehr Erfolg zu haben, *ohne* sich mit eisernem

Willen mehr anzustrengen. Leistung ist also auch eine Luftnummer. Ein unerhörter Gedanke für alle, die mit preußischer Disziplin groß geworden sind. Und wie kommen Sie zu mehr Hämoglobin? Dazu gibt es drei Antworten: laufen, laufen und noch einmal laufen. Denn Laufen ist wie Sauerstoff duschen.

Jeden Tag Sauerstoff duschen

Schon gewusst? Ein trainierter Läufer nimmt pro Atemzug doppelt so viel Sauerstoff auf wie ein Sportmuffel. Das macht sich auch im Gehirn bemerkbar: Seine Nervenzellen freuen sich über 100 Prozent mehr Sauerstoff! Kein Wunder also, dass Läufer generell wacher und aufmerksamer sind als Sofasitzer. Viele Läufer berichten von Geistesblitzen während ihres Sports, von einem generellen Stressabbau.

Warum das funktioniert? Durch das Laufen bilden sich mehr Blutgefäße und Lungenbläschen, die Sauerstoffaufnahme wird effektiver. Der gesamte Körper wird besser durchblutet und damit natürlich auch besser mit allen Nährstoffen versorgt. Außerdem setzt Ihr Körper das Zirbeldrüsenhormon ACTH frei.

ACTH macht wach, konzentriert, kreativ. Und mit ACTH steigt der Blutspiegel an Beta-Endorphin. Dies ist ein körpereigenes Rauschgift, vergleichbar in der Wirkung dem Kokain. Beta-Endorphin macht euphorisch, high.

Genau das ist die molekularmedizinische Definition von Siegermentalität. Wo immer neue Ideen begeistert und optimistisch entwickelt werden, sind ACTH und Endorphine im Spiel, natürlich auch Noradrenalin (das ist an der Freisetzung von ACTH beteiligt). Diese drei Stoffe machen angriffslustig, euphorisch und pumpen den Körper voll mit Selbstbewusstsein und Durchsetzungskraft.

Damit diese aus Eiweiß stammende Topmentalität auch wirklich hormonell ausgelöst werden kann, bedarf es zweier Katalysatoren: Vitamin C und Magnesium. Zwei altbekannte, um nicht zu sagen, zwei höchst geheimnisvolle Substanzen.

Was für Sie also heißt: Bitte täglich unter die Sauerstoffdusche laufen plus Vitamin C plus Magnesium.

Hoch oben laufen

Sie wissen das: Wer Höhentraining macht, der pumpt seinen Körper voll Sauerstoff. Der ist fit für den Start in die nächste Saison, in den nächsten Wettkampf. Aber warum?

In großen Höhen ist der Anteil von Sauerstoff in der Atemluft geringer. Das merkt der Körper und reagiert darauf, indem die Nieren das natürliche Hormon Erythropoietin (EPO) vermehrt bilden. Das regt im Knochenmark die Blutstammzellen an, die sich daraufhin zu Erythrozyten entwickeln. Nach einigen Tagen ist die verminderte Sauerstoffkonzentration in der Luft durch die vermehrte Sauerstofftransportleistung des Blutes ausgeglichen.

Wenn Sie wieder von Ihrem Berg herunterfahren, nehmen Sie die größere Zahl an Erythrozyten als Souvernir mit ins Tal. Und weil der Körper sich erst langsam an den höheren Sauerstoffgehalt in der Luft dort unten gewöhnt, profitieren Sie noch eine ganze Weile von Ihrem Sauerstoffplus. Auch das aber funktioniert nur, wenn Sie sich mit genügend Vitalstoffen versorgen. Heißt also: Hoch oben laufen plus Eisen, Folsäure und vielen wertvollen Aminos.

Ganz langsam rennen

Sie wollen noch mehr Sauerstoff für Ihr Blut? Kein Problem. Für Marathontrainings wurde eine ganz spezielle Sauerstoffdusche entwickelt: Super-Sauerstofflauf (SSL) genannt. Es ist ein extrem langsamer Lauf über mittlere oder sehr weite Distanzen. Schnelles Marschieren funktioniert genauso gut.

SSL-Trainingseinheiten gelten als eine Art Reha-Training nach harten Trainingstagen. Gegenüber der Pause vor dem Fernseher hat sie den Vorteil, dass die Muskulatur stark durchblutet wird und der gesamte Körper Sauerstoff tankt. Statt Chips.

Also: SSL-Einheiten sind im Marathontraining sinnvoll. Und immer dann, wenn Sie sich müde und ausgelaugt fühlen. Warum auch immer: eine schlechte Nacht, ein Infekt, Stress im Job. In diesen Situationen ist es gut, den Körper nicht komplett leer zu fahren. Sondern ihm das zu geben, was er braucht: viel, viel Sauerstoff. Und das ganz, ganz langsam.

Leistungsexplosion dank Arginin

Es ist doch immer wieder faszinierend mitzuerleben, wenn ein Mensch entdeckt, wie viel wirklich in ihm steckt. Dass er ja sehr viel besser ist, als er vorher von sich glaubte. Wir ahnen alle, dass wir ein bisschen unterfordert durchs Leben gehen … Nur kommen die wenigsten darauf, woran das liegt. Anders gefragt: Woran liegt es, dass andere Menschen, die auch nicht sehr viel mehr tun als wir selbst, so sehr viel besser sind?

Nun: Vielleicht haben sie mehr Glück. Gibt es ja. Oder: Sie haben die bessere Versorgung mit Vitalstoffen. Ja, ja, ich weiß, das klingt ein bisschen einfach. Aber lesen Sie doch selbst, was passiert, wenn jemand die Sache mit den Vitalstoffen nicht mehr dem Glück überlässt. Sondern nachfüllt. Gezielt. Vor allem Arginin, wie Sie mir schreiben:

> *»In meinen Unterlagen von Ihnen fand sich ebenfalls, dass ich einen ganz schlechten Sauerstoffgehalt (Hämoglobin) im Blut hatte. Seit zwei Jahren trinke ich jeden Morgen zwei Ihrer Arginin-Tütchen. Es wurde plötzlich so einfach, über den Asphalt zu flitzen. Außerdem sind meine Hände und Füße immer warm! Es ist ein Zaubermittel! Aber hier kommt der Beweis: Mein Bruder (selbst Arzt und Strunzianer) sah sich mein letztes Blutbild an und meinte ganz beiläufig: ›Wow … Du hast ja einen hervorragenden Sauerstoffgehalt im Blut!‹ Hier fielen mir wieder die kleinen Tütchen ein, die ich ja so ganz beiläufig jeden Morgen trinke.«*

Wenn Sie so wollen, wurde hier mit NEM ein Leben verändert. Hat sich ein Mensch aufgeschwungen. Und flitzt über den Asphalt. Ich liebe diese Sprache. Übrigens: Danke! Und ebenfalls Danke an den Verfasser des nächsten Briefs zum Thema Arginin:

> *»Ich habe Ihre Empfehlungen umgesetzt und kann Ihnen voller Freude Folgendes berichten: Ich habe meine 10-Kilometer-Bestzeit sofort im ersten Wettkampf der*

Saison pulverisiert. Die lag bei 34:22 Minuten. Fünf sehr stressige Berufsjahre später betrug meine Saisonzeit nur noch 35:56. Ich trainierte weiter, und es lief konstant mäßig. Ich spulte mein Programm ab, aber ohne bei den schnellen Einheiten richtig Druck auf die Straße zu bringen.
Ganz anders nach Ihrer Auswertung und den Umsetzungen Ihrer Empfehlungen: Plötzlich fühlte ich mich ganz stark, auch in den Wochen mit den hohen Kilometerumfängen der speziellen Vorbereitungsperiode. Und dann der erste Wettkampf Anfang März: Ich kann es Ihnen schriftlich geben: 33:55 Minuten auf 10 km! Also noch mal: Von 35:56 im Vorjahr auf 33:55. Und am letzten Wochenende konnte ich bei den Deutschen Meisterschaften im Halbmarathon in der Altersklasse sogar den deutschen Mannschaftsmeistertitel erringen!«

Das ist es. Das nenne ich Bluttuning. Nenne ich einen bisher nicht optimierten Körper. Da strengt man sich an, trainiert, kasteit sich möglicherweise beim Essen und plötzlich … nach der Blutanalyse und Korrektur der Werte eine Leistungsexplosion. Das würde bei jedem Leichtathleten Deutschlands klappen. Nur – das weiß der nicht. Das sagt man ihm auch nicht. Schade eigentlich. Um Ihnen eine Vorstellung zu geben, worum es sich hier dreht:

- **Vor allem Arginin!** Wie oft finde ich ein viel zu tiefes Arginin … Sie wissen: Arginin sprengt Blutgefäße auf. Das Geheimnis der Tibeter auf 4000 Meter Höhe. Weshalb weiß das Ihr betreuender Sportmediziner nicht?
- **Oder: ein knappes Ferritin,** der Eisenspeicher. Sie wissen, dass man damit direkt die Sauerstoffversorgung der Muskulatur und des Herzens misst und damit die körperliche Ausdauer.
- **Oder: ein ungewöhnlich tiefes Magnesium.** Typisches Muskelsalz. Die Menge an Magnesium bestimmt die Anzahl der Kraftwerke pro Zelle. Die einfachste Art, schneller zu werden.

- **Und dann das typische Hormonchaos:** Stresshormon Cortisol zu hoch, entsprechend Testosteron, der innere Antrieb zu tief. Nenne ich erschöpft. Sie nennen das Übertraining. Kann man natürlich leicht ausgleichen.

Ist das nicht spannend? Wenn man als Arzt ein paar Blutwerte korrigiert und dann solch einen Brief bekommt? Wenn man lernt, dass Bluttuning unmittelbar funktioniert? Genau deshalb mag ich sie, die zäh-drahtigen Gestalten in meiner Praxis, die Sportler: Da kann man Erfolg an der Uhr ablesen.

Übrigens: Riesenkompliment! Denn trainieren muss man natürlich selbst. Das gehört auch dazu.

Mehr Luft mit Histidin

Ein bisschen leichter können Sie sich das Training allerdings machen, wenn Sie an Histidin denken. »Wos is jetz des?«, fragt der Bayer. Eine halbessenzielle Aminosäure. Oft übersehen. Die ganz wunderbare Eigenschaften mitbringt. Histidin

- baut den Eisenspeicher Ferritin auf,
- ist der Bindungsort für das Eisenatom am Hämoglobin und am Myoglobin,
- bindet Metallionen in der Atmungskette. Etwa essenzielle Stoffe wie Kupfer – die Ihnen direkt Energie liefern. Power pur.

Histidin tunt Ihr Blut. Die Wirkung fällt umso dramatischer aus, je gewöhnlicher Ihr Ausgangswert war. Wobei gewöhnlich heißt: trauriger Ferritinwert, niedriger Hämoglobinwert und dann auch noch Kupfermangel. Was gewöhnlich für Sie bedeutet: Sie kommen morgens nicht aus den Federn, keuchen auf halber Treppe, sind nach einem einzigen Lauf viele Tage lang »dodal dermatscht« (so sagt's wieder der Bayer).

Histidin, einige Gramm täglich, kann für viele von Ihnen zum Erlebnis werden. Sie wachen auf. Adlergefühl. Spüren, was das heißt: gelebte Frohmedizin. Mit Histidin.

Omega-3 pusht O_2

Schon wieder Omega-3! Schon wieder das gleiche Zaubermittel! (Ich hoffe, ich langweile Sie nicht …) Doch auch hier ist Fakt: Omega-3 transportiert O_2. Bewiesen!

An Profiradsportlern in Australien: Der eine Teil der untersuchten Radler erhielt 2,6 Gramm Omega-3 über einen Zeitraum von drei Wochen, der andere Teil ein Placebo. Während der Studie trainierten beide Gruppen gleich. Man untersuchte ihre maximale Sauerstoffaufnahme (VO_2 max) vor dem Experiment und danach. Ergebnis: Die Gruppen unterschieden sich signifikant. Die Omega-3-Gruppe zeigte eine verbesserte maximale Sauerstoffaufnahme, außerdem eine signifikant bessere Aufnahmekapazität. Die Wissenschaftler gehen davon aus, dass Omega-3 eine wichtige Rolle unter Belastung spielt. Wahrscheinlich verbessert Omega-3 insgesamt die Durchblutung, so kann mehr Sauerstoff zur Muskulatur transportiert werden. (Quelle: www.tandfonline.com/doi/full/10.1080/17461391.2014.949310)

An jungen Wrestling-Sportlern ebenfalls bewiesen: Die Versuchsgruppe teilte man in vier Untergruppen. Gruppe eins trainierte intensiv und bekam Omega-3 (allerdings nur 1 Gramm pro Tag). Gruppe zwei trainierte intensiv und bekam ein Placebo. Gruppe drei trainierte ausschließlich. Gruppe vier trainierte gar nicht. Die Studie lief über einen Zeitraum von zwölf Wochen. Nach dieser Zeit konnte man eine signifikant bessere Lungenfunktion bei denjenigen feststellen, die Omega-3 eingenommen hatten. Ihre Lungen konnten mehr Sauerstoff aufnehmen als die der anderen Sportler, und das, obwohl sie nur 1 Gramm täglich erhielten. (Quelle: www.jsams.org/article/S1440–2440%2809%2900099-1/abstract)

Was sich wohl bei einer Einnahme von 3 bis 6 Gramm gezeigt hätte? Weitere Studien ziehen übrigens in Erwägung, dass Omega-3 die beim Training entstehenden Säuren im Muskel abpuffert und nach intensivem Training Muskelreizungen lindert. Sie wollen das auch? Probieren Sie es aus. Habe ich auch getan. Ausgiebig.

Gesunde Gedanken tanken

Haben Sie Krebs in der Familie? Diabetes? Dann hat Ihnen Ihr Hausarzt vielleicht erzählt, Sie seien durch diese »schlechten« Gene vorbelastet. Mag ja sein! Ist aber nur die halbe Wahrheit.

Denn: In den Genen liegt zwar die Information für die Herstellung aller Enzyme und Hormone. Wenn die Information eines Gens falsch abgelesen wird, dann werden auch die Enzyme und Hormone falsch gebaut. Oder zu viele davon. Oder viel zu wenige. In der Folge entgleist der Stoffwechsel. Und dann ist er da: der Krebs. Der Diabetes.

Aber: Wie Ihre Gene arbeiten, das bestimmt nicht Ihre Verwandtschaft. Sondern das bestimmen Sie selbst. *Fastfood* plus *Fernsehen* oder

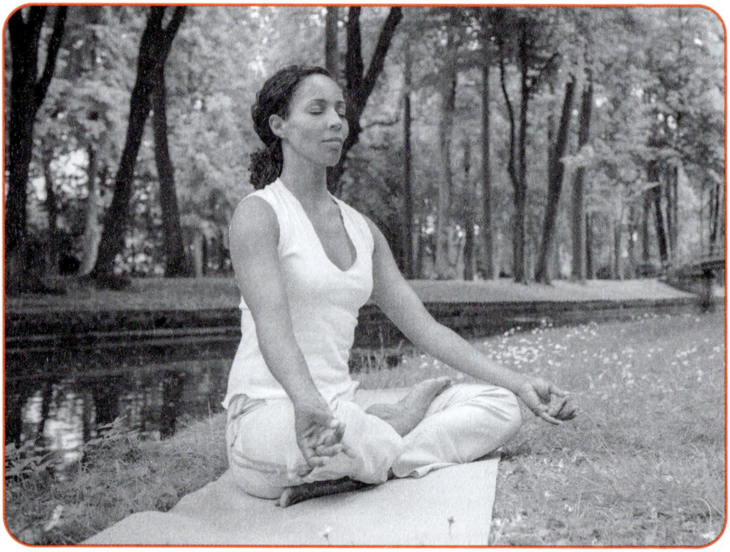

Ausatmen ... und das Affengeschnatter im Kopf endlich stoppen.

Low Carb plus *Laufen?* Das entscheiden Sie. Das leben Sie. Und darauf reagieren Ihre Gene. Wenn alles gut geht, können Sie damit den Krebs, den Diabetes abschalten, bevor er überhaupt entsteht.

Wunderbar. Doch das ist immer noch nur die halbe Wahrheit. Es kommt noch besser: Neben den 47 Vitalstoffen, die Sie hoffentlich in bester Konzentration in Ihrem Blut haben, gibt es noch einen ganz anderen Faktor. Der ebenfalls eine Rolle spielt beim Bluttuning: *Information.*

Pure Information wirkt

Sie können das bei Norbert Wiener nachlesen. Dem Begründer der Kybernetik. Der Wissenschaft, die die Steuerung und Regelung von Abläufen in lebenden Organismen, sozialen Organisationen und in Maschinen untersucht. Mit dem ich – während des mathematischen Teils meines Studiums – aufgewachsen bin. Der schreibt:

> *»Information ist weder Energie noch Materie, sie ist eine dritte, immaterielle Entität, vergleichbar einer Nachricht von einem sendenden an ein empfangendes System.«*

Heißt: Neben Materie (das sind die Vitalstoffe in Ihrem Blut) und Energie (das produzieren Ihre Mitochondrien) ist Information eine wichtige, wenn auch oft vergessene Säule der Physik. Das heißt: Sie können das An- und Ausschalten Ihrer Gene nicht nur durch eine großzügige Versorgung mit allen essenziellen Nährstoffen regulieren, sondern auch durch Information. Fragt der Bayer: »Ja, wos is jetz des?«

Information kann zum Beispiel sein:

- **Positive Glaubenssätze** wie »Egal, was passiert, mir fällt immer eine Lösung ein«. Machen Sie optimistisch. Machen Ihr Immunsystem stark. Kann man in Ihrem Blut messen.
- **Negative Glaubenssätze** wie »Ich bin ein absoluter Pechvogel. Mir geht alles schief« machen Sie fertig. Machen Ihr Immunsystem schwach. Kann man in Ihrem Blut messen.

- **Placebos.** Transportieren keine medizinisch wirksamen Inhaltsstoffe. Aber ein Signal. Das so stark wirken kann wie Pharma. Es wurden schon Menschen mit lebensbedrohlichen Symptomen ins Krankenhaus eingeliefert, die sich versehentlich mit Placebos das Leben nehmen wollten.
- **Homöopathie.** Solch eine Information wäre peinlicherweise auch das berühmte Kügelchen. Homöopathie. Von der ich keine Ahnung habe. Die sich ja auf fast unendliche Verdünnung beruft. Also nicht mehr auf Moleküle, sondern auf Information. Ich habe es ausprobiert. An mir selbst. Viermal. Dann wusste ich: Information wirkt. Norbert Wiener hat recht.

Tuning mit Information

Iamon. Sie haben richtig gelesen. *Iamon* ist ein zentraler Begriff für alle *Forever-young*-Leser geworden. Ist sogar wichtiger als Laufen. Wichtiger als richtig essen. Iamon bedeutet für den Kenner den Alpha-Zustand. Also den entspannten, aufnahmebereiten, wachen, kreativen Geist, den jedes Kleinkind automatisch mitbekommt.

Blick zurück in die 1980er-Jahre. Boris Becker gewinnt mit 17 Jahren Wimbledon. Als Jüngster. Also wird er gefragt: Was ist Ihr Geheimnis? Mit typisch starrem Blick, ohne zu blinzeln (das täten Sie!) guckt er den Reporter an und antwortet:

> *»80 Prozent ist mental.«*

Die Journalistenmeute erschauert. Er hat's gesagt. Hat's verraten. Mental! Aber wie kommen wir da dran? An das Mentale? Die Antwort heißt *Iamon.*

Stoppen Sie das Affengeschnatter

Ihr Geist führt ständig Selbstgespräche. Mit einer Geschwindigkeit von 600 Wörtern pro Minute plappern Sie unaufhörlich mit sich selbst. Besonders abends, wenn Sie ins Bett gehen, rollt der Gedankenmüll über Sie hinweg. Statt sich wohlig in die Kissen zu schmiegen und sich auf die entspannendsten Stunden des Tages, die süßesten Träume zu freuen, denken Sie Müll.

Alle Aufregungen und Widrigkeiten des Tages stürmen auf Sie ein: die unerledigte Arbeit, der unfreundliche Nachbar, der Stau, der Stress. Sie arbeiten Probleme nicht etwa ab, sondern die Gedankenmühle macht die schrecklichen Sachen nur noch schrecklicher. Fehler werden addiert und wuchern als hässlicher Gedankenkrebs zu monumentalen Selbstvorwürfen, die den Nachtschlaf stören.

Einziger Trost: Ihnen geht es nicht alleine so. Bei 97 Prozent Ihrer Mitmenschen rattert im Kopf beim Einschlafen die destruktive Mühle genauso. Man kennt sie auf der ganzen Welt. *Awfulizing* nennen es die Amerikaner, die Inder sagen dazu schlicht und treffend *Affengeschnatter.*

Sie können diesen inneren Dialog stoppen. Denn man kann gleichzeitig nur einen Gedanken denken. Bleibt nur die Frage: welchen? Das Bild von einer blühenden Wiese oder einer strahlenden Sonne schläfert Sie nämlich nicht ein. Ein Gedanke bleibt höchstens zwölf Sekunden, dann drängt sich ein anderer dazwischen: Die Sonne mutiert zum Gesicht des Kollegen, der Sie geärgert hat. Die Wiese zum Blätterberg auf dem Schreibtisch. Das uralte Volksschlafmittel »Schäfchenzählen« beruht auf dem gleichen Prinzip: Weiße, wollige Schäfchen verdrängen negativen Gedankenmüll. Sie sind aber nicht effektiv.

Der Trick mit dem Tiefschlafreflex

Besser funktioniert es so: Ausatmen und Schultern fallen lassen – und nun ist der Geist dran. Ihr Geist entspannt sich nämlich viel zu selten. Nur dann, wenn Sie acht Stunden schlafen und dabei drei- bis viermal für allerhöchstens eine halbe Stunde in den Tiefschlaf sinken. Dann ist Ihr Geist hundertprozentig entspannt.

Tiefschlaf können Sie auch tagsüber herbeiholen. Sie können sich mit einer mentalen Technik in nur wenigen Minuten komplett entspannen und total regenerieren. Altbundeskanzler Helmut Schmidt verfügte zum Beispiel über solch eine Technik. Im Auto, auf dem Weg zum nächsten Termin, nutzte er die Ruhepause, um in einen Tiefschlaf zu verfallen und ohne Probleme nach kurzer Zeit wieder aufzuwachen. Er tanke in wenigen Minuten so viel Energie wie in vier Stunden Schlaf. Das können auch Sie!

Nutzen Sie jede verfügbare Minute, um sich geistig voll zu entspannen. Verfallen Sie einfach kurze Zeit in Lethargie, um wieder dort anzukommen, wo Sie morgens begonnen haben – obwohl es bereits Nachmittag ist. Mit der Technik des »Daneben-Denkens« fallen Sie in einen Reflextiefschlaf. Eine hilfreiche Methode für alle, die tagsüber stark gefordert sind und nachts oft nicht genügend Ruhe finden.

Ein Nicht-Wort für Ihr Gehirn

Denken Sie nur einen Gedanken. Sprechen Sie das Zentrum im Gehirn an, das Sie in den Tiefschlaf holt. Dieses Zentrum gibt es wirklich, es reagiert auf Wiederholung. Also nehmen Sie sich eine Minute Zeit, setzen Sie sich in der Kutscherhaltung hin, schließen Sie die Augen und wiederholen Sie im Geist zum Beispiel das Wort »Unsinn, Unsinn, Unsinn, Unsinn ...«

Haben Sie es versucht? Sie haben bestimmt nach ein paar Sekunden an alles Mögliche gedacht, an einen Clown, an einen Unsinn, den Sie kürzlich begangen haben. Diese Übung kann so nicht funktionieren. Denn jedes bekannte Wort, das Sie Ihrem Geist anbieten, stellt ihm eine Aufgabe. Er bewertet, sucht einen Sinn, erforscht Zusammenhänge, interpretiert Erlebnisse – er ist gefordert. Das soll Ihr Geist ja nicht sein, er soll entspannen. Also müssen Sie Ihrem Geist Unsinn präsentieren. Im Sinne dieses Wortes. Etwas, das er nicht kennt. Ein Kunstwort. Jeder sinnvolle Satz, jedes bedeutungsvolle Wort lässt die Gedanken wieder abschweifen, schon nach drei Sekunden.

Schaffen Sie sich ein rundes, kurzes, leicht zu denkendes Kunstwort. Streichen Sie aus einem beliebigen Wort die harten Buchstaben heraus. Nehmen Sie zum Beispiel »Triathlon«. Ohne »t« und »r« wird es zu »ialon«. Dann ersetzen Sie das »l« durch den weichen Buchstaben »m«. Und schon haben Sie ein schönes Kunstwort, das Ihr Gehirn nicht kennt: »iamon«. Nun wiederholen Sie dieses Wort im Geist, bis es die Augen sehen und die Ohren hören. Diese Methode der Entspannung führt direkt in den Reflextiefschlaf, in den Alpha-Zustand, mit seinen verlangsamten Gehirnströmen – dorthin, wo Sie Ihren Körper nicht mehr spüren.

Es dauert anfangs etwas länger, bis Sie zum Ziel kommen. Aber je häufiger Sie diese Übung machen, desto schneller und intensiver erreichen Sie den Zustand des Tiefschlafs. Woher wissen Sie, dass Sie angekommen sind? Ganz einfach: Sie fliegen. Sie kennen das von Ihrer Kindheit her. Nur haben Sie sich damals keine Gedanken darüber gemacht. Jetzt nehmen Sie dieses unbeschreibliche Gefühl bewusst wahr. Ihr Körper ist völlig entspannt. Er gibt Ihnen keine Rückmeldung mehr. Kein Muskel zwickt, kein Knochen ist spürbar. Sie fühlen keinen Schmerz und existieren nur im Kopf. Der Körper fehlt. Sie fliegen. Und das Schönste daran: Wenn Sie diesen Zustand einmal erreicht haben, passiert das Gleiche wie beim Laufen. Sie werden süchtig. Beides – Laufen und absolute Entspannung – lockt nicht nur Glücksgefühle. Es macht Sie zum glücklichen Menschen! Messbar in Ihrem Blut.

Dabei war es ganz einfach: Sie haben nur bewusst die Informationen in Ihrem Kopf umgeschrieben. Von 100 Prozent Affengeschnatter zu absolutem Nichts. Mit einem einfachen Nicht-Wort. Die epigenetische Forschung kann mittlerweile zeigen, dass Emotionen (Glück!) tatsächlich einen Einfluss auf Ihre Gene haben. Wie ganz genau der Mechanismus funktioniert, das weiß man noch nicht. Was für Sie aber keine Bedeutung hat. Für Sie gilt nur: Tanken Sie gesunde Gedanken. Und tunen Sie damit Ihr Blut.

> **»Wenn Du Zeit hast, meditiere 25 Minuten, wenn Du keine Zeit hast, 45 Minuten. Denn wenn Du keine Zeit hast, bist Du nicht Herr im eigenen Haus. Du lebst in einem Palast, bewohnst aber nur die Besenkammer.«**
>
> HINNERK POLENSKI, ZENMEISTER

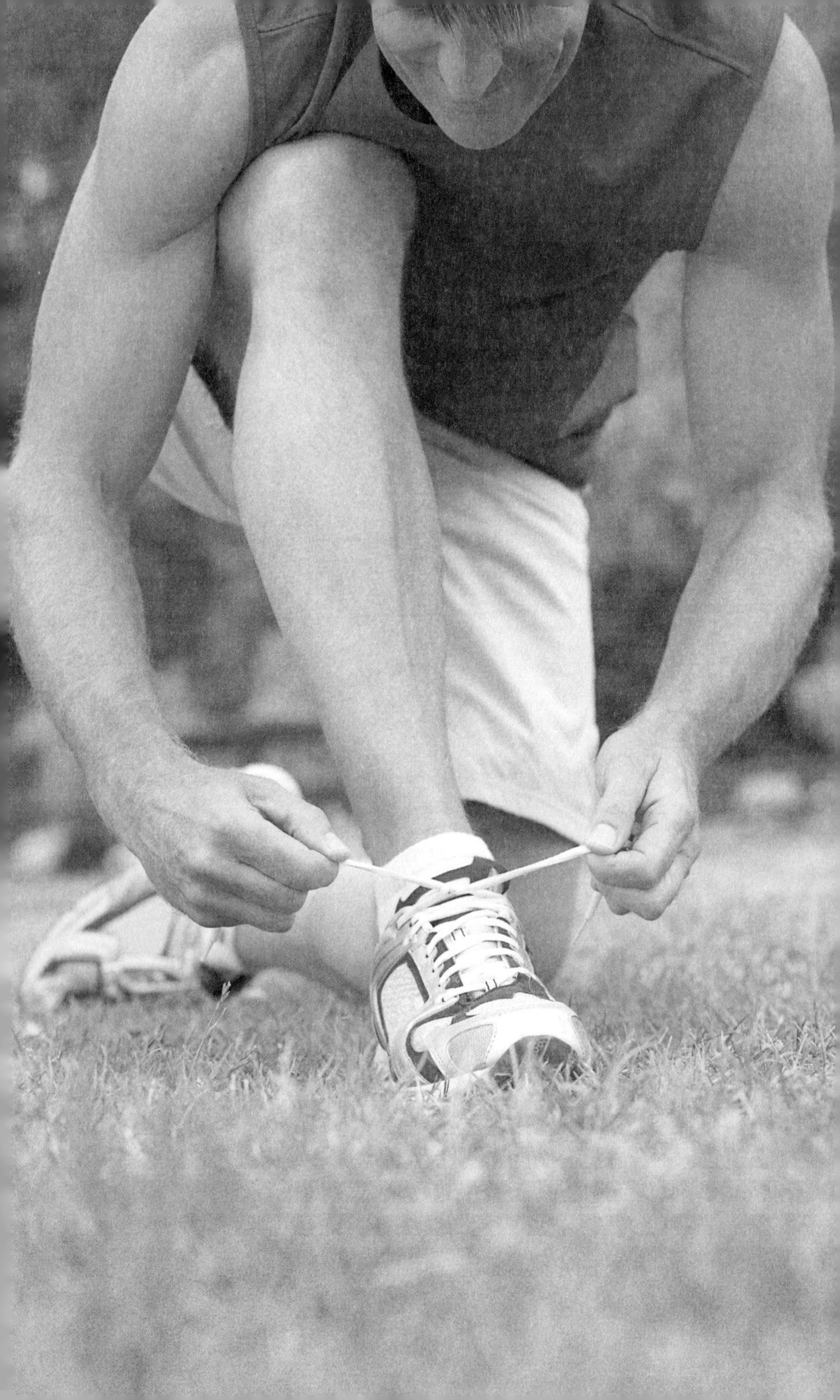

Bluttuning und das Wunder der Heilung

Sie wollen Heilung. Oder noch mehr? Sie wollen das Blut der Sieger. Und Sie wissen bereits, wie natürliches Bluttuning funktioniert. Wunderbar! Ihr Wollen und Ihr Wissen sind die ersten Schritte in die richtige Richtung. Damit Sie es wirklich auch wagen, jetzt loszulaufen in Ihr gesundes Leben, finden Sie in diesem Kapitel eine Fülle von Geschichten aus meiner Praxis. Und aus dem Forum unter www.strunz.com. Es sind Ihre Bluttuning-Geschichten. Es sind Wunder der Heilung, die Mut machen.

So stoßen Sie das Wunder an

Weihnachten 2014 habe ich so eindeutig und klar gesehen wie selten zuvor, wie angewandte molekulare Medizin Wunder wirkt. Buchstäblich Wunder. Da besuchte mich ein Experte in meiner Praxis. Experte deshalb, weil er über einen 30-jährigen Leidensweg mit sieben Operationen und geschätzten 100 000 Euro Therapiekosten berichten kann.

Der Mann litt an seinen Nasennebenhöhlen. Seit seiner Kindheit hatte er permanent Infekte, wurde ständig mit Antibiotika behandelt. Siebenmal (tatsächlich siebenmal!) wurde er wegen seiner Nasenpolypen operiert. Seltsam: Keiner der Ärzte wurde dabei stutzig. Niemand. Nur der Patient selbst. Der die Nase gestrichen voll hatte von der Flickschusterei der Schulmedizin. Und gerne mal wissen wollte, was wirklich dahintersteckt.

Also hat der junge Mann den Weg nach Roth auf sich genommen, sein Blut unter die Lupe legen und sich alle Werte erklären lassen. Wichtig: Und die komplette Blutanalyse verstanden. Noch wichtiger: Und die Defizite aufgefüllt. Damit hat er sich selbst das Weihnachtsgeschenk seines Lebens gemacht. Und auch mir ein persönliches Weihnachtswunder geschenkt. Staunen Sie mit:

> *»Passend zum 24.12. war die Nase wieder frei und von Polypen nichts mehr zu spüren. Unglaublich – und das schon nach zwei Wochen – oder besser gesagt nach einem 30-jährigen Leidensweg mit sieben OPs und mit geschätzten 100 000 Euro Therapiekosten. Am liebsten würde ich eine Rundreise zu den ganzen Experten starten und … Jedenfalls hat sich meine Lebensqualität ver-x-facht. Und das motiviert, weiterzumachen! Herzlichen Dank, dass Sie der Pharmaindustrie den Rücken gekehrt haben und zu Ihren Patienten ehrlich sind!«*

Nicht nur der Patient, auch ich empfinde das als kleine Sensation. Und weiß daher, dass es uns gelungen ist, die Medizin wieder auf die Füße zu stellen. Die ursprüngliche Idee zu erfüllen: Heilung. Nicht Behandlung. Heilung. Nicht Operation.

Manchmal braucht es mehr als NEM

Richtig erkannt: Ich bin ehrlich zu meinen Patienten. Und deshalb muss ich an dieser Stelle einmal deutlich betonen: Die Einschätzung, »dass Sie der Pharmaindustrie den Rücken gekehrt haben«, stimmt nicht so ganz. Ich benutze Pharmaka. Kurzfristig. Einige wenige Tage. Außerordentlich hilfreich. Zur Umstimmung des aus der Bahn geratenen Systems, wenn Sie so wollen. Aber mit Heilung hat die Pharmaindustrie nichts zu tun. Echte Heilung kommt von Ihnen selbst. Und zwar dann,

- wenn Sie Ihre Haltung verändern und die *Verantwortung* für Ihr Leben übernehmen,
- wenn Sie alles veranlassen, was *schulmedizinisch* notwendig ist (schwere Entzündungen abschalten, Tumor entfernen usw.),
- wenn Sie Ihre *Blutwerte* erstens messen lassen und zweitens konsequent in Ordnung bringen,
- wenn Sie aus tiefstem Herzen *glauben* und vertrauen, dass alles gut werden kann,
- und wenn Sie Ihren Lebensstil ändern und konsequent umschalten auf die gesunde *Ernährung,* die genau zu Ihnen passt, auf regelmäßige *Bewegung* und aufgeräumte *Gedanken.*
- Ein Quäntchen *Glück* obendrauf schadet nicht.

Verborgene Schätze

Also: Heilung ist möglich. Essenziell auf dem Weg zu Ihrer Heilung ist die Analyse Ihrer Blutwerte. Zentral innerhalb dieser Blutanalyse ist Ihr *Aminogramm.* Also die Analyse Ihrer Aminosäuren. Der essenziellen, der lebensnotwendigen Bausteine sämtlicher Körperstrukturen. Noch einmal: sämtlicher Körperstrukturen. Gut. Längst verstanden. Intuitiv wird jeder von Ihnen jetzt annehmen, dass solch eine Messung, weil hilfreich, auch üblich sei. Genau das ist aber nicht der Fall. Das Aminogramm nämlich ist ein Schatz, der vielen Medizinern bisher verborgen geblieben ist. Und selbst denen, die diesen Schatz heben wollen, oftmals verborgen bleibt. Weil das Labor auf dem Deckel sitzt und zu träge ist, sich auch nur ein wenig zu bewegen. Das schreibt mir eine Ärztin:

> *»Mein Patient hat seit fünf Jahren Schmerzen in den Muskeln, kann nicht mehr richtig laufen, pilgert von Arzt zu Arzt. Diagnose: ›Sie haben nichts, wahrscheinlich der Stress im Beruf.‹ Weil ich es genau wissen wollte, forderte ich im Labor ein Aminogramm an und telefonierte dazu mit dem Laborarzt: ›Ich hätte gerne ein Aminogramm. Machen Sie das?‹ Der Laborarzt schluckte einmal und sagte mir dann blasiert: ›Was soll das sein?‹ Ich: ›Eine Bestimmung der Aminosäuren im Serum des Patienten.‹ Er: ›Ach so. Eine solche Exotenanalytik machen wir hier nicht. Das müssten wir irgendwo andershin senden. So was zu messen ist ja auch vollkommen überflüssig und bringt gar nichts. Lediglich bei Kindern mit einer Stoffwechselstörung kann so was mal sinnvoll sein. Und das würde ich dann auch Ihrem Patienten sagen, dass das rausgeschmissenes Geld ist.«*

Eigentlich komisch: Jeder Laborarzt weiß ja eigentlich, dass in jeder Apotheke Tryptophan verkauft wird und Arginin. Er weiß, dass das Schilddrüsenhormon aus Phenylalanin entsteht. Er weiß auch, dass das komplette Immunsystem aus Aminosäuren aufgebaut wird. Und doch misst er reflexartig immer wieder Eisen. Immer wieder Cholesterin. Und hält sich an die kümmerlichen Werte, die hierzulande als normal angesehen werden. Das ist die Macht der Gewohnheit.

Ein Jammer. Denn Sie wissen genau wie ich, dass Medizin sehr viel genauer arbeiten kann. Gezielter. Effektiver. Tiefgreifender. Und in Zukunft wahrscheinlich noch besser. Denn es gibt noch viel verborgenes Wissen in Sachen Molekularmedizin. Es gibt noch viele neue Wege zur Heilung.

Weil es einfach funktioniert …

Sie wissen das. Und viele von Ihnen lassen sich von der oftmals bornierten, auf OPs und pharmafixierten Schulmedizin nicht mehr abspeisen. Sie stoßen das Wunder der Heilung selbst an. Und das auch (dafür bewundere ich Sie), wenn Sie gar nicht »krank« sind. Sondern schlicht und ergreifend noch fröhlicher, noch leistungsfähiger und noch souveräner sein wollen.

Ein solches Ansinnen kommt in der Wald-und-Wiesen-Hausarztpraxis natürlich gar nicht zu Wort. In der Universitätsmedizin ist es ebenfalls unüblich. Dabei kann sich Bluttuning ganz banal und handfest auswirken. Lesen Sie selbst:

> *»Bluttuning hat bei mir perfekt funktioniert! Gestern beim Marathon bin ich eine 3:15 gelaufen. Das war der 68. Platz bei ca. 770 Teilnehmern. Erstaunlich ist, dass ich letztes Jahr, bei exakt gleicher Trainingsvorbereitung, mit Mühe und Not eine 3:30 geschafft habe. Jeder Hobby-Marathonläufer über 50 Jahre weiß, dass eine Steigerung von 3:30 auf 3:15 verdammt viel ist!*
> *Jetzt kann kommen, was will, mich haut nichts mehr um.«*

»Der ist ja übergeschnappt?«, denken Sie im Stillen? Nein, nein. Ein ganz normaler Typ. An ihn erinnere ich mich gut. Da ging's um Stress und seine Folgen, um Nervosität, um fehlenden Antrieb, um mangelnde Motivation. Wie ich diese Begriffe liebe! Weil ich weiß: Kann man ändern. Kein Problem.

Hier war's in erster Linie Magnesium und Arginin. Dazu noch ein paar Kleinigkeiten. Resultat: 15 Minuten schneller. Jeder von uns Hobbyläufern weiß: ein kleines Wunder. Aber entscheidend war hier etwas ganz anderes: mehr Selbstbewusstsein, mehr Selbstsicherheit, mehr Souveränität.

Können wir zusammenfassen in einem einzigen Wort:

Bluttuning.

SCHON GEWUSST?

Kranke Blutkörperchen? Tuning hilft auch hier

Krank werden wir, wenn wir zu wenige Vitalstoffe im Blut haben. Wenn uns Viren oder Parasiten befallen. Aber auch, wenn die Blutkörperchen selbst krank werden oder bestimmte Abläufe im Blut nicht funktionieren. Wie in den folgenden Beispielen:

Hämophilie: Das Wort setzt sich zusammen aus *haima* für Blut und *philia* für Neigung. Neigung zum Bluten. Heißt leider auch: Verbluten. Denn die Fähigkeit der Blutgerinnung fehlt ganz oder ist empfindlich gestört – wobei dieser Defekt *vererbt* wird und hauptsächlich bei Männern auftritt. Erste Vermutungen über die Krankheit kursierten schon seit dem 5. Jahrhundert nach Christus. Das verantwortliche Gen fand man erst 1984. Die politische Geschichte Russlands und Europas ist sogar davon beeinflusst: Hämophilie trat im 19. Jahrhundert im englischen Herrscherhaus auf, wurde von dort nach Russland und Spanien vererbt. Der letzte russische Zar litt ebenfalls an der Bluterkrankheit und ließ sich aus diesem Grund von einem Geistheiler namens Rasputin beraten. Der dann die Novemberrevolution 1917 mit anschob ...

Die »Bluterkrankheit« lässt sich nicht heilen. Doch das Verbluten lässt sich verhindern, wenn die jeweils fehlenden oder defekten Faktoren für die Blutgerinnung substituiert werden. Auch das können Sie als Bluttuning verstehen. Die meisten von Ihnen werden es zum Glück nicht brauchen.

Anämie: Bedeutet zu wenig rotes Blut. Zu wenig Hämoglobin. Damit wird zu wenig Sauerstoff in Körper und Gehirn transportiert. Die Folge: Müdigkeit, Kopfschmerzen, Kurzatmigkeit, blasse Haut, Schwindel. Die häufigsten Ursachen von Anämien in unserer Überflussgesellschaft sind auf Mangelernährung zurückzuführen. Genauer: Mangel an Eisen, Folsäure und Vitamin B_{12}. Wobei Eisenmangel die häufigste Ursache ist. Daneben kann es auch zu einer Anämie kommen, wenn

Sie unter einer chronischen Erkrankung leiden – zum Beispiel unter einer Infektion oder unter einem Tumor.

Leukämie: Leukämie kennen Sie unter dem Namen »Blutkrebs«. Wurde schon 1845 erstmals beschrieben. Es gibt verschiedene Formen der Leukämie – die medizinischen Bezeichnungen richten sich nach der zellulären Zusammensetzung und nach dem Verlauf der Krankheit. Von der Krankheit befallen wird übrigens nicht nur das Blut selbst, sondern auch das blutbildende System (Knochenmark) und die lymphatischen Organe. Ausgelöst werden Leukämien durch ganz unterschiedliche Ursachen: Mutagene (Strahlung, Chemie), Viren, Mutationen, Defekte in den Chromosomen.

Gut zu wissen: Sie können etwas tun gegen Leukämie bei Ihren Kindern: Forscher aus dem Torontos Hospital for Sick Children haben systematisch die gesamte Literatur von 1960 bis Juli 2005 durchgeforscht. Gesammelt wurden Studien über den Zusammenhang von Multivitamineinnahme der Schwangeren und Krebsarten der Kinder. Zwei »blinded independent reviewer«, also unabhängige Fachleute, haben die Artikel nach wissenschaftlicher Qualität beurteilt. Gefunden wurden 61 einwandfreie Studien, von denen schlussendlich sieben auch die kritischsten Einwände überstanden. Sieben Artikel aus 45 Jahren also. Der sensationelle Befund war, dass werdende Mütter, die Multivitamine nehmen, das Risiko für drei Krebsarten bei ihren Kindern senken können. Es fanden sich

- ein 47-prozentiger Schutzeffekt gegen das Neuroblastom,
- 39 Prozent weniger Leukämiefälle,
- 27 Prozent weniger Gehirntumore.

Heißt für Sie: Gegen Leukämie hilft Bluttuning. Und zwar schon, bevor Ihr Kind auf die Welt kommt.

Antrieb: Das Adlerprinzip

Sie kennen meine Rede von der schwer schuftenden, kurzsichtigen Ameise und vom smarten, souveränen Adler. Wer möchte nicht lieber ein Adler sein? Was Sie vielleicht noch nicht kennen: Manchmal ist es nur ein einziger Vitalstoff, der Sie von der Ameise zum Adler werden lässt. Ein einziger kleiner Stoff in Ihrem Blut. Zum Beispiel Vitamin D.

Abheben mit dem Sonnenvitamin

Wenn Sie dem Ameisenhaufen entkommen, wenn Sie von ganz unten kommend wieder Hoffnung schöpfen, wenn schlimmes Leid verschwindet und Sie beginnen, befreit durchzuatmen und Ihre imaginären Schwingen auszubreiten … dann werden Sie poetisch. Und zwar gekonnt. Dann fallen (für mich) unvergessliche Sätze:

> *»Ich habe das Gefühl, jemand hätte mir die Tür eines dunklen Kellers geöffnet, in dem ich zwei Jahre lang gefangen war. Ich fühle mich jetzt schon wieder, als könne ich Bäume ausreißen, wenn ich das jetzt noch fünf Tage weitermache, brauche ich keinen Gärtner mehr!«*

Diese Sätze hat mir eine Biologin aus Herne weitergeleitet. Die mindestens so viel weiß wie ich und deshalb manchen von Ihnen als Heilpraktikerin hilft. Wirklich hilft. Sie hatte diese Patientin begleitet, die ihren Alltag nicht mehr schaffte, morgens nicht mehr aus dem Bett kam, immer mehr Gewicht zunahm, sich kreuzunglücklich und sterbenskrank fühlte. Die Hausärztin fand nichts, wollte sie zum Psychotherapeuten schicken.

Wer will schon im Keller leben?

Dabei war es nur das D. Das Sonnenvitamin lag auf einem tiefbetrüblichen Level von 16 ng/ml. Statt bei 40 bis 80 ng/ml. Heißt: Emotionen alle im Keller. Ganz logisch. Nach fünf Tagen Einnahme von Vitamin-D-Kapseln (20 000 I.E., ja doch, so viel!) ging die Sonne wieder auf. Auch ganz logisch.

Da wurde einem Menschen geholfen. Von einer klugen Biologin. Wohlverstanden: weder von vielen Ärzten noch von der Hausärztin. Nur: Ganz so langweilig ist die Geschichte nicht gewesen, der spannende Teil kommt noch:

Die Biologin hatte gedrängt, dass doch bitte die Hausärztin den Vitamin-D-Spiegel bestimmen möge. Wollte die aber nicht. Meinte stattdessen: »16 ng/ml ist völlig normal.« Die Biologin klärt die Patientin auf: viel zu tief. Sie möge bitte ein Vitamin-D-Rezept abholen. Und gibt der Patientin den entsprechenden Artikel von M. Holick aus dem *New England Journal of Medicine* mit. Und was passiert?

> *»Die Ärztin wirft einen kurzen, abschätzigen Blick auf den Artikel und sagt: Ich orientiere mich nicht an Veröffentlichungen aus dem Internet. Ich richte mich nach den Grenzwerten meines Labors, und diese geben 4 ng/ml als untersten Normwert an. Sie haben keinen Mangel, und deswegen bekommen Sie auch kein Rezept.«*

Das war's. Medizin in Deutschland. Kein Vorwurf: Wir Mediziner, auch ich, haben das so gelernt. Wenn wir nichts dazulernen wollen, bleiben wir leider im Keller sitzen. Und unsere Patienten auch.

Gönnen wir uns lieber Molekularmedizin. Holen wir uns die Sonne zurück. Manchmal reicht dazu ein einfaches, kleines D.

Geheimnis Interferon

Natürlich mache nicht nur ich mir Gedanken darüber, wie so etwas funktioniert. Seit wir die geradezu unheimliche Eigenschaft von Vitamin D kennen, den körpereigenen Superabwehrstoff Interferon zu produzieren, ahnen wir ja: Das Ganze läuft über das Immunsystem. Habe ich von Hochleistungssportlern gelernt: Wenn die einmal monatelang versagen, steckt fast immer ein Virus dahinter, mit dem dieser überforderte Körper nicht mehr fertig wird. Weil das Immunsystem zu schwach ist.

Das vermutete ich auch bei einem sportlichen Mann, der immer wieder zu mir kam. Immer wieder über Müdigkeit klagte, über schlechte Kondition, der nur mit maximaler Überwindung in die Laufschuhe kam. Bei hervorragendem Aminogramm! Und jetzt auch noch »Kurzatmigkeit«, also eine Art von Luftnot. Das war mir zu viel. Also griff ich zu meiner ganz persönlichen Drei-Schritt-Notmaßnahme für derartige Fälle:

1. *Massive Dosis* von Vitamin D. 100 000 Einheiten!
2. *Fachliteratur,* damit er selbst nachrechnen kann.
3. *Suggestion:* »Probieren Sie das drei Tage aus, die Wirkung *muss morgen* eintreffen.«

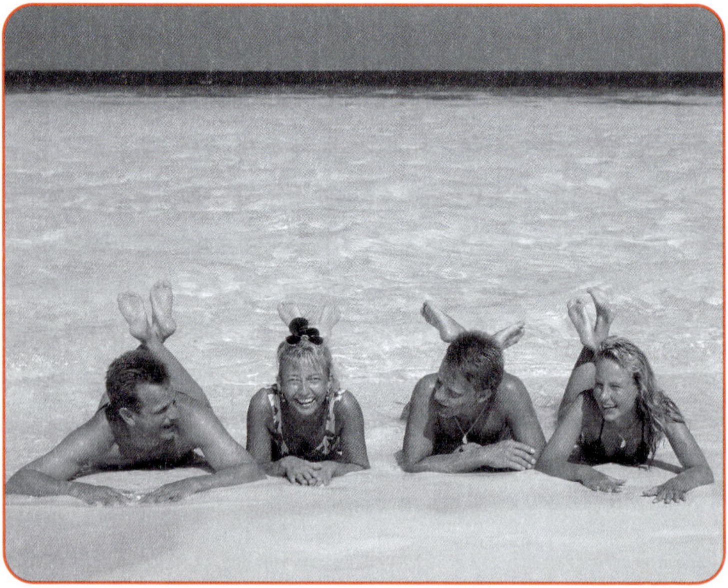

Ab in die Sonne! Vitamin D wirkt wahre Wunder.

Hat offenbar geholfen. Jedenfalls beweist das sein Anruf, auf ehrlichstem Fränkisch:

> *»Schon nach drei Stunden war alles viel besser, ich bin wach und motiviert. Nach einem Tag war die Atmung wieder völlig normal. Des is der Hammer!«*

Wenn Sie mehr wissen wollen, googeln Sie nach Fachbeiträgen von Dr. med. Anna Dorothea Höck. Wenn es um Vitamin D geht, weiß sie alles.

Glücksfaktor Eiweiß

Antrieb bekommen Sie natürlich nicht nur über Vitamine. Wissen Sie ja. Aminos brauchen Sie natürlich auch. Wissen Sie. Was Sie oft nicht wissen, was Sie in die Verzweiflung treibt: Das kann dauern. Ein Jahr. Länger noch. Warum? Weil Sie keine Maschine sind. Vielleicht dauert es eben etwas länger, bis Sie die Defizite aufgefüllt haben. Vielleicht müssen Sie zwischendurch nachmessen lassen, um zu verstehen, wo sie sich immer noch verstecken. Die Defizite. So wie bei dieser Dame auf der Suche nach dem Glück:

> *»Ihrem Einnahmeplan bis heute folgend ist mein Mann topfit und fühlt sich auch pudelwohl. Bei mir sind die Heißhungerattacken zum Glück seit einiger Zeit weg, ich wurde nach Einnahme von Tryptophan allerdings immer todmüde … Mein Allgemeinbefinden ist jetzt gut. Sämtliche Viren und andere Krankheiten, die unsere Kinder angeschleppt haben, sind an mir vorbeigegangen. Das ist schon mal SUPER!*
> *Ein Gewichtsverlust hat sich leider nicht eingestellt, schon gar nicht ein Verlust an Körperfett (25 %). Das Fett, das hauptsächlich an den Beinen und Po festsitzt, will mich nicht verlassen.*

Womit ich noch nicht ganz zufrieden bin, ist mein Antrieb, Stimmung etc. Oft bin ich auch müde und k.o. Was kann man weiterhin tun?«

Weitermachen, auch wenn es dauert

Die kurze Mail beschreibt einen Verlauf. Sie lernen, dass es der jungen Dame anfangs ganz dreckig ging. Jetzt zwar deutlich besser, aber noch lange nicht zufriedenstellend. Also … messen wir nach. Nur drei Beispiele aus dem Aminogramm, die für sich sprechen.

	Anfangs	Jetzt	Normal	Dr. Strunz (Vergleich)
PHE (µmol/l)	40	59	51–109	155
TRY (µmol/l)	24	35	36–125	97
ARG (µmol/l)	78	89	110–180	156

Was diese Zahlen bedeuten:

- PHE heißt das Antriebshormon Dopamin. Ihr Antrieb, Ihre Lebensenergie. Von grauslich tief (40 µmol/l) auf immerhin 59 µmol/l angestiegen. Das ist Normalbereich. Mein Wert liegt bei 155 µmol/l. Sie wissen schon: Adlergefühl. Können Sie auch haben.
- TRY ist Ihr Glückshormon Serotonin. Ihre Souveränität, Ihr Abstand. Ihre innere Ruhe. Von grauslich tief (24 µmol/l) auf immerhin 35 µmol/l angestiegen. Meins liegt bei 97 µmol/l. Sie wissen schon: Wer will schon im Keller leben? Ich jedenfalls nicht. Sie wahrscheinlich auch nicht.
- ARG ist die Durchblutung, auch des Gehirns. Von grauslich tief (78 µmol/l) auf immer noch betrübliche 89 µmol/l angestiegen. Normal beginnt ab 110 µmol/l. Mein Wert liegt bei 156 µmol/l. Übrigens: Auch das können Sie haben.

So viel zur Suche nach dem Glück. Kann die Dame noch gar nicht haben. Also: Weiter auffüllen. Und auch noch mal nachmessen.

Wenn der Zahnarzt glücklich klingelt

Es war ein Montag. Es war sieben Uhr morgens. Nicht gerade die Uhrzeit, zu der man sich einen Anruf vom Zahnarzt wünscht. Hat meiner trotzdem getan. Und mir ohne jede Begrüßung mitgeteilt, dass er jetzt wisse, was Glück sei.

> *»Jetzt bin ich 42 Jahre geworden und weiß heute erst, was Glück heißt.«*

Am Montag in der Früh! Was passiert war: Der Zahnarzt hatte mich besucht, um Läufer zu werden. Das tun viele. Im Unterschied zu vielen aber meint dieser Zahnarzt das, was er sagt. Nimmt das Leben ernst. Der wurde wirklich Läufer. Und ist schon sechs Monate später seinen ersten Marathon gerannt. In München. Kam nach 42 Kilometern ins Ziel und … wusste, was Glück ist.

Endorphine satt

Weil er richtig gelaufen ist. Stichwort Wettkampfpuls. Weil er nach 3:36 Stunden ins Ziel gelaufen ist mit maximaler Endorphinausschüttung. Endorphine. Körpereigenes Rauschgift. Unvergleichlich. Das ist Glück, meinte er.

Merkwürdig. Ich kannte den schließlich. Fit, beliebt, erfolgreich. Zwei Kinder, wohlgeraten. Ich dachte immer, der wisse, was Glück sei. Doch Pustekuchen: Der Zieleinlauf im Marathon, die maximale Endorphinausschüttung hat alles geschlagen, was der Zahnarzt bisher erlebt hatte. Manche von Ihnen werden ja bereits die gleiche Erfahrung gemacht haben: Laufen beim richtigen Puls über längere Zeit schafft rauschartige Glückszustände. Tiefste Zufriedenheit.

Das Glücksgeheimnis

Wenn's nur immer wahr wäre. Unvergesslich bleibt mir ein Leserbrief:

> *»Seit 20 Jahren laufe ich, aber Glück habe ich nie erlebt.«*
> *»Armer Hund!«, dachte ich da.*

Der kannte das Geheimnis des Glücks eben nicht: Wenn Sie Glückshormone, wenn Sie Endorphine freisetzen wollen, müssen Sie die erst einmal haben! Man kann ja nur freisetzen, was man hat! (Das ist wie mit dem Geld auf der Bank.)

Und was brauchen Sie da? Schon wieder: eine Kette von Aminosäuren. Ein Protein. Ein Eiweiß. Simpel, schlicht, einfach. Und wenn Sie eine der notwendigen Aminosäuren – oder auch mehrere – zu wenig haben, dann haben Sie eben zu wenig Vorrat an Endorphinen und können praktisch nichts freisetzen. Auch nach 20 Jahren Laufen nicht.

Wir haben soeben ein wesentliches Prinzip von Lebenserfolg, Lebensenergie und Lebensfreude kennengelernt: Die Menschen streben blind nach dem Ziel, Endorphinen, dem Glück. Und vergessen oft einmal die notwendige Basis, die Aminosäuren, das Eiweiß. Die Basis der Endorphine also sind Aminosäuren. Und die müssen Sie erst mal haben. Haben viele von Ihnen nicht. 80 Prozent von Ihnen zeigen deutliche Mängel an Aminosäuren, die Sie für die Bildung von Endorphinen brauchen. Woher ich das weiß? Weil ich das seit 17 Jahren routinemäßig bei jedem, der meine Praxis besucht, messe. Also Tausende von Ihnen durchgemessen habe.

Glück kann man essen

Zum großen Glück kann man Aminosäuren essen. Die heißen nämlich Fleisch oder Fisch. Oder Quark. Oder Eier. »Ess ich doch, Herr Doktor.« Höre ich seit 40 Jahren. Ich spare mir die Debatten. Ich messe. Ich messe in Ihrem Blut die für Lebensglück, Lebensenergie und Lebensfreude entscheidenden Substanzen. Die Aminosäuren. Baustoffe für Ihren Antrieb.

Ganz ehrlich? Wenn es um derartiges Glück geht, dann lasse ich mich auch gerne von meinem Zahnarzt anrufen, Montag in der Früh um sieben.

Lästige Allergien loswerden

Ich tue ja eigentlich gar nichts. Sie sind es doch, die jeden Tag in meiner Praxis Großartiges leisten. Sie beweisen mir täglich, dass Heilung möglich ist. Auch bei Allergien. Bei Nahrungsmittelunverträglichkeiten. Bei Asthma. Heilung ist möglich. Genau darum geht's. Beispiele gefällig?

> *»... in Ihrer Praxis sagte ich nur: Ich möchte mein allergisches Asthma loswerden. Wünsche mir, wieder mehr essen zu können. Meine vielen Zipperlein, Symptome und Beschwerden erklärte ich mir ausschließlich mit meinen vielen, vielen Allergien und dem stressigen Alltag einer großen Familie.«*

Schluss mit den Zweifeln

Was tu ich da? Messen. Nicht philosophieren, nicht gute Ratschläge geben, keine neuen Medikamente verschreiben, sondern einfach messen. Und aufgrund der Messwerte eine kleine Liste mit Vitalstoffen ausarbeiten, die bisher Mangelware waren. Und zu Folgendem geführt hatten:

> *»Allergisches Asthma bronchiale, fast permanentes Frösteln mit Schwitzen, quasi ständige Erschöpfung, Herzklopfen, Kurzatmigkeit bei der kleinsten Belastung, Heuschnupfen, Blähbauch, Unterleibsschmerzen und latente Kopfschmerzen, Cortison und Antihistamine – Angst vor dem nächsten Infekt und Verzweiflung über all die zu meidenden Allergene, Gewichtsverlust ...«*

Nach dem Ausgleich der Defizite, oder sagen Sie: nach dem Bluttuning, sah die Lage ganz anders aus:

> *»Kein Heuschnupfen, obwohl Hauptallergenzeit, nach 14 Tagen mein Cortison sowie Tabletten komplett abgesetzt, und nach drei Wochen kann ich täglich vier Kilometer laufen – einfach so und ohne Muskelkater! Lungenfunktion laut Lungenfacharzt von 80 Prozent mit Cortison auf 109 Prozent ohne Medikamente!! Zuversicht auf ein normales Leben, denn ich vertrage schon einige kreuzallergene Lebensmittel wieder besser und habe Appetit auf mehr. Was ich jetzt alles an einem Tag wieder schaffe! Einfach traumhaft!«*

Nun ja. Solche Geschichten kennen Sie ja schon. Für mich wirklich wichtig sind die positiven Nebenwirkungen. Auf der mentalen Ebene. Das Ende des Zweifelns und Grübelns. Das Endlich-wissen-Warum. Drückt diese Patientin so aus:

> *»Vor allem glaube ich nicht mehr, ich sei vielleicht verrückt oder gar ein Hypochonder. Ich lasse mir auch nicht mehr sagen: ›Sie sind halt Allergikerin, aber dafür geht es Ihnen doch noch ganz gut …!‹ Das Zweifeln hat ein Ende. Alle meine Beschwerden und Symptome waren körperlich begründbar, und ich befinde mich auf dem Weg der Heilung!!«*

Sehen Sie: Das ist ein Beweis. Da brauche ich keine Studie mit 80 000 Teilnehmern und Fragebögen, sondern nur diesen Brief. Denn Ärzte vergessen immer: In der Praxis sitzen ihnen keine 80 000 Versuchsteilnehmer gegenüber, sondern ein einziger Patient. Und dieser eine Patient hat das gute Recht, geheilt zu werden. Soweit möglich. Und nach meiner – ich gebe zu, auch mir neuen – Erfahrung ist das fast immer möglich.

Zusammenhänge sehen

Viele Allergiker sind mehrfach gebeutelt: Neben Autoimmunerkrankungen, Nahrungsmittelunverträglichkeiten, Gelenkschmerzen und Problemen mit der Haut haben sie eben auch noch Heuschnupfen. Auch noch Asthma. »Arme Würstel.« Sie kennen meinen saloppen Spruch dazu, aber Sie wissen auch, dass ich ehrlich mitfühle.

Deshalb schaue ich – ganz anders als die hoch spezialisierten Experten für Lunge, für Gelenke, für Magen und Darm – den ganzen Patienten an. Und freue mich, wenn Sie sich selbst auch so sehen. Ganz. Und Ihre gelesenen Bücher so klug einsetzen, um sich selbst ganz zu heilen. So wie diese Zahnärztin:

»Die Lektüre von ›Warum macht die Nudel dumm?‹ fasst in effizienter Weise alles noch mal allgemein verständlich zusammen, was ich mir in den letzten 15 Jahren angelesen habe und durch eigenes Ausprobieren bestätigt fand.
Im Jahr 2000 wurde bei mir MS diagnostiziert, der Neurologe hatte bei der Verkündung der Diagnose schon Taschentücher bereitgelegt, ich war aber einfach nur froh, keinen Hirntumor zu haben.
Medikamente (Immunmodulatoren) wollte ich nicht nehmen, und auf Nachfrage in der Klinik, was ich an meinen Lebensumständen ändern könnte, hieß es nur, ich sollte ja nichts ändern, um keinen Schub auszulösen.
Auch meine Frage nach Zusammenhängen zwischen MS, Allergien, Asthma, Struma, Gebärmuttermyom, rheumaartigen Beschwerden und Nahrungsmittelunverträglichkeiten wurde als nicht relevant abgetan.
Also sparte ich mir nach der hoch dosierten Cortisontherapie und 2 x Kontroll-MRT die weiteren Kontrollen und machte mich auf die Suche. Währenddessen ging es mir insgesamt ziemlich schlecht, ich war energielos, musste mich nachmittags während meiner Sprechstunde (ich bin

Zahnärztin) hinlegen und nahm ständig an Gewicht zu, obwohl ich regelmäßig Sport trieb und vermeintlich (!) gesund – sprich fettarm – aß.
Schließlich fand ich einen Arzt, der den Anstoß gab, dass sich alles änderte. Zunächst wurden meine Mikronährstoffe, die komplett im Keller waren, ergänzt, dann HWS-Blockaden behandelt und die Ernährung umgestellt auf Leben ohne Brot. Innerhalb eines halben Jahres hatte ich 10 Kilo abgenommen und mein Normalgewicht zurück. Was aber noch viel genialer war: Mein Asthma war weg, und ich vertrug wieder Lebensmittel, hatte keine Gelenkschmerzen mehr.«

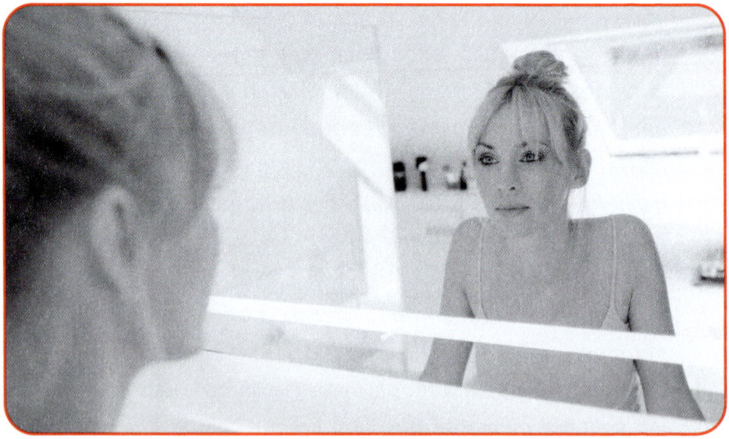

Heilung über Nacht. Auch das ist möglich.

Was wir daraus lernen? Bluttuning killt Allergien. Bei dem einen hilft ein Tuning mit Aminos, bei einem anderen hilft hoch dosiertes Vitamin C. Hier war es eine neue, radikal andere Grundhaltung zum Essen: »Unser täglich Brot lass ich weg!« Es gibt nicht das eine Rezept für alle. Fakt ist (eine Weisheit aus Köln): »Jeder Jeck is anders.« Auch jedes Bluttuning folgt individuellen Besonderheiten.

Autoimmunerkrankungen lindern

Freuen Sie sich. Sie leben in einer wundervollen Zeit. Neben Frieden und ziemlichem Wohlstand genießen Sie die Möglichkeit, sich per Internet Wissen zu beschaffen. Dieser Zugang hat die Medizin dramatisch verändert. Immer öfter sitzen mir Patienten gegenüber, die – auf ihre Krankheit bezogen – mindestens so viel wissen wie ich. Oft mehr. Beeindruckend. Zum Beispiel bei Multipler Sklerose.

Multiple Sklerose verliert ihren Schrecken

Mehr und mehr. Weltweit. Die Krankheit ist so schrecklich, dass sich mögliche Heilungsvorschläge wirklich herumsprechen. Und wenn ich persönlich felsenfest überzeugt bin, dass Multiple Sklerose heute heilbar ist … dann hat das genauso felsenfeste Gründe. Nämlich:

- Ich habe mich belesen.
- Ich habe es ausprobiert.
- Meine Patienten bestätigen Heilung.

Auf der Uni habe ich dergleichen nicht gelernt. Darf ich immer und immer wieder betonen, um Ihnen Mut zu machen. Auch Ihr Hausarzt hat dergleichen nicht in seiner Ausbildung gelernt. Also müssen Sie ein Resignieren, ein Schulterzucken wirklich nicht akzeptieren.

Eine Weltsensation

Über Multiple Sklerose haben Sie ja hier schon öfter gelesen. Besonders wichtig: Sie haben Briefe von Betroffenen gelesen. Die sich fröhlich und zufrieden geäußert haben. Also Besserung erfahren haben. Und wenn es bei denen klappt, warum nicht auch bei Ihnen?

Erst kürzlich fand ich diesen Brief im Forum (11.02.2015). Ich finde: eine Weltsensation. In ein paar kleinen Sätzen. Bitte erlauben Sie:

»Ich habe die Diagnose Ende 2013 bekommen und war zwei Wochen später bei Dr. Strunz, der mir ketogene Ernährung empfahl. Aminosäurendefizite sollte ich durch regelmäßigen Eiweißkonsum (auch Eiweißpulver) ausgleichen. Habe seitdem nichts mehr von der Krankheit gespürt, und alles hat sich zurückgebildet. Ich nehme keinerlei Medikamente (also keine Basistherapie etc.). Ebenfalls ganz wichtig: Der Vitamin-D-Spiegel sollte gut eingestellt sein. Ich hatte einen unterirdisch schlechten Vitamin-D-Spiegel, obwohl ich über längere Zeit täglich 5000 I.E. genommen habe. Erst durch eine massive Vitamin-D-Aufbau-Kur konnte ich einen guten Wert erreichen (gut zu wissen: Die zusätzliche Einnahme von Magnesium und Vitamin K2 bei hoch dosierten Vitamin-D-Gaben ist wichtig). Ich nehme z. Z. 100000 I.E. in der Woche und habe dadurch einen super Spiegel.«

Das Geheimnis wahrer Gesundheit

Mehr geht nicht. Mehr wollen Sie ja auch gar nicht. Dass jeder ernsthafte, kritische, nicht wohlmeinende Arzt selbstverständlich anführt: »Aber die Krankheit ist doch noch vorhanden!«, ist zwar richtig, aber nicht relevant. Solange Sie MS nicht spüren, ist MS nicht wichtig. Solange mein Sohnemann von seiner Neurodermitis nichts spürt, ist ihm das Ganze gleichgültig. Solange mein Sohnemann an seinem Asthma nicht mehr leidet, ist ihm Asthma schnurzpiepe.

Das Gleiche gilt für die Krebszellen, die im Blut eines jeden Menschen herumschwimmen. Bei jedem! Solange Ihr Immunsystem stark genug ist, solange Sie die Krebszellen nicht auch noch mit Lollis und Limo füttern, merken Sie nichts davon. Das ist das ganze Geheimnis wahrer Gesundheit.

Was Hashimoto mit Brusthaaren zu tun hat …

Auch Hashimoto ist eine weitverbreitete Autoimmunkrankheit. Immer wieder Thema im Forum, immer wieder in meiner Praxis, immer wieder Mails zu »Hashi«. Zum Beispiel die unten stehende: klare Gedanken, klare Sprache, jähes Verständnis. Da hat ein Mensch zugehört und mit ungewöhnlich wachem Verstand umgesetzt. Ergebnis?

> *»Vor fast zwei Jahren kam ich wegen meiner Unfähigkeit abzunehmen zu Ihnen. Dass ich zwei Wochen nach meinem Termin wieder in Kleidergröße 36 passte, wurde zur Nebensache. Denn viel wichtiger war, dass ich durch das Auffüllen meiner Defizite mit gezielten Nahrungsergänzungsmitteln und ketogener Ernährung (bedeutet für mich ca. 20 g KH pro Tag) endlich die Symptome meines Hashimotos losgeworden bin. Dieser Hashimoto hatte viele Jahre lang Pingpong mit meinem Körper, aber vor allem auch meiner Seele gespielt.*
> *Von Zeit zu Zeit nehme ich mir gerne meine Blutwerte zur Hand. Vor einem halben Jahr wurde ich nochmals stutzig. Sie hatten vermerkt, dass ich kaum Testosteron im Blut hatte. Ich suchte mir einen guten Arzt in meiner Nähe und ließ mich wieder testen. Weder Testosteron noch DHEA noch Progesteron. Dieser Arzt verschrieb mir eine bioidentische Testosteronsalbe, und ich muss sagen: Mir geht es hervorragend. Wie bei vielen anderen Hashimoto-Patienten auch kann mein Körper leider kein Testosteron herstellen. Sie waren der erste Arzt, der es für nötig hielt, mein freies Testosteron zu messen. Andere Ärzte haben immer abgewunken: ›Testosteron … Sie sind doch eine Frau! Wünschen Sie sich etwa Brusthaare?‹ Hier noch mal ein herzliches Dankeschön an Sie, der Testosteronmangel bei Frauen wichtig nimmt!«*

Auch für Testosteron im Frauenkörper gibt es Normalbereiche. Es ist nun mal ein himmelweiter Unterschied, ob Sie 0,1 oder 2,1 pg/ml im Blut haben. Entweder Sie wollen und Sie können. Oder Sie können nicht und Sie wollen auch gar nicht mehr. Was wollen Sie?

... und mit Omega-3

Hashimoto und Testosteron hängen also unmittelbar zusammen. Aber nicht nur. Auch hier drängelt sich wieder Omega-3 auf die Bühne. Wird sehr klar und einleuchtend beschrieben in dieser Mail:

> *»Sie verschrieben mir hoch dosiertes Omega-3. Vor ein paar Wochen quälte mich eine Bindehautentzündung. Aus diesem Grund nahm ich eine Woche lang sechs Omega-3-Kapseln eine Woche lang, jeden Tag ... Nach Tag 1 war die Bindehautentzündung verschwunden, aber jetzt kommt erst der Knaller: Der Zufall wollte es, dass ich genau nach dieser hoch dosierten Woche einen Termin beim Endokrinologen hatte. Durch den Hashimoto liegen meine Antikörper immer um die 700 (Normalbereich: bis 60). Ich fiel fast vom Stuhl, als ich sah, dass meine Antikörper von 700 auf 90 gesunken waren! Das ist der absolute Wahnsinn. Denn gerade wegen dieser Antikörper verlieren Hashimoto-Patientinnen oft das ungeborene Kind. Man sucht immer nach Möglichkeiten, die Antikörper im Blut zu drücken, aber dass es so einfach ist!«*

Ich lese und lerne. Bisher kannte ich Wunderheilungen der Hashimoto-Schilddrüsenentzündung durch Vitamin D. Einleuchtendes Prinzip. Aber Omega-3? Das war auch für mich neu. Dass der Mensch auf drei Beinen steht. Bisher galt für mich Eiweiß und Vitamine. Seit wenigen Jahren weiß ich: nicht zwei, sondern drei. Eiweiß, Vitamine & Co., Omega-3. Alle drei gleichermaßen lebensentscheidend. Soll heißen: Wenn eines fehlt, können Sie lange auf Ihr Wunder warten.

»Ich bin doch kein Psycho!«

Darf ich Sie einmal an die Hand nehmen und eine halbe Stunde in mein Sprechzimmer entführen? Sie teilnehmen lassen an Freud und Leid eines Mitmenschen? Natürlich ein ganz besonders exemplarischer Mitmensch, der im Behandlungszirkus der Resignationsmedizin keine Chance hatte. Was nicht nur ärgerlich ist, sondern dramatisch: Eine schlecht oder falsch behandelte Depression kann zum Suizid führen. Hören wir also gut zu:

> *»Ich fühle mich in Not. Habe ständige Ängste. Fühle mich überflüssig. Furchtbar müde und erschöpft. Ich war schon bei vielen Ärzten und auch schon stationär in der Psychiatrie.«*

Abhilfe? Psychopharmaka. Daraufhin (daraufhin!) quälten den Patienten Suizidgedanken. Seine Tabletten hat er dann lieber weggeworfen. Das war vielleicht (das ist fraglich!) ein guter erster Schritt, löste aber das Problem nicht.

Gesundheit für die Seele

Ganz ehrlich: Ich bin froh, dass der Patient es gewagt hat, einen Naturwissenschaftler um Hilfe zu bitten. Der dann helfen konnte. Verstehen Sie mich nicht falsch: Im Prinzip ist gegen Gespräche und Tabletten nichts einzuwenden, wenn sie denn jemanden vom Suizid abhalten. Was wir aber brauchen, sind nachhaltige Lösungen. Ein gesunder Körper hilft der Seele, ebenfalls wieder gesund zu werden. Umgekehrt ist es schwierig: Wie soll die Seele sich wieder aufschwingen können, wenn sich der Körper auf den Status »tiefste Depression« eingependelt hat? Richtig: Das geht nicht.

Auch Depression zeigt sich im Blut

Was tut man also? Messen. Auffüllen. Staunen. Fangen wir an mit dem Messen. Es zeigten sich folgende Lücken:

- *Ein deutlicher Mangel an Tryptophan. Heißt wenig Serotonin im Blut. Wird von den Kollegen ja auch blind vermutet (deshalb die Tablette). Wir aber messen das lieber.*
- *Ein massiver Mangel an Zink. Nur Zink kann aus sowieso wenigem Tryptophan wenigstens ein Restchen Serotonin produzieren.*
- *Ein deutlicher Lithiummangel. Wir wissen, dass Völker mit niedrigem Lithiumspiegel eine höhere Selbstmordrate haben ... Weshalb messen wir dann nicht?*
- *Ein abgrundtiefer Vitamin-D-Spiegel. Der Zusammenhang zwischen Vitamin-D-Mangel und Depression ist durch Studien gesichert.*

Wenn Wissenschaft Wunder wirkt

So also arbeitet der Molekularmediziner. Sprich: der Physiker. Der Naturwissenschaftler. Dieser Körper, diese Seele musste einfach schwer depressiv sein. Mitleidige Worte sind ja richtig und gut, aber können doch ... Blutwerte nicht verändern! Ein Lithiummangel ist nun mal ein Lithiummangel. Der verschwindet nicht durch Gesundbeten. Bei einem solchen Fall kann man, hier muss man gezielt helfen. Und das tun wir.

Wissen Sie, was das Schlimmste daran war? Der junge Mann war gertenschlank, muskulös, Langstreckenläufer, lief seit Jahrzehnten täglich. Und hat sich wirklich bemüht.

Sie kennen meinen Trick. Ich sehe den ganzen Fall, diesen traurigen Ablauf bewusst seitenverkehrt: Was für eine Riesenchance! Ein Glück, dass Medizin etwas Wunderbares ist. Dass die wissenschaftlich orientierte Medizin weiß und helfen kann.

Pharma – oft ein Drama!

Die auf Pharma fixierte Medizin kann es oft nicht. Wissen Sie, was man da versucht? Man versucht, das richtige Hormon Serotonin im Gehirn anzureichern. Die Idee stimmt. Indem man mit der Pille die Resorption von Serotonin blockt. Die Wiederaufnahme hemmt.

Bloß: Wenn gar keins da ist? Kein Serotonin vorhanden ist? Was möchte man dann eigentlich blocken mit der Tablette? Solch simple Fragen stellt ein Wissenschaftler. Leider kein Arzt. Und dass gar kein Serotonin da war, haben wir soeben bewiesen. Mit der Messung von Tryptophan und Zink.

Das Leben ist wirklich einfach. Der Mensch ist aus Molekülen aufgebaut. Auch Glück ist ein Molekül. Sie glauben mir offenbar immer erst dann, wenn Sie's selbst erfahren haben. Nun, das akzeptiere ich. Es geht mir auch so. Und es kann sogar Pharmareferenten so gehen.

Eine Welt aus Pillen

Deren Welt besteht aus Pillen. Über kurz oder lang glauben sie an Pillen. Und greifen – wenn die Leistungsfähigkeit, wenn das Lebensglück nachlässt – selbst zur Pille. *Déformation professionelle,* sagt der Franzose. Berufsschaden. Trotz dieser ungünstigen Voraussetzungen verschlägt es immer mal auch einen Pharmareferenten zu mir nach Herzogenaurach ins Seminar. Und zur Blutmessung. Da reden wir ja nicht nur, wir tun ja auch was. Zum Beispiel Lithium und Vitamin D auffüllen, außerdem Zink und Magnesium.

Und siehe da – kurze Zeit danach überrascht mich diese Mail:

> *»Ich habe die Produkte meines Arbeitgebers (Pharmafirma) selbst geschluckt. Und nach dem Seminar in Herzogenaurach im Juni Medikamente gegen folgende Krankheiten abgesetzt:*
>
> - *Gicht*
> - *Diabetes*
> - *Bluthochdruck*

- *Depression (zwei Produkte)*
- *Cholesterin*

Resultat: Ich habe 13 Kilo Gewicht abgesetzt. Und an einer ›bipolaren Störung‹ leide ich auch nicht mehr. Ja, ich bin gesund, und jetzt laufe ich.«

Das war's auch schon. Drama pur. Ich möchte das ja gar nicht, aber das ist doch schon wieder eine schallende Ohrfeige ins Gesicht der Schulmedizin …

Im Forum unter www.strunz.com fand ich übrigens später noch folgende Geschichte – ich vermute, es handelt sich um genau den gleichen Pharmareferenten, der hier schreibt:

»Meine schlimmsten Medikamentenerfahrungen: Ich hatte leicht erhöhte Harnsäurespiegel. Mein damaliger Hausarzt gab mir ein neues Medikament. Folge: massive Veränderungen der Leberwerte für zwei Jahre. Das zweite Desaster war ein Mittel gegen Depression: wieder was ordentlich auf die Leber und die Psyche = schlapp, müde, antriebslos. Ob mir das bei einer ›bipolaren Störung‹ unbedingt helfen würde? ›Bipolar‹ war da wohl doch mehr meine Neurologin, die das eigenmächtige Absetzen als ›manische Krise‹ titulierte. Heute bin ich hellwach – genieße meine ›Krise‹, die zum Normalzustand geworden ist.
Was sagte ein schlauer Mensch: Würde man 95 Prozent aller Medikamente vom Markt nehmen, gäbe es kaum noch Kranke! Viele meiner ehemaligen Kollegen (Pharmareferenten, Regionalleiter, Außendienstleiter) haben mitbekommen, dass ich mich auf dieser Seite über meine frühere Branche (Pharmaindustrie) sehr auslasse. Befreundeten Kollegen wurde doch angeraten, den Kontakt zu mir abzubrechen, da ich ein ›Nestbeschmutzer‹ geworden sei.

Da gibt es eine ›quasi Anweisung‹. Also: Jede Zeile, die ich hier schreibe, ist ein aufrichtiger, mitleidiger Gruß an meine früheren Kollegen!«

Dem habe ich nichts hinzuzufügen. Außer einem Glückwunsch zu außerordentlichem Mut!

Besser Tryptophan

Eine Erklärung bin ich Ihnen noch schuldig: Was hat nun Tryptophan mit Ihrem Glück zu tun? Die Geschichte geht so:

L-Tryptophan ist eine essenzielle Aminosäure. Der Körper kann sie nicht selbst herstellen, sie muss über die Nahrung oder Nahrungsergänzungsmittel aufgenommen werden. Haben Sie diesen Wunderstoff nicht, werden Sie quasi automatisch traurig.

Was ist da los? Zwei Enzyme werkeln nacheinander an L-Tryptophan und lassen so das Wohlfühlhormon Serotonin entstehen. Das passiert in den Zellen Ihrer Darmschleimhaut und in Ihrem Gehirn. Beide Produktionsstätten sind wichtig, da Serotonin bei der Übermittlung von Nervensignalen im gesamten Körper gebraucht wird. Weil aber das in der Darmschleimhaut produzierte Serotonin nicht ins Gehirn transportiert werden kann (dazwischen steht die strenge Blut-Hirn-Schranke), muss sich das Oberstübchen sein Serotonin selbst machen.

Das ist der Grund, warum Serotoninpillen nicht helfen können. Der Stoff bleibt an der Grenze hängen! Kommt am Ort der miesen Gedanken gar nicht an! Also brauchen Sie L-Tryptophan aus Ihrer Apotheke. Plus Zink. So kommt im Hirn Freude auf. Die Souveränität im Alltag. Ein zentraler Begriff. Jahrelang habe ich an jedem Wochenende vom »Chefhormon« erzählt. Wie man das in seinem Körper anfluten lassen kann und so … Abstand gewinnt. Innere Heiterkeit. Souveränität. Ich hab's ja selbst erlebt mit 45 Jahren. Erst.

Noch ein Weg zum Glück: Anstrengender Ausdauersport kurbelt die Produktion von Serotonin an. Sie können dann plötzlich aus der gleichen Menge L-Tryptophan weit mehr Serotonin herstellen als auf dem Sofa. Das ist Epigenetik! Mit Ihren Laufschuhen tun Sie Ihren

Genen Gutes – und Ihre Gene bedanken sich dafür bei Ihnen. Mit purem Glück.

Ständig Heißhunger?

Viele von Ihnen suchen das Glück ja ohne Laufschuhe. Im Küchenschrank. In der Schokoladenkiste. Sie gestehen es mir oft verschämt. Im Praxiszimmer. Es beginnt zunächst mit der Bestätigung:

> *»Doktor, verstehe ich alles. Kohlenhydrate stoppen die Fettverbrennung. Sollte ich also einschränken oder ganz darauf verzichten. Aber wissen Sie was: Immer abends krieg ich solch einen Heißhunger auf etwas Süßes …«*

Sie brauchen sich nicht zu schämen. Sie sind in bester Gesellschaft. Die Amerikaner kennen hier den Fachbegriff *craving.* Scheint also etwas Übliches zu sein.

Nicht in meinen Augen. Ich halte sehr viel, wie Sie wissen, von der medizinischen Wissenschaft. Nicht von der Schulmedizin. Also schlage ich das Buch *»Neurowissenschaften«* (Bear, 2009) auf. Und finde dort auf Seite 558 den entscheidenden Satz:

> *»Ungenügende Tryptophanmengen könnten die Ursache für das beim Menschen beobachtete Phänomen der Kohlenhydratsucht sein.«*

Wir sind ein bisschen weiter. Wir wissen: Könnten nicht nur, sondern sind es sogar. Jedenfalls heile ich regelmäßig Ihren Heißhunger auf Süßes, indem ich den Serotoninspiegel anhebe. Mit Tryptophan. Bekommen Sie rezeptfrei, frei verkäuflich in jeder Apotheke. Sie kennen auch die Dosis: ein paar Gramm abends. Wenn Sie es genau wissen wollen: Zwischen 3 Gramm und 20 Gramm hab ich alles schon selbst problemlos getestet.

Natürlich habe ich dabei Hintergedanken. Ich lese nämlich im gleichen Buch auf der gleichen Seite den Satz:

> *»Erhöhte Tryptophanmengen im Gehirn korrelieren mit einer besseren Gemütsverfassung, verminderter Ängstlichkeit …«*

Sie lesen hier die biologische, die handfeste Begründung von Depression und Angstzuständen. Sie lesen hier, weshalb der führende Psychotherapeut Deutschlands, Prof. Dr. Holzboer, diese seelischen Zustände Stoffwechselkrankheiten nennt. Da stimmen die Moleküle nicht. Und das kann man messen und beheben. Behauptet er seit 25 Jahren.

Serotonin ist, wie Sie wissen, das sogenannte Glückshormon. Entsteht aus Tryptophan. Ein erhöhter Serotoninspiegel schützt vor Depression, wie die Pharmaindustrie weiß. In diesen Mechanismus versucht sie ja mit Chemie einzugreifen. Kratz ich mir immer den Kopf: Weshalb nicht auf natürliche Weise anheben? Antwort klar: Kostet zu wenig.

Weshalb das Ganze von zentraler Bedeutung im Gesundheitswesen ist? Weil laut europäischer Erhebung jedes einzelne Jahr in Europa 38 Prozent der Menschen eine solche psychische Störung erleiden. 38 Prozent jedes Jahr! Hätten Sie das gedacht?

Nicht alles ist »stressbedingt«

Störungen können sich sehr seltsam äußern. Zum Beispiel mit »Kribbeln«. Mit diesem Wort können Sie einen Arzt erschrecken. Weil der als grundsätzlich anständiger Mensch von vornherein ahnt, dass er hier ziemlich hilflos ist, dass seine Ausbildung, sein Beruf ihn hier im Regen stehen lässt. Weil: Kribbeln ist nicht Juckreiz. Gegen Juckreiz kann man etwas tun. Aber Kribbeln?! Sie ahnen, dass jetzt gleich eine typische Fallbeschreibung kommt.

Sehr gesunde junge Frau. Lebt seit 15 Jahren *forever young*. Läuft. Berlin-Marathon. Vor zwei Jahren Zeckenbiss und prompt Borreliose.

Aber tadellos behandelt. Wochenlang Doxycyclin, bis die Titer im Blut abgesunken waren. Leider davon unabhängig: seit Jahren Kribbeln in den Unterschenkeln außen. Auf beiden Seiten. Laut Orthopäde: keine Ursache erkennbar. Seit Mai Kribbeln jetzt auch im Gesicht, am Kopf. Und los geht die übliche Odyssee:

> *»Der Augenarzt findet nichts. Der Zahnarzt reißt vorsichtshalber die Weisheitszähne. Der Neurologe findet nichts. Im Kernspin (Gehirn, MS!) nichts zu sehen. Schlussfolgerung all dieser Ärzte: Stress.«*

»Stressbedingt«. Kennen Sie auch diese Diagnose? Stimmt immer und stimmt nie. Denn selbst wenn richtig, könnte man ja helfen. Nur: einer Marathonläuferin? Die auch meditieren kann? Die sich extrem richtig ernährt? Was bleibt der noch übrig? Kann ich Ihnen sagen: Molekularmedizin.

Und was finden wir? Man kann's ja fast voraussagen: dicke Fehler im Aminogramm, ein entleerter Eisenspeicher. Kennen wir das nicht? Stichwort »Restless legs«. Diffuses Kribbeln ohne Ursache. Denn Histaminintoleranz war selbstverständlich ausgeschlossen. Allergie war ausgeschlossen. Sogar Ebstein-Barr-Virus war ausgeschlossen. Ich hoffe sehr, dass ich von dieser Patientin noch einen Wunderbrief bekomme.

Stress jedenfalls ist im Blut messbar. Burnout genauso. Glauben Sie nicht? Dann schauen Sie mir über die Schulter – auf einen typischen Arztbrief aus meiner Praxis:

> *»Ihr Aminogramm hat sich verschlechtert, die Zufuhr der meisten Aminosäuren hat abgenommen. Leider. Und zwar so sehr, dass jetzt sechs Defizite aufscheinen. Heißt üblicherweise Burnout. Ich muss Ihnen nichts darüber erzählen, dass das Leben ein Gleichgewicht ist.*
>
> - *Betrüblich das tiefe MET, das Krebsgene stumm stellt.*
> - *Dann fehlen jetzt alle drei BCAA, wichtig für die körperliche Ausdauer.*

- *Knapp PHE, Ihr Antriebshormon Dopamin.*
- *Zu tief THR als Ausdruck verletzter Blutgefäße.*
- *Viel zu tief ARG, das Ihre Durchblutung steuert.*
- *Dann fehlt PRO, nötig für den Knorpelaufbau.*

Alle diese Defizite verschwinden, wie Sie wissen, durch häufigere kleine Eiweißmengen. Das mag sein Fleisch, Fisch, Eiweißpulver ...«

Löcher stopfen, Burnout abschalten

Sind die Löcher gestopft, ist typischerweise auch der Burnout weg. Diese Perspektive mag ich. Mag ich viel mehr als das Philosophieren über Burnout. Oder das Mutmaßen, ob da nicht »bloß« eine Erschöpfung vorliege, ob das nicht vielleicht »bloß« eine Depression sei, ob man in diesem oder jenem Fall tatsächlich von »echtem« Burnout sprechen könne. Die philosophische Hilflosigkeit spiegelt sich dann in der Therapie wider. Therapie heißt in der Regel kürzertreten, auf Kur gehen oder die klassische Methode: Psychopharmaka schlucken.

Was häufig überhaupt nichts bringt. Weil sich überhaupt nichts verändert hat: Der stressige Chef ist noch der gleiche, die gnadenlose Weltweitkonkurrenz hat sich auch nicht geändert, der Kindergarten streikt, das bayerische Abitur hält die ganze Familie in Atem, die Schwiegermutter zieht um, die elektronische Dauerkommunikation zerrt an den Nerven, und daneben soll sich jeder noch, bitte schön, erfolgreich selbst verwirklichen. Das ist das zur Normalität gewordene Überforderungsprogramm. Das Programm, das sich mit herausragenden Blutwerten zwar auch nicht perfekt beherrschen, aber doch recht souverän ertragen lässt. Mit Abstand.

Burnout-Bild im Blut

Fehlen Aminos, ist der Abstand weg. Der Adler wird zur Ameise. Schuftet sich krumm und verzweifelt dabei. Burnout. Müsste nicht sein. Denn Fakt ist: Burnout ist messbar. Wir tun's einfach. Und finden immer wieder ein klassisches Muster in der Blutanalyse:

- **Hormonelles Ungleichgewicht.** Heißt chronisch erhöhtes Stresshormon Cortisol und chronisch erniedrigtes Testosteron, also dauerhaft zu wenig Antrieb. Die beiden Hormone gehören zusammen. Dabei ist das Wort chronisch wichtig: Kurzfristig erhöhtes Cortisol ist bei Hochleistungssportlern durchaus erwünscht und steigert die Leistung. Fragen Sie mal einen Tour-de-France-Gewinner. Aber chronischer Stress erschöpft den Körper. Cortisol sinkt dann sogar auf Dauer wieder ab: Keine Reserven mehr. Sodass in einem späten Stadium von Burnout sogar beide Hormone auffällig tief sind.

- **Ein erschöpftes Immunsystem.** Gehört immer dazu. Und wie misst man das? Am einfachsten auf einem kleinen Umweg. Unser häufigstes Virus (95 Prozent der Bevölkerung) ist das Epstein-Barr-Virus. EBV. Mononukleose. Pfeiffersches Drüsenfieber. Und bei erschöpftem Immunsystem finden sich die Abwehrtiter gegen das Virus chronisch erhöht. Also nicht kurzfristig, wie es normal ist, sondern eben anhaltend. Das Immunsystem wird damit nicht mehr fertig. Heißt bei Sportlern, dass eine Profi-Marathonläuferin auch nicht mal mehr 50 Meter joggen kann. Das muss man sich mal vorstellen. Da bekommt man tiefes Mitgefühl mit Burnout-Patienten.

- **Ein trauriges Aminogramm.** Also massive Defizite bei den neun essenziellen Aminosäuren. Der Grundstruktur unseres Körpers und der meisten Hormone. Also ein Mangel an Tryptophan und damit depressive Stimmung, ein Mangel an Phenylalanin und damit fehlender Antrieb, keine Motivation, keine Lebenslust (Noradrenalin). Tiefe Spiegel der drei BCAA und damit zu wenig Kraftwerke in den Zellen. Und natürlich ein inkompetentes Immunsystem. Das besteht schließlich aus reinem Eiweiß, sprich Aminosäuren.

Erinnern Sie sich? Die essenzielle Aminosäure Phenylalanin wird im Körper erst zu Tyrosin, dann zu Dopamin, Adrenalin und Noradrenalin. Das letzte Glied in dieser Kette: Das ist der gesunde Spannungszustand. Das ist das Ende von Depressionen und Angstzuständen. Das ist Wachheit, Leistung, Energie. Was Sie sich in Form von rezeptfreiem Tyrosin in jeder Apotheke kaufen können. (Kleiner Tipp: Nüchtern einnehmen, nicht weniger als 3 bis 5 Gramm.)

Das selten zu findende Wissen um den analytischen Zugang zum Burnout blüht glücklicherweise langsam, langsam auf. So lesen wir in einem Artikel der *Salzburger Nachrichten* (April 2012) doch tatsächlich:

> *»Beim Ermitteln des Burnout-Syndroms mittels Bluttest kann man in den allermeisten Fällen eine sogenannte Mitochondriopathie feststellen, das bedeutet eine beschränkte Energiegewinnung. Die Körperenergie funktioniert daher nicht mehr reibungslos. (…) Das Gefühl, nicht mehr weitermachen zu können, ist ein typisches Burnout-Symptom und die Folge von akutem Nährstoffmangel.«*

Nach meiner Erfahrung wohl eher chronischem Nährstoffmangel. Aber sei's drum: Langsam, langsam, langsam spricht sich's rum.

Burnout durch Virus

Doch auch beim Thema Burnout gilt wieder der uralte Spruch: »Der Mensch hat Läuse und Flöhe.« Betonung auf »und«. Denn neben dem chronischen Nährstoffmangel haben wir eine weitere, sehr ernste Ursache für die weltweite Seuche Burnout-Syndrom. Und zwar: Virusinfektionen.

Sie staunen? Ich auch. Doch ist es Fakt. Neben dem HI-Virus grassieren heute erheblich häufig auch das Epstein-Barr-Virus, das Zytomegaliesyndrom und das Herpesvirus 6. Sie alle bringen das Immunsystem völlig durcheinander. In der Folge leiden Sie dann unter

- Müdigkeit bis hin zu chronischer Erschöpfung,
- Depression,
- Anfälligkeit für weitere Infekte.

Hintergrund sind also messbar erhöhte Virustiter. Dahinter steckt also das zu schwache Immunsystem. Kaum bekommen Sie das in den Griff, sind Sie wieder gesund und belastbar. Eigentlich kein Wunder.

Mit Haut und Haaren

Ich vergleiche Ihre Gesundheit ja gerne mit der Gesundheit der Rehe, die täglich in meinem Garten spazieren. Weniger gerne mit einem gut gepflegten Auto. Dieser mir eigentlich unangenehme Vergleich hilft an dieser Stelle aber einen Schritt weiter.

Lackschäden

Also: Wenn Sie beim Händler ein rostiges Auto mit Lackschäden vor sich haben: Wollen Sie das dann kaufen? Nein. Warum? Weil Sie intuitiv wissen, dass nicht nur der Lack ab ist, sondern auch mit den inneren Werten wahrscheinlich gar nichts mehr stimmt. Mit neuem Lack ist es nicht getan, deshalb lassen Sie gleich die Finger davon. Gut so.

Jetzt zu Ihrer Haut. Wenn Sie Ekzeme, Akne, Muttermale, Neurodermitis (ganz zu schweigen von Pilzflecken und kahlen Stellen) vor sich haben: Was machen Sie dann? Creme darauf schmieren. Warum? Weil Ihnen Ärzte und Pharma erzählen, dass Öle, Gifte und andere seltsame Substanzen mit geschützten Spezialnamen aus der Marketingabteilung irgendwie helfen, besonders wenn sie ziemlich teuer sind. Und helfen sie? Nein. Warum? Weil Schäden am Lack, also an Ihrer Haut, immer in Zusammenhang stehen mit Ihren inneren Werten – gemeint sind Ihre Blutwerte.

Kranke Haut ist kein Hautproblem, sondern ein Gesundheitsproblem des Menschen insgesamt. Deshalb muss man nicht (oder zumindest nicht nur!) die Haut mit allerlei Salben zuschmieren, sondern den ganzen Menschen behandeln. Schon allein deshalb, weil ja Haut von innen nach außen wächst. Salbe ist also ein nicht ganz zu Ende gedachter Ansatz.

Tschüss, unheilbares Ekzem!

Dachte ich schon als Student. Denke ich auch heute. Und nicht nur ich. So schreibt mir ein junger Mann über sein »unheilbares« Hautekzem:

> *»Ich habe seit 2001 ein Ekzem auf meinem rechten Unterarm, mit dem ich bei drei Hautärzten war und im Lauf der Jahre viele Rezepte für Salben etc. bekommen habe. Das Ekzem war schuppig, juckte und war hässlich anzusehen ... Nachdem Sie so stark die Wichtigkeit von Omega-3 betont haben, habe ich dann täglich 15 Gramm eingenommen, und mein Ekzem war nach einer knappen Woche restlos verschwunden. Mein Vater nannte es ein Wunder.«*

Wunder. Soso. Ich nenne das molekulare Medizin. Omega-3. In der richtigen Dosis. Entscheidend ist das Wort »richtig«. Gilt für jedes Vitamin. Gilt für jeden Vitalstoff. Erwischen Sie zu wenig, könnten Sie sich die Mühe auch gleich sparen.

Pickel braucht kein Mensch

Sie sind klein und gemein: diese fiesen roten Pusteln, die das hübsche Gesicht von Millionen jüngerer Mitmenschen verunzieren. Sodass die jeden Morgen beim Blick in den Spiegel verzweifeln. Und sich schämen. Und nicht weiterwissen. Die Lösung? Habe ich im Forum gefunden:

> *»Ich habe meinen täglichen Vitaminschub beibehalten: Orthomol, Omega-3 und – ganz wichtig – 50 mg Zink. Und siehe da: Ich habe keine Akne mehr! Seit der Pubertät plagt mich dieses lästige Übel, und ich bin immerhin schon 33. Weg ist sie!!!! Drei Wochen Zink, und Tschüss, Akne!«*

Genauso ist das. Zink baut nicht nur neue Haut auf, Zink tötet Hautbakterien. Indem es das Immunsystem maximal steigert.

Andere Wege führen zum gleichen Ziel. Zum Beispiel der nach Italien. Will sagen: Akne kann auch in Rimini verschwinden. Schuld daran ist aber nicht das schöne Italien, sondern das UVB-Licht. Die Sonne macht's. Plus Vitamine. Plus häufig auch Zink. Also Tschüss, ihr Pickel. Euch braucht doch kein Mensch.

Muttermale auch nicht. Manche haben ja unzählig viele davon. Und viel Angst. Lassen beinahe monatlich kontrollieren, fotografieren, herausschneiden. Grundsätzlich eine gute Idee, denn wer will schon einen Hautkrebs übersehen. Aber: Denken Sie an den Autolack. Es lohnt sich, *hinter* die Oberfläche zu blicken. Also große Blutanalyse. Abweichungen finden, auffüllen. Resultat:

> *»Was ich Ihnen noch sagen wollte: Die Muttermale sind verblasst, sind kaum noch erkennbar. Mein Hausarzt wundert sich. Versteht das gar nicht.«*

Natürlich nicht.

Ich bin die Laboranalyse des muttermalgeplagten jungen Mannes noch einmal gründlich durchgegangen. Woran mag sie gelegen haben, diese Wunderheilung? Ganz ehrlich? Auch ich kann hier nur vermuten: Vielleicht lag es am viel zu niedrigen Vitamin D, am viel zu niedrigen Methioninspiegel. Vielleicht haben auch andere Mechanismen ineinandergegriffen, die wir im Detail noch gar nicht kennen. Was wir aber wissen: Wenn alle Werte stimmen, dann geht es (warum auch immer) bergauf. Also: Bringen Sie bitte sämtliche Blutwerte in Ordnung. Alle.

Zwanzig Jahre Jucken

Wussten Sie, dass manche Ärzte eine Hämorrhoidensalbe verschreiben, wenn ihnen gegen Ihre Neurodermitis sonst gar nichts mehr einfällt? Wenn also nach vielen Jahren Cortisonsalbe gar nichts mehr geht? Von meinem eigenen Sohn weiß ich, wie scheußlich dieses Hautjucken ist. Ganz schlimm bei Kälte. Aber auch bei Hitze. Neurodermitis bewegt meine Seele deswegen so sehr, weil ich meinen Sohn, den kleinen armen

Wurm, jahrelang nicht anders gekannt habe. Ein ständig von Juckreiz geplagter, sich kratzender, leidender Knubbel. Prägt natürlich die Seele. Das ganze Leben.

Umso mehr freue ich mich, wenn mir ein Neurodermitis-Patient schreibt. Besser gesagt: ein Expatient. Lesen Sie selbst:

> *»Sie haben mir vor einigen Jahren Zink empfohlen. Seitdem ist die Neurodermitis weg.«*

Kürzer kann man es nicht sagen. Oft ist es einfach Zink. Auch bei meinem Sohn. Es kann aber auch Omega-3 sein. Es kann aber auch ein Multivitamin sein. Fakt ist: Neurodermitis kommt, wenn eine essenzielle Substanz fehlt. Oder mehrere. Da können Sie im Toten Meer so lange baden, wie Sie wollen. Solange Sie die Löcher nicht auffüllen, jucken Sie weiter.

Ganz schön haarig ...

Haarausfall kränkt die Seele. Man fühlt sich nicht mehr komplett. Nicht mehr jung. Irgendwie nackt. Und wenn der Haarausfall nicht aufhört, immer noch mehr zunimmt, sucht man Hilfe. Wo? In der Regel beim Arzt. Und dann beim zweiten Arzt, und dann beim dritten Arzt. Genau das hat eine junge Dame mir berichtet. Seit zwei Jahren hätte sie »zahlreiche Untersuchungen und Behandlungen« hinter sich gebracht. Alle »ergebnislos«. Leider.

Zopfausfall

Bei der Frau denkt man zunächst an hormonelle Ursachen. Hier wurde gesucht und nichts gefunden. Dennoch die Pille verschrieben. Leider kein Erfolg. Bei uns wurde sogar DH-Testosteron bestimmt. Ein Hormonabbauprodukt, das beim Mann in der Regel für Haarausfall verantwortlich ist. Das war bei ihr (zum Glück) nicht vorhanden. Und die Dame hat auch an Zink gedacht. Baut ja Fingernägel und Haare auf. Bekannt. Zink haben wir kontrolliert: guter Wert. Selten genug. Sogar ihren Vitamin-D-Spiegel hatte die Patientin auf den USA-Normwert angehoben. Weil man bei Haarausfall ja auch an eine Autoimmunkrankheit denken kann. Leider wieder keine Abhilfe.

Wenn Aminosäuren fehlen

Die Lösung? Nachdenken. Nicht Lehrbücher aufschlagen, nicht abschreiben, sondern selbst denken. Woraus bestehen Haare? Aus Keratin. Was ist Keratin? Eiweiß. Woraus besteht Eiweiß? Aus Aminosäuren. Also messen wir die Aminosäuren und finden einen ausgeprägten Mangel bei sieben von neun essenziellen Aminosäuren. Das war's dann schon. Aminosäuren kann man, wie Sie wissen, essen. Entweder in Form von Fleisch oder Fisch oder als Eiweißpulver oder Amino flüssig oder MAP. Man muss es einfach tun. Ergebnis?

Ein Brief. Soeben eingetroffen. Da lese ich dann mit roten Bäckchen:

> *»Mein Haarausfall hat mich sehr belastet, und die zahlreichen Behandlungen und Untersuchungen im Vorfeld blieben alle ergebnislos. Ihre Interpretation der Laboruntersuchung und damit die Feststellung der Defizite an essenziellen Stoffen war schließlich der Schlüssel zum Erfolg!!! ... Und tatsächlich reduzierte sich der Haarausfall, und im Verlauf kamen viele neue Haare an den kahlen Stellen nach.«*

Die E-Mail hatte übrigens einen Betreff: »Danke!« Da sage ich gerne: »Ebenfalls Danke!« Es ist für mich etwas Wunderbares, einen Menschen glücklich zu machen. Gibt es etwas Schöneres?

Zink legt den Schalter um

Es muss aber nicht immer Amino sein. Manchmal ist auch ein schlimmer Zinkmangel Grund zum Haareraufen. Wie in folgendem Beispiel:

> *»Ganze Strähnen blieben in der Bürste und an der Stuhllehne hängen. Bin in das Haarkompetenzzentrum an der*

Universität gegangen. Keine Sorge, hieß es da, so ein Haarausfall ist wie eine Tiermauser und im Frühjahr ganz normal. Es könne auch an psychisch belastenden Situationen liegen ... Fand ich nachvollziehbar, ich Schaf! Die Haare fielen weiter aus. Da erinnerte ich mich an ein Buch ... Danke: Mit Ihrer Empfehlung für unter anderem Zink haben Sie meine immerhin so um die 80 Zentimeter langen Haare gerettet. Nach nur fünf Tagen hat mein Körper den Schalter umgelegt und meine Haare wieder festgehalten.«

Solch haarsträubender Erfolg ist mir selbstverständlich. Denn ich bin Wissenschaftler. Molekularmediziner. An dem Brief freut mich der Stil. Der Schreibstil. Und die Freude, die da herausklingt.

Wundertinkturen braucht es nicht

Übrigens: Seit ich Zink nehme, wachsen meine Haare elf Millimeter die Woche. Ein unmöglicher Zustand. Wo doch der Mann an sich, gerade bei hohem Testosteron, zu eher wenig Haupthaar neigt. Das männliche Testosteron nämlich wandelt sich in das für den Haarausfall verantwortliche, schädliche Dihydro-Testosteron um. Fragt sich immer nur, wie viel davon?

Wir messen das. Und wenn das schädliche Testosteron zu hoch sein sollte, wird es einfach geblockt. Mit einer Kapsel. Es ist wirklich ganz einfach. Fast zu einfach, scheint es mir. Warum sonst glauben so viele Männer an komplizierte Wundertinkturen?

Herzens-angelegenheiten

Wenn der Patient klüger ist als der Arzt, ist ein wesentliches Ziel erreicht. Das Ziel der Selbstverantwortung. Das Ziel, mit seinem Körper und seinen Herausforderungen selbst umgehen zu können. Und den Arzt allenfalls als Ratgeber zur Seite zu haben.

Vielleicht haben Sie im Forum diesen herrlichen Beitrag gelesen zum Thema Herzrhythmusstörungen. Hatte ein junger Mann. War natürlich beim Notarzt, war im Krankenhaus, das ganze Programm. Werte waren natürlich in Ordnung. Die Medizin wusste nicht weiter.

Herzrhythmusstörungen

Da dachte der junge Mann selbst nach. Und kam zur Eigendiagnose: Magnesiummangel. Also hat er 350 Milligramm genommen, und die Herzrhythmusstörungen verschwanden. Ein wunderbares Ergebnis, aber damit war er nicht zufrieden. Und dachte weiter nach. Bis er auf den entscheidenden Zusammenhang kam: Da war doch etwas am Vortag, das man mit einer größeren Menge Alkohol höflich umschreiben könnte.

Sie kennen meinen Satz: Ein Glas Wein schwemmt Magnesium für die nächsten drei Tage so sehr aus Ihrem Körper, dass Sie es nicht mehr aufholen können. So viel zum ach so gesunden »Gläschen«.

Das eigentlich Bedenkliche an diesem Fall ist die Reaktion meines Berufsstands: Der Notdoktor warnte vorsorglich vor Magnesium. Die Rhythmusstörungen könnten ja gerade vom Magnesium kommen! Im Krankenhaus wird dann zwar Blut genommen, aber Magnesium wird konsequent nicht mitgemessen. Denn eine »eventuelle Herzerkrankung hat ja nichts mit Magnesium zu tun«. Wer will da noch durchblicken?

Können Sie sich noch an die Tatsache erinnern, dass deutsche Ärzte Probleme haben mit amerikanischer wissenschaftlicher Literatur? In der *FAZ* beschrieben. In der größten, weltweit größten medizinischen Studie, der Framingham-Studie, wird eindeutig festgestellt, dass Herzrhythmusstörungen abnehmen, je mehr Magnesium der Mensch zu sich nimmt.

Und als kleines Schmankerl: Kalium. Dieses Kalium war gemessen zu niedrig (3,5 mmol/l; normal 3,8–5,5 mmol/l; laut Strunz: bitte über 5,0 mmol/l, wenn Sie Ihr Herz schützen wollen). Der niedrige Kaliumspiegel »hat aber niemanden interessiert«.

Gesundheit ist Eigenverantwortung. Mitdenken hilft.

Vorhofflimmern

So auch im folgenden Fall: Akademiker. Kluger Mensch. Läufer. Kann nicht mehr wegen Vorhofflimmern. Viel Schulmedizin, wenig Wirkung. Vorhofflimmern heißt: Ihr Herz ist nicht zufrieden mit Ihnen. Irgendetwas stimmt nicht. So weit, so gut. Bloß was? Rätseln Sie mit:

> *»Was tut man, wenn man gesund leben will, aber der Körper es einem einfach nicht leicht macht? Mein Besuch bei Ihnen zeigte ja doch einige Mängel, an deren Beseitigung ich mit all meinen Möglichkeiten arbeite ... Nur: Wie soll ich meinen geliebten Sport ausüben, wenn in der Regel jedes zweite, dritte Mal das Laufen mit Vorhofflimmern als Beigabe endet? Wie soll ich mit solch einer Situation umgehen?*
> *Kurz und schlecht, ich weiß nicht, was ich machen soll!!! Wäre für mich extrem wichtig, und ich wäre heilfroh, wenn ich da eine Gebrauchsanleitung bekommen könnte.«*

Soso. Eine Gebrauchsanleitung. Die eine für alle. Gibt es natürlich nicht. Es gibt den Einzelfall. Also Sie. Ich schrieb dem Herrn zurück:

> *»Solange Arginin nicht stimmt, solange Zink nicht stimmt, solange Sie nicht genügend Lithium haben, solange Ihr –*

besonders wichtig – Magnesiumwert nicht bei 24 mg/l liegt, solange Sie nicht Vitamin D bei einem Level von 150 nmol/l haben … Was erwarten Sie dann?«

Bluttuning. Geht bei jedem anders. Wirkt bei allen.

Herzinfarkt

Die häufigste Todesursache betrifft Ihre Blutgefäße. Wollen Sie gar nicht lesen. Schreibe ich Ihnen aber doch noch einmal auf: Fast die Hälfte von Ihnen hat wahrscheinlich irgendwann Probleme mit dem Herzen. Herzinfarkt. Schlaganfall. Stimmt: Sie können dran sterben. Müssen Sie aber nicht. Passiert Ihnen auch nicht, wenn Sie aufpassen, dass Ihre Blutgefäße innen so glatt bleiben wie Ihre Teflonpfanne. Frei von Rissen, Entzündungen, frei von abgelagertem Lipoprotein a, frei von LDL. Also schön und gesund.

Wie kriegen Sie das hin? Sie selbst mit Ihrem stahlharten Willen und Ihren ausgetüftelten Trainingsplänen gar nicht. Aber unser heimlicher Freund kriegt das hin. Threonin. Er meldet sich zuverlässig, wenn wir etwas grundfalsch machen. Immer dann nämlich, wenn wir's falsch machen (unter chronischen Stress geraten, das Laufen vergessen, vermeintlich glücklich in Nudeltellern versinken), dann räumt Threonin auf. Macht unsere Blutgefäße wieder glatt. Macht gesund. Kittet Risse. Wird dabei aber leider verbraucht. Also sinkt der messbare Blutspiegel von Threonin. Unser heimlicher Freund schwächelt.

Wie aber wird er wieder fit? Erstens: indem Sie chronischen Stress runterschrauben durch Meditation und Omega-3. Zweitens: indem Sie Ihren Threoninspiegel hochschrauben durch gezielte und massive Einnahme. Threonin! Diese essenzielle Aminosäure ist ein sehr wichtiger Baustein für unser Immunsystem. Sie macht es nach einer Belastung wieder fit. Und schützt uns auch vor dem Herzinfarkt. Manchmal ist es so einfach.

Und noch einfacher! Als 1993 gezeigt wurde, dass Vitamin E Millionen von Menschen das Leben retten kann, schien das der Pharmaindustrie doch allzu einfach. So eine kleine, billige Vitaminpille? In diesem Moment begann der Kampf. Die Pharmaindustrie wehrte sich. Sie kennen die Sprüche: »Vitamine sind überflüssig oder sogar tödlich.« Unfug! Dass Vitamin E Ihrem Herzen helfen kann, haben Studien schon längst gezeigt:

- Das *New England Journal of Medicine* veröffentlichte in der Ausgabe vom 20.05.1993 zwei Artikel, die zeigten, dass Personen, die Vitamin E einnehmen, annähernd 40 Prozent weniger Herz-Kreislauf-Erkrankungen bekamen. Knapp 40 000 Männer und 87 000 Frauen nahmen an diesen Studien teil.
- 1996 zeigte eine placebokontrollierte Doppelblindstudie an 2002 Patienten mit verstopften Arterien ein um 77 Prozent verringertes Risiko für einen Herzinfarkt, wenn Vitamin E (400 bis 800 I.E.) eingenommen wurde (*Lancet,* Mar 23, 1996; 347: 781).

E plus C – die Super-Antioxidantien

Vitamin E also. In Verbindung mit Vitamin C (ohne das funktioniert es nicht!) ist Vitamin E ein wunderbares Antioxidans. Verhindert zu 77 Prozent den Herzinfarkt bei herzkranken Patienten. Ist in Weizenkeimöl enthalten (ja, so einfach ist das). Und zeigt Ihr Infarktrisiko sehr genau an – viel genauer sogar als Ihr Cholesterinspiegel allein. Schreibt Prof. Esterbauer:

> *»Die Ermittlung des Plasmaspiegels an Vitamin E, Vitamin A und Cholesterin ermöglicht die Vorhersage der Sterblichkeitsrate an koronaren Herzerkrankungen in der europäischen Bevölkerung mit bis zu 95%iger Sicherheit. Das ist eine relativ neue Erkenntnis, an der man jedoch nicht mehr vorbeikommt.«*

Wissen Sie, wann er das geschrieben hat? 1991. Es war damals relativ neu. Ist heute unverändert relativ neu. Oder hat Ihnen Ihr Hausarzt, Ihr Internist schon einmal den Plasmaspiegel an Vitamin E und Vitamin A gemessen?

Herzangst

Wer einmal am Herzen operiert wurde oder von einem Infarkt geschockt wieder zu sich gekommen ist, weiß genau, was das ist: Herzangst. Es ist dieses ängstliche Horchen in sich hinein, ob die zentrale Pumpe noch will. Oder doch nicht. Ob es dann aus wäre. Vorbei.

Auch gegen dieses Gefühl lässt sich etwas machen. Berichten Sie mir:

> *»Mit einer langen Anlaufzeit von fast vier Jahren mit täglich Laufen, No Carb, Meditation und NEMs habe ich die Betablocker abgesetzt. Ich messe jetzt selbst den Blutdruck, übernehme selbst die Verantwortung und lasse mich nicht mehr von der Wegelagerei der Ärzte zu Betablockern zwingen, die nachweislich mein Leben verkürzen. Das Lebensgefühl ist unbeschreiblich. Keine Angst mehr ... Sie haben recht mit der Drohmedizin. Pfui!*
> *Aber ich habe mich befreit. Nun sind sie weg, alle bösen Geister: Herzangst, Panikattacken, die schlaflosen Nächte, das mulmige Gefühl nach der dritten Runde im Wald, der ängstliche Gedanke, den Betablocker vergessen zu haben, dem Herz nicht mehr über den Weg zu trauen. Der Spuk hat ein Ende!«*

Da kann ich nur gratulieren. Und dennoch ein wenig zur Vorsicht raten. Mit dem Herzen ist nicht zu spaßen. Lassen Sie sich von einem guten Arzt beraten, bevor Sie Ihre Betablocker in die Tonne werfen. Und gegen Magnesium austauschen. Wie der sportliche junge Mann im Beispiel oben.

Herzrasen

In großer Not gibt es zwei Möglichkeiten: aufgeben oder trotzig angreifen. Hängt vom Charakter ab. Jedenfalls besuchte mich eine junge Sportlerin. Durchtrainiert. Mehr muss ich nicht sagen. Angriffslustig trotz allem. Ihre große Not?

»Herzrasen, Rückenschmerzen, Panikattacken, Angstzustände, Schwindel, Kribbeln, Weinanfälle, Muskelspannungskopfschmerz, Atemnot, ›ein Gefühl wie blockiert‹, nächtliches Schwitzen.«

Das nenne ich große Not. Und die Dame hat angegriffen. Mithilfe von Experten. Ich zitiere:

»Zahnarzt, Klinik Notaufnahme, Krankenhaus, Hausarzt, Ohrenarzt, Frauenarzt, Psychiater, Psychologin, Kieferorthopäde, Kardiologe, Hautarzt, Kinesiologe, Endokrinologe, Heilpraktiker, Orthopäde, Neurologe.«

Beeindruckt? Ich bin's. Wo hat die die Energie her? Ach ja: Wenn man zusammenfassen möchte, dann hat alles überhaupt nichts geholfen. Sie ahnen schon, wie die Geschichte weitergeht: Ihr Aminogramm bestand praktisch nur aus Defiziten. Nennt man Burnout. Hätte man schon vor Jahren aushebeln können. Hätte die lange Odyssee von Experte zu Experte nicht gebraucht. Hätte mit der Zeit und der Energie etwas sehr viel Besseres anstellen können. Manchmal bekomme sogar ich Zähneknirschen.

Und der Kreislauf läuft rund

Die Verwandlung gibt's als Geschichte von Kafka. Gibt's aber auch in echt. Menschen verändern sich komplett, ja dramatisch. Und berichten mir dann mit vielen Ausrufezeichen. Was mich natürlich neugierig macht. Was war da los? Was hat der Kerl bloß angestellt? Sie wissen es ja: Ich glaube nicht an unerklärliche Wunder. Ich weiß nur, dass wir uns über logische Naturgesetze wundern.

Blutdruck endlich normal

Wie dieser Marathonläufer. Mit auch schon so rund 60 Jährchen auf dem Buckel. Der aber immer noch durchs Leben federt. Sich selbst für gesund hält. Und der sich jetzt verwandelt hat. Der hat nämlich englische und australische Studien gelesen. Und hat daraufhin jeden Tag dreimal fünf Gramm Omega-3 eingenommen. Jeden Tag. Vier Wochen lang. Und dann ist es passiert. Wundern Sie sich selbst:

> *»1. Mein Blutdruck fiel. Wurde also normal. Er war bisher immer 130 mmHg oder höher und war jetzt 100 mmHg oder tiefer. Systolisch.*
> *2. Meine Leistungsbegrenzung ist weg. Vom Herz-Kreislauf-System. Meine körperliche Ausdauerleistung wird nur noch von der Muskulatur begrenzt, nicht mehr vom Schnaufen.«*

Ist das nicht herrlich? Ich hab's ihm erklärt. Das Hauptübel in unseren Körpern heißt Entzündung. Sie können auch freie Radikale sagen. Entzündung auch an der Innenseite der Blutgefäße. Das verletzt die, dort lagert sich etwas ab (bei jedem!), die werden starrer. Damit steigt der Blutdruck.

Omega-3 in der richtigen Dosis, hier also 15 (!) Gramm (übrigens: Die Europäische Behörde für Lebensmittelsicherheit, EFSA, hält 5 Gramm für sicher), nimmt die Entzündung aus dem Körper. Von der Innenseite der Blutgefäße. Plötzlich kann der Reparaturmechanismus, genannt Threonin, eine Aminosäure, wieder greifen. Die Blutgefäße werden wieder jung, werden elastisch und … der Blutdruck fällt. Und plötzlich könnten Sie im Sport genau die Leistung bringen, zu der Sie schon immer fähig waren. Es bloß nie gewusst haben.

Die Natur lacht uns täglich schallend aus: Der traditionelle Inuit isst sicher über 10 Gramm Omega-3 täglich. Kennt solche Entzündungen nicht. Ist uns körperlich so etwas von überlegen. Was kein Wunder ist, wenn er täglich mit dem Kajak auf das wogende Meer hinausfahren und vermutlich etwas mehr als die gesetzlich vorgeschriebenen 38,5 Wochenstunden Höchstleistung bringen muss. Damit ist er zwangsläufig das Vorbild eines Ausdauersportlers – falls in seinem Ort nicht auch längst schon ein Supermarkt aufgemacht hat.

Aber warum Omega?

Ich kenne Sie ja. Sie wollen es genau wissen. Wo ist der Beweis, dass Omega wirkt? Kann ich Ihnen liefern. Bitte:

- In der Physician Health Study wurde gezeigt, dass die Gruppe (aus vieren) mit dem höchsten Omega-3-Index das Risiko für plötzlichen Herztod um 81 Prozent verringert hatte. Für 81 Prozent dürfen Sie auch 100 sagen. Wenn Sie Omega-3 noch ein bisschen erhöhen.
- In der EPIC-Norfolk-Studie wurde gezeigt, dass mit steigender Menge Omega-3 das Risiko für Herzinfarkt sinkt. Statistisch signifikant.
- Die KUOPIO Ischemic Heart Disease Study bewies, dass 2174 Männer mit dem höchsten Omega-3-Wert im Blut das Risiko für Vorhofflimmern um 50 Prozent verringert hatten.
- Bestätigt von der Cardiovascular Health Study an 3326 Frauen und Männern, die ursprünglich gesund waren. 14 Jahre beobachtet wurden. Die mit dem höchsten Omega-3-Spiegel im Blut hatten ein um 23 Prozent reduziertes Risiko für Vorhofflimmern. Wichtig: ohne vorherige Herzerkrankung. Einfach so.

- In der Honolulu Heart Study wurde zunächst gezeigt, dass Japaner in Japan doppelt so hohe Omega-3-Spiegel im Blut haben, verglichen mit Japanern in Amerika. Herzkranzgefäßverkalkung findet sich bei 9,3 Prozent Japanern in Japan. Dagegen bei 26,1 Prozent US-Amerikanern und bei 31,4 Prozent Japanern in Amerika.

Wichtig zu wissen: Entscheidend ist nicht die eingenommene Menge Omega-3, sondern der Spiegel im Blut. Deshalb, weil in einer großen Gruppe von Teilnehmern, alle gefüttert mit der gleichen Menge Omega-3, immer noch mehr als ein Drittel viel zu niedrige Blutspiegel haben. Es gibt also riesige Unterschiede. Wenn man aber Omega-3 im Blut misst, ist der Zusammenhang eindeutig: Omega-3 schützt Ihr Herz.

Und warum kein Salz?

Große Frage: Ist Salz schlecht fürs Herz? Salz gilt ja als gefährlich. Ein lebensbedrohlicher Stoff. Doch stimmt das überhaupt?

Da gab's mal die große Inter-Salt-Studie, aus der ich die Erkenntnis gewonnen hatte, dass der obige Satz bei einem Drittel der Menschheit stimmt. Bei einem weiteren Drittel hat Salz keinen Einfluss auf den Blutdruck. Und ein letztes Drittel braucht Salz unbedingt, um ausreichenden Druck, um die Kreislaufstabilität zu erhalten. Das klingt ganz anders.

Natürlich steckt hier die Lösung: Die Harvard-Studie hat recht, wenn auch nur ein bisschen. Der Grund: Wenn die WHO uns Erwachsenen täglich höchstens 5 Gramm zugesteht, dann meint die WHO eben die Mehrzahl der Menschheit in den Industrienationen, die ihr Leben auf dem Sitzfleisch hockend verbringt. Fett ansetzt. Hohen Blutdruck bekommt. Nicht schwitzt. Für den Läufer gilt das alles nicht.

Ohnmacht? Nein danke!

Und noch eine Geschichte zum Thema Kreislauf: Ohnmachtsanfälle sind außerordentlich verstörend, wenn sie plötzlich auftreten. Beklagt ein junger Mann. Der seit über einem Jahr immer mal wieder einfach umfällt. Ungut. Besonders dann, wenn ihm niemand hilft.

Selbstverständlich bereits EKG, sogar Langzeit-EKG, Kreislaufdiagnostik, natürlich EEG, Kernspin des Gehirns und so weiter. Schließlich ist der junge Mann belesen und hat auch Angst vor Multipler Sklerose. Zusammengefasst: ausführlichste, korrekte, außerordentlich teure, kostspielige Diagnostik ohne jede Hilfe.

Ich will Sie ja nicht mit Wissen behelligen, das Sie längst haben. Aber auch hier steht das löchrige Aminogramm wieder im Zentrum der Aufmerksamkeit. Was fehlte da? *Arginin.* Eine sehr große Menge Arginin.

Sie wissen schon: ein Mangel an dem Stoff, der ein Gas bildet. NO. Und dieses Gas ist eine der Möglichkeiten des Körpers, Blutgefäße aktiv weit zu stellen. Wer also wenig Arginin hat, der hat enge Blutgefäße. Und dann braucht nur noch ein zusätzlicher Auslöser dazuzukommen – und er fällt um.

Und mehr noch: Wer wenig Arginin hat, bei dem können Enzyme aus der Reihe tanzen. Die bilden dann nicht mehr das wünschenswerte NO, sondern sehr gefährliche Radikale (wenn Sie es genau wissen wollen: Sauerstoffanionradikale, bestehend aus NO und O_2). Solche, die Nitrostress ermöglichen. Viel Arginin schützt vor der Entstehung solcher Radikale.

So einfach ist das. Und so einfach lässt sich das Problem aus der Welt schaffen. Doch bevor Sie jetzt loslaufen und sich Arginin besorgen, muss ich Sie noch mal kurz am Ärmel festhalten: Wenn Sie zu Ohnmacht neigen, lassen Sie Ihr Blut lieber komplett checken. Suchen Sie sich einen Arzt, der Sie komplett sieht. Es ist nicht immer der eine Stoff, der fehlt. Es ist nicht immer der eine Zusammenhang. Es können auch zwei sein. Oder noch mehr. Also immer Augen aufhalten. Als Student habe ich gelernt: »Der Mensch hat Läuse und Flöhe« – mit Betonung auf dem *und.* Damals fand ich den Satz lustig. Heute weiß ich, welche dramatische Wahrheit dahintersteht.

Und noch etwas: Da gibt es wieder so ein dummes Enzym, DADMA, das Ihr eingenommenes Arginin ganz schnell wieder abbaut. Dann hilft oft elegantes Umschwenken auf Citrullin – eine Aminosäure, benannt nach der Wassermelone, in der Citrullin hoch konzentriert enthalten ist. Gibt es aber auch in der Apotheke.

Schlaflos in Deutschland

Ein Modethema im Moment – Sie sehen es an den Titelseiten der Zeitschriften: die alltägliche Drogensucht. Gemeint sind nicht illegale Mittel wie Kokain. Auch nicht Nikotin, auch nicht Alkohol. Gemeint sind die vielen Mittelchen gegen Depression, gegen chronische Schmerzen oder Schlaflosigkeit, die so viele von Ihnen in so großen Mengen »einwerfen« müssen, um dem Stress im Job, dem Stress in der Familie überhaupt noch standhalten zu können. Was nur vermeintlich funktioniert.

Das hat nichts mit einem schwachen Charakter zu tun oder mit schwachen Nerven. Das ist die ganz normale, dunkle Rückseite der Leistungsgesellschaft. In der wir nun mal leben.

Schlimm, wer unter diesem Druck in die Pharmafalle tappt. Ohne Hilfe kommt da kaum einer raus. Wenn schon nachgeholfen werden muss, dann doch lieber gleich zu den Baustoffen der Natur greifen. Die haben starke Wirkungen. Und unerwünschte Nebenwirkungen nur dann, wenn Sie wahllos drauflosschlucken.

Immer mehr Tabletten

Ein besonders eindrucksvoller, dramatischer Fall war ein junger Mann, ein Marathonläufer, dessen Laufzeit deutlich unter drei Stunden liegt. Also ein wirklich guter Ausdauersportler. Auch solche hochgesunden, aktiven Menschen kann die Drogensucht packen und quälen. Darf ich?

> *»Ich war bei Ihnen, weil ich schon seit Kindheit Schlafstörungen hatte und die letzten sieben Jahre Schlaftabletten nahm, von denen ich nicht mehr loskam. Nun bin ich seit*

dem vergangenen Weihnachten komplett losgekommen von den Schlaftabletten und schlafe ohne dieses Chemiegift seither richtig gut!
Es hat etwas länger gedauert, bis ich davon loskam. Sie hatten damals einen Zinkmangel entdeckt. Es war und ist nicht ganz einfach, zu genügend Zink zu kommen. Ich schlucke nun täglich vier x 30 Milligramm Zink und lasse regelmäßig messen. Wenn ich weniger nehme, kriege ich im Mund Aphthen, und die Messung zeigt dann immer einen Mangel an …«
Mit der Murmeltechnik konnte ich irgendwann tagsüber gut ein Nickerchen machen. Das gab mir Selbstvertrauen. Also habe ich in den Ferien einfach einmal versucht, drei Nächte durchzuhalten und zu schauen, was passiert. Zuvor hatte ich noch meine Aminosäuren und das Zink messen lassen. Beide okay. Trotzdem nahm ich zusätzlich noch Tryptophan und etwas Süßes abends: Zu meinem Erstaunen habe ich gleich in der ersten Nacht mehrere Stunden am Stück geschlafen, und mein Schlaf hat sich danach stetig verbessert und wurde richtig gut. Das Leben hat sich für mich damit drastisch verändert. Ich bin morgens nicht mehr völlig benommen wie früher und genieße dies sehr!«

Mitbekommen? Wie das hier geklappt hat? Mit Zink. In der richtigen Dosis. Weshalb? *Nur mit Zink* können Sie aus vorhandenem Tryptophan auch wirklich das erwünschte Schlafhormon Melatonin herstellen. Heißt andersherum (weil es viele von Ihnen versuchen): Tryptophan alleine braucht nicht zu helfen. Auch Ihr Zinkspiegel muss stimmen. Wissen Sie ja.

Eine beliebige Publikumszeitschrift könnte daraus doch eigentlich mal eine richtig schöne Geschichte schneidern: »Zink statt Valium.« Versteht dann aber keiner. Deshalb schreibt's auch niemand. Eigentlich schade, oder?

»Ich brauche viel weniger Schlaf!«

Der eine liegt die ganze Nacht unruhig wach. Die andere wacht erst gar nicht auf. Wünscht sich weniger Schlafbedürfnis. Auch das lässt sich erreichen mit den Bausteinen der Natur.

> *»Auch meine Blutwerte haben Sie gemessen und viele Defizite festgestellt. Genau gesagt fehlte fast alles in großen Mengen. Ihre Diagnose spiegelte mein Leben genau wider: Es geht nicht mehr! Ein Leben am Rande des Nervenzusammenbruchs. Nun nehme ich alle verschriebenen Nahrungsergänzungsmittel und merke die Auswirkungen. Ich werde innerlich ruhiger und bin wieder leistungsfähiger.*
>
> *Meine Kinder erleben wieder eine wache Mutter und eine konsequente Erziehung. Sie wollten mir die Tabletten im Spaß schon wieder abnehmen! Ich bin aufnahmefähig und brauche viel weniger Schlaf, ich kann Halbmarathon laufen oder, wie heute, 4,5 Stunden durch die Alpen wandern. Herrlich! Ich könnte noch viele Dinge aufzählen, die sich geändert haben …«*

Wohlgemerkt: mit den Bausteinen der Natur. Mit *allen* Bausteinen. Zu diesem großen Puzzlespiel hat die Schulmedizin nicht das Budget, nicht die Zeit, nicht die Lust, nicht das Wissen. Rät lieber herum. Sage nicht ich, sagt diese Patientin:

> *»Sie können sich nicht vorstellen, wie viele Ärzte ich schon aufgesucht habe. Alle haben mir bescheinigt, dass mir nichts fehlt. Herr Strunz, Sie haben recht!!! Sie haben einfach recht auf der ganzen Linie.«*

Tückisch: Viren und Parasiten

Sie merken das nicht bewusst. Aber ohne Ihr bewusstes Zutun kämpft Ihr Körper oft heftig und über Monate gegen einen Virus. Da bleibt nicht viel Energie übrig für andere Dinge. Er braucht Ruhe, und sein Immunsystem muss extrem aufgepeppt werden, damit er dem Virus Herr wird.

Ein Virus ist tückisch. Anders als Bakterien, die aus kompletten Zellen bestehen, die ihre Proteine und Energie selbst herstellen, ist ein Virus immer von anderen Zellen abhängig. Ein Virus ist einfach nur Genmaterial, meistens in einer Hülle aus Fettsäuren verpackt. Da auch normale Körperzellen Membranen aus Fettsäuren haben, kann das Virus mit seiner Fetthülle einfach in die Fetthülle der Körperzellen fließen, fast so, wie wenn zwei Fetttröpfchen zu einem größeren werden. Das Genmaterial des Virus schwimmt in die Zelle, schmuggelt sich in das vorhandene Genmaterial ein und programmiert es um. Die Zelle verhält sich danach anders. Häufig ist ein Virus auf den Befall eines bestimmten Zelltyps spezialisiert.

Im Fall des Epstein-Barr-Virus sind es die B-Lymphozyten, das sind Zellen des Immunsystems. Sie können nach der Infektion ihre normalen Aufgaben nicht mehr erfüllen. Kein Wunder, dass betroffene Patienten häufig sehr krankheitsanfällig sind. Das Epstein-Barr-Virus benutzt die B-Lymphozyten, damit es fleißig vermehrt wird und auf weitere Menschen überspringen kann. So merkwürdig es klingt, aber so ein Virus »will« sich einfach nur ausbreiten.

In Ihrer Blutanalyse lässt sich die erhöhte Anzahl der B-Lymphozyten nachweisen. Häufig ist aber weitere Detektivarbeit und kombinatorisches Denken nötig. Denn erst das Gesamtbild aus verschiedenen Entzündungsmarkern, eine Analyse der Immunzellen und der Nachweis bestimmter Antikörper gegen das Epstein-Barr-Virus geben einen klareren Hinweis.

Erwischt fast jeden: Epstein-Barr-Virus

Dieses Virus steckt hinter dem Pfeifferschen Drüsenfieber. Es ist das häufigste Virus in Deutschland. Befällt 95 bis 98 Prozent von uns. Auch mich. Na und? Der Körper, das Immunsystem wehrt sich, produziert Antikörper, die steigen messbar im Blut an und … fallen nach zwei, drei, vier Wochen wieder ab. So soll's sein. So sollte es sein.

Sehr häufig bleiben diese Antikörpertiter hoch. Über 600 U/ml statt normal unter 20 U/ml. Und bleiben und bleiben und bleiben. Bedeutet: Ihr Immunsystem ist nicht stark genug. Das kämpft, kämpft verzweifelt, fühlt sich überfordert. Dagegen ist ja nichts einzuwenden. Nur: Die hier ständig verbrauchte Energie fehlt im Alltag. Dazu dieser Brief:

»Vielen Dank für die Zusendung unserer Laborberichte, die vor allem mich überrascht haben. Seit bald 20 Jahren habe ich fast täglich gejoggt. Immer am frühen Morgen mit einem meiner Hunde. Dann begann es plötzlich so vor ca. ein, zwei Jahren, dass ich mich immer mehr erschöpft fühlte und kaum mehr rennen mochte. Auch hatte ich oft das Gefühl, meine Beine hätten keine Kraft mehr. Ich hatte schon die Befürchtung, das sei der Anfang einer Multiplen Sklerose. Ich ließ meinem Hausarzt und meinem Gynäkologen Blutwerte nehmen, die befanden alles für o.k. …
So habe ich mich damit abgefunden, dass ich nun langsam alt werde und halt nicht mehr so fit bin … Im letzten Jahr hatten wir es im Geschäft sehr streng, und so kam ich nur noch wenig zum Joggen – wobei ich täglich dreimal mit meinen beiden Hunden marschiere. Doch allgemein bemerkte ich eine dauernde Erschöpfung. Noch vor zwei Jahren schlief ich nur fünf Stunden, war aber danach fit. Heute gehe ich früh ins Bett, muss mich aber oft nachmittags schnell hinlegen, weil ich so müde bin. Und nun – nachdem ich meine Laborwerte gesehen habe – erstaunt mich eigentlich gar nichts mehr.«

Laborwerte bekommen Sie bei mir erklärt. Jeden einzelnen. Punkt für Punkt. Sie verstehen plötzlich. So wie diese Patientin. Die hat verstanden, dass ihr Immunsystem sich ständig mit den Virusfolgen beschäftigte und recht wenig Lebensenergie für den Körper übrig ließ. Eigentlich doch recht normal und gar nicht verwunderlich: Auch bei Lungenentzündung kämpft Ihr Körper. Kämpft Ihr Immunsystem. Verbraucht Energie. Und was tun Sie? Sie legen sich ins Bett. Brav. Die Dame hat, so wie die meisten von Ihnen, weitergearbeitet.

Machen Sie Ihr Immunsystem unüberwindlich.

? SCHON GEWUSST?

EBV – die Fakten

Das Epstein-Barr-Virus löst Pfeiffersches Drüsenfieber aus, auch infektiöse Mononukleose genannt. Viele kommen bereits im Kindes- oder Jugendalter mit dem Virus in Kontakt, es wird durch Tröpfchen übertragen. Bei Kindern bleibt die Infektion häufig unbemerkt oder wird mit einem grippalen Infekt verwechselt. Jugendliche erleben die Erkrankung deutlicher, sie fühlen sich schlapp und kränklich.

Die Erkrankung wird einfach ausgeschwitzt, funktioniert meistens gut. Hört sich unproblematisch an und ist es auch, besonders da die meisten Menschen danach ein Leben lang gegen neue Infektionen mit dem Epstein-Barr-Virus immun sind.

Leider gibt es aber auch die problematischen Verläufe. 25 Prozent der Infektionen im Erwachsenenalter zeigen sich als schwere Erkrankungen mit Symptomen wie Müdigkeit und Erschöpfung, Schwäche, Fieber, geschwollenen Lymphknoten, Kopfschmerzen, Gliederschmerzen, Bauchschmerzen und einer geschwollenen Milz. Von den 25 Prozent der Betroffenen erleiden anschließend 20 Prozent weitere Probleme, die Erkrankung nimmt einen chronischen Verlauf, bekannt auch als Fatigue-Syndrom.

HIV/Aids

Erst spät hatte man in aller Konsequenz verstanden, dass im Blut auch Viren, Bakterien und sogar Parasiten unterwegs sein können. Der Aids-Schock kam erst in den 1980er-Jahren! Da wurde in Paris und Washington das »Human Immunodeficiency Virus« entdeckt. Abgekürzt: HIV. Menschliches Immunschwächevirus.

Die klare wissenschaftliche Entdeckung passte zu den dunkelsten Ängsten dieser Zeit: »Unsaubere« Gene könnten unser Leben auf Krankheit festnageln. »Unsauberer« Sex könnte tödlich enden. Aus der Angst vor Syphilis wurde Angst vor Aids.

Die Sache mit den Genen haben wir aufgeklärt: Es sind nicht die Gene, die Ihr Leben bestimmen – sondern Ihr Lifestyle steuert Ihre Gene. So herum. Nicht anders.

Die Sache mit dem Sex ist so weitergegangen: »Sauberer« Sex (also mit Kondom) schützt vor Aids. So weit richtig. Infizieren kann man sich nun aber leider auch über infizierte medizinische Geräte (das gilt nicht nur für die typische Junkiespritze, sondern auch für schlecht geputzte OPs), auch bei Bluttransfusionen. Während der Geburt können sich Kinder bei ihrer Mutter anstecken. Aids betrifft also auch Millionen von Menschen, die sich nach christlichsten Vorstellungen absolut tugendhaft benommen haben. Und trotzdem mit einer Art Makel leben müssen.

Eine der häufigsten Krankheiten überhaupt

Aids klingt für viele nach schmutzigem Sex. Nach moralischem Verfall. Unangenehm. Wollen wir nicht. Also reden wir lieber über Schweinegrippe, über Vogelgrippe, in jüngster Zeit ist dann die Rede über Ebola schick geworden. Natürlich war und ist Ebola schlimm. Keine Frage!

Doch haben sich seit der Entdeckung des HI-Virus mindestens 60 Millionen (!) Menschen infiziert. Rund 20 Millionen waren daran bis zum Jahr 2002 gestorben. Jedes Jahr infizieren sich fünf Millionen Menschen neu. In Deutschland wahrscheinlich rund 2000 Menschen. Jedes Jahr! Und laut Schätzung des Robert-Koch-Instituts weiß jeder dritte HIV-Erkrankte gar nichts von seiner Infektion.

Es sitzt im Blut

Das HI-Virus sitzt im Blut. Aber auch in der Lymphe, im Speichel, in der Muttermilch und in allen Körperflüssigkeiten, die mit der menschlichen Fortpflanzung zu tun haben. Wie ganz genau es das Immunsystem in den Kollaps treibt, weiß man auch heute noch nicht genau. Grob gesagt: Das Virus greift via T-Helferzellen an. Es bringt diese Zellen dazu, neue Viren zu produzieren. Sinkt die Zahl der Helferzellen unter einen bestimmten Wert, baut der Körper komplett ab. Es kommt zu Gewichtsverlust, zu Befall mit anderen Bakterien und Viren, aber auch mit Parasiten und Pilzen – das ist der Grund für das furchtbare Aussehen der Patienten. Oft ist es dann eine Lungenentzündung, unter der der Körper vollends zusammenbricht.

Schützen Sie sich!

Auch wenn es heute schon Medikamente gibt, die die Lebensdauer von Aids-Patienten wirklich verlängern – Sie werden das Virus nie wieder los. Eine solche Therapie gibt es nicht. Also haben Sie nur einen Weg: Aids erst gar nicht zu bekommen. Das ist der Grund, warum Ärzte, Krankenpfleger, Sanitäter immer mit Latexhandschuhen unterwegs sind. Und es keine Alternative zu geschütztem Geschlechtsverkehr gibt, wenn Sie nicht hundertprozentig sicher sind, dass Ihre Partnerin oder Ihr Partner frei von Aids ist.

Auch hier: Vitamin C!

Sie kennen mich. Ich gebe mich nicht zufrieden mit dem Stempel »nicht heilbar«. Suche Studien, die mir glasklar belegen, dass auch Aids-Patienten niemals rettungslos verloren sind. Und finde auch hier wieder einen Hinweis auf die geradezu magische Wirkung von Vitamin C – bekannt übrigens seit den 1980er-Jahren. Doch ein gutes Argument, wenn Ihnen mal wieder ein Hausarzt mit dem Killerargument kommt: »Vitamin C? Das wird doch sowieso ausgeschieden.« Also:

- In einer Studie nahmen 90 Aids-Patienten »high doses of Vitamin C«. Zusätzlich sechs Patienten per Infusion. Die Gesundung war direkt proportional zur Menge an eingenommenem Vitamin C. Von den 96 starb nur ein Einziger. Und das war der, der auch Gesamtkörperbestrahlung und Chemotherapie bekommen hatte. (Quelle: *Med hypotheses* 14(1984):423–433)

- Prof. Brighthope wiederholte diese Arbeiten und publizierte 1987: »Wir haben bis heute nicht einen einzigen Todesfall unter unseren Patienten mit voll ausgebrochenem Aids, solange sie unser Vitamin-C- und Ernährungsprogramm befolgen.« (Quelle: The AIDS Fighters. New Canaan, CT:Keats 1987)

Was sagt man jetzt? Was soll ich da sagen? Offenbar gibt es Ärzte, die sich kümmern. Die entschlossen handeln. Resultat oben. Kann man ja nachlesen. Auch als Hausarzt.

Malaria

Was viele von Ihnen nicht wissen: Hinter einer Malaria stecken Einzeller. Parasiten. Aus der ganz frühen Zeit unserer guten Erde. Diese Parasiten stellen es ziemlich schlau an, am Leben zu bleiben. Sind bis heute damit sehr erfolgreich. Leider.

An Malaria erkranken jedes Jahr 300 Millionen Menschen (!). Jedes Jahr sterben mindestens eine Million Menschen daran. Das stellt Aids in den Schatten, das stellt Ebola in den Schatten, das stellt einfach alles in den Schatten. Und wie sagt der alte Dichterprovokateur Brecht so schön: »Die im Schatten sieht man nicht.« Es geht um Menschen in Afrika, in Indien, Thailand, Laos, Kambodscha, Papua-Neuguinea und Brasilien. Sind für uns nicht relevant. Sehen wir nicht. Würden wir vielleicht sehen, wenn wir auch hier die Kombination aus Meereshöhe, Temperatur, Luftfeuchtigkeit und Brutplätzen hätten, die Anopheles-Mücken brauchen.

Nur ein Stich

Die Erreger werden durch den Stich dieser Mücke auf den Menschen übertragen. Dann kommt ein paar Tage, manchmal auch ein paar Monate gar nichts. Und dann geht es los: Fieberschübe. Immer wieder.

Können Sie die Uhr nach stellen. Je nach Art der Malaria sind die Wellen unterschiedlich.

- **Malaria quartana:** Das ist die mildeste Variante. Mit Fieberschüben alle 72 Stunden. Erreger ist das *Plasmodium malariae.*
- **Malaria tertiana:** Schon deutlich unangenehmer. Fieberschübe alle 48 Stunden. Wird vom *Plasmodium vivax* und *Plasmodium ovale* übertragen.
- **Malaria tropica:** Die gefährlichste Variante. Unregelmäßige Fieberschübe, sodass sie häufig zu spät erkannt und behandelt wird. Erreger ist das *Plasmodium falciparum.* Wenn sie nicht erkannt wird, führt diese Variante in einem Drittel der Fälle zum Tod.

Es gibt derzeit noch keine zugelassene Impfung. Möglich sind Chemoprophylaxe und Notfallmedikamente zum Mitnehmen. Ratsam sind lange Hosen und in der Nacht Mückennetze.

Schlauer Einzeller

Es ist ziemlich erstaunlich, wie sich der Einzeller Zugang zu Ihrem Blut verschafft: Als Transportmittel nutzt er die Anopheles-Mücke. Diese überträgt die Erreger, die zielsicher in Ihre Leber einwandern. Sich dort verwandeln und aus der Leber in das Blut eindringen. Dort die Erythrozyten befallen. Die roten Blutkörperchen. In diesen Körperchen verwandelt sich ein Teil der Eindringlinge in Eizellen. Diese wiederum wandern in die Mücke zurück (!), sobald sie wieder zusticht. In der Mücke suchen sie den Darm, werden ausgerechnet dort befruchtet, vermehren sich durch Zellteilungen. So entstehen bis zu 10 000 neue Erreger, die wiederum in den Speichel der Mücke wandern und sich beim nächsten Stich wieder auf einen Menschen übertragen lassen.

Ein ziemlich ausgeklügeltes System, das völlig ohne die Intelligenz eines komplexer gebauten Lebewesens funktioniert. Ein unschlagbares Resultat der Evolution. Gegen das wir auch heute noch ziemlich machtlos sind. Und wir halten uns für die Krone der Schöpfung? Tja.

Verletzt?

Der große Horror jedes Leistungssportlers: Verletzungen. Nach monatelangem Training für den Ironman eine Portion Pech im Fußballtor, eine geprellte Rippe, und schon war alles für die Katz. Ein unendlicher Frust. Auch für Breitensportler selbstverständlich. Und sogar für Otto Normalbeweger. Denn Verletzung heißt immer Schmerzen. Gut zu wissen also, welche Vitalstoffe das Wunder der Wundheilung schneller wahrmachen:

- Arginin,
- Prolin
- und natürlich Eisen.

Schneller fit mit Arginin und Prolin

Arginin fördert die zelluläre Immunantwort. In Ihrer Sprache: produziert mehr und tüchtigere natürliche Killerzellen. Auch eine Erklärung für die beschleunigte Heilung.

> *»Danke, dass Sie jetzt auch Prolin messen. Die Aminosäure habe ich gleich mal recherchiert und vermutet, dass sie mir helfen könnte. Dauerschmerzen in beiden Iliosakralgelenken und starke Arthroseschmerzen im linken Schulter-Nacken-Bereich nach Schulterbruch. Ich nehme seit einigen Wochen »Arthoro Arthrose« (L-Prolin plus Vitamin C).*
> *Die Schmerzen in den Iliosakralgelenken und die chronischen Schulter-Nacken-Schmerzen haben sich in Luft aufgelöst, und das ist eindeutig durch die Einnahme der Aminosäure L-Prolin. Danke für den großartigen Tipp. Auch mein Ehemann, immer skeptisch, verlangt mittler-*

weile, dass ich ihm täglich das Beutelchen Prolin anrühre, gegen seine chronischen Rückenschmerzen. Aminosäuren sind doch wirklich Wundermittel.«

Stimmt. Aminosäuren haben mein Leben dramatisch verändert. Messbar. Fühlbar. Weshalb soll es Ihnen anders gehen? Menschen, Säugetiere funktionieren nun einmal nach dem gleichen Prinzip. Sehen Sie – das ist das Privileg der Biochemiker, der Naturwissenschaftler: Die verstehen solche großen Zusammenhänge.

Wir wissen jedenfalls: Prolin braucht der Körper zum Aufbau von Knorpel und Bindegewebe. Mit dieser Info kann jeder von uns weiterdenken. So die Dame, die ihre unangenehmen Schmerzen losgeworden ist.

Für einen normalen Orthopäden, für einen Ernährungswissenschaftler undenkbar. Gibt es nicht. Tja: Frohmedizin. Die Idee, dass der Körper sich selbst hilft, und zwar immer, wenn man ihn dabei gezielt und naturwissenschaftlich unterstützt (Messung!), diese Idee hat die Medizin revolutioniert.

Sehe ich soeben an der siebten und achten Auflage des Büchleins »*Wunder der Heilung*«.

Eisen flickt Wunden

Das Eisenatom ist das stabilste im ganzen Universum. Wussten Sie das? Entstand damals vor länglicher Zeit, beim Urknall. Findet sich in völlig unveränderter Form in unserer Erde, wandert in die Pflanzen, von dort in die Tiere, und wir … essen es. Wofür? Hauptsächlich für den Sauerstofftransport. Für den roten Blutfarbstoff, das Hämoglobin. Für den Eisenspeicher Ferritin. Sternenstaub also ist unser Leben.

Wenn ich etwas über Sportler, wenn ich etwas über leistungsbereite Menschen wissen und sagen möchte, schaue ich als Erstes den Eisenspeicher Ferritin an. Seit ich verstanden habe, dass Ferritin das Myoglobin widerspiegelt, ihm proportional ist. Mir also sagt, wie viel Sauerstoff die Muskulatur bekommt. Heißt Ausdauer.

Und seit ich weiß, dass Ferritin auch die Blut-Hirn-Schranke überwindet, sagt es uns auch etwas über die Sauerstoffversorgung des Gehirns. Also unsere geistige Leistungsfähigkeit.

Ferritin fordere ich – im Unterschied zu fast allen Ärzten, im Unterschied zu allen Labors Deutschlands – minimal 60 ng/ml bei der Frau, minimal 120 ng/ml beim Mann. Ein richtiger Wert ist 300 ng/ml. Den habe ich persönlich. Der erlaubt mir unerschöpfliche Ausdauer, notfalls 40 Stunden am Stück. Wäre ohne dieses Ferritin nicht möglich.

Weshalb nicht? Weil dann der Muskel immer ein bisschen zu wenig Sauerstoff bekommen und nach so ein bis zwei Stunden aufgeben würde. Leuchtet Ihnen ein. Das Ganze ist aber noch viel schlimmer. Manche von Ihnen kennen die Geschichte von einem gewissen P. Greif, der nach einem Unfall 20 Prozent Blut verloren hatte. Ferritinwert mithilfe von NEM von 21 auf 29 Einheiten gehoben. Erbärmlich traurig. Nach zähem Kampf mit den Ärzten setzte er eine Eiseninfusion durch:

> *»250 Milligramm wurden mir dann sofort infundiert. Und was dann passierte, war das Überraschendste, was ich jemals in meinem Gesundheitsleben erlebt habe. Drei Tage schien ich auf meinem Radel zu fliegen. Ich suchte wieder Berge, die ich in den letzten Monaten und Jahren gemieden hatte.«*

Einzelfall? Ausnahme? Pustekuchen. Wen auch immer ich an Leistungssportlern durchgemessen hatte, hatte mäßig oder viel zu wenig Ferritin. Die waren alle entscheidend in ihrer Ausdauer eingeschränkt. Und wie wir soeben lernen, auch in der Antriebskraft und in der kurzfristigen Leistungsfähigkeit (»Ich suchte wieder Berge …«).

Bleibt der Kampf mit den Ärzten. Hier höre ich immer das Gleiche: »Ich soll Eisen spritzen? Das ist doch tödlich! Hochgefährlich! Ich weigere mich!« Sie rennen gegen eine Wand. Oder Sie suchen sich einen geschmeidigen Umweg, tatsächlich eine Abkürzung zu Ihrem Ziel: Lassen Sie beim Heilpraktiker Eisen spritzen. Kleiner Geheimtipp …

Drei Schritte zur Heilung

Sie wollen es ganz genau wissen? Bitte schön: Der Heilungsprozess nach Verletzungen lässt sich in drei Phasen unterteilen.

1. **Aufräumen:** Selbst bei Verletzungen der Muskulatur oder des Knochens, bei denen keine Fremdstoffe in den Körper gelangen, entsteht zunächst eine Entzündungsreaktion. Fresszellen beseitigen alle beschädigten Zellen. Die Entzündungsreaktionen nach Verletzungen des Weichgewebes dauern ca. vier bis fünf Tage, nach Knochenverletzungen ca. zwei bis drei Wochen.
2. **Aufbauen:** Nach der Entzündungsreaktion wird so schnell wie möglich neues Gewebe gebildet, um die Funktion wiederherzustellen. Das neue Gewebe ist schwächer als das ursprüngliche. Die Bildung dauert im Weichgewebe ca. zwei bis drei und im Knochengewebe ca. zehn bis zwölf Wochen.
3. **Restaurieren:** Wiederherstellung des ursprünglichen Gewebes. So bald wie möglich wird das Ersatzgewebe mit neuem ersetzt. Es ist in der Stabilität dem Ursprungsgewebe ähnlich. Das kann manchmal ein oder zwei Jahre, bei Knochenverletzungen sogar noch etwas länger dauern.

Omega und Co.: Was sonst noch hilft

Verletzungen sind immer Gewebebeschädigungen, sei es Hautgewebe bei Schürfwunden, Knochengewebe bei einem Bruch, Sehnengewebe nach einem Riss oder einer Überdehnung, Verletzungen des Muskelgewebes durch Schnitte, Operationen oder Risse etc. Natürlich wissen Sie längst, dass Ihr Stoffwechsel reibungslos läuft, wenn alle Aminosäuren, Vitamine, Mineralstoffe und Omega-3 üppig vorhanden sind. Natürlich gilt das Prinzip auch bei Wundheilungen. Allerdings läuft das System auf Hochtouren.

Sie können Ihre Heilung in jeder Phase optimal unterstützen. Denn in jeder Phase werden vermehrt Zellen gebildet. In der ersten Phase für das Immunsystem, in der zweiten und dritten Phase Gewebezellen.

Daher muss der Körper während des gesamten Zeitraums mit allem versorgt werden, was er dazu braucht. Heißt für Sie: eine gezielte Ergänzung mit sehr viel Eiweiß, besonders Arginin, Omega-3 und anderen Fettsäuren, Vitamin A und C sowie Kupfer und Zink. Weil Sie es ja immer ganz genau wissen wollen, hier die Hintergründe:

- **Eiweiß** wird für alle Stoffwechselabläufe und für die Bildung neuer Zellen gebraucht. Die Aminosäure Arginin hat nach Verletzungen allerdings eine besondere Bedeutung: Sie ist an mehreren Schlüsselpositionen tätig. *Arginin* fördert die Entwicklung neuer Zellen des Immunsystems. Es ist aber auch beim Aufbau von Kollagen beteiligt, ein wichtiger Stoff, der unter anderem bei der Verschließung von Wunden und beim Aufbau neuer Knochenzellen benötigt wird. Nach Verletzungen sollten Sie unbedingt zwischen 1,5 und 2 Gramm Eiweiß pro Kilogramm Körpergewicht täglich verzehren. Ich empfehle dazu Proteinshakes.
- **Fettsäuren** werden ebenfalls für die neuen Zellen benötigt. Denn Fettsäuren sind wichtige Baustoffe der Zellmembranen. Omega-3 wirkt zudem entzündungshemmend und unterstützt so den gesamten Heilungsprozess. Ca. 4 bis 6 Gramm täglich sollten es schon sein.
- **Vitamin A** fördert die Synthese von Proteinen, das ist wichtig für die Herstellung der mannigfachen Enzyme. Vitamin A wirkt zudem positiv auf das Immunsystem und ist am Aufbau neuer Knochensubstanz beteiligt. Nach Verletzungen sollten Sie ca. zwei bis vier Wochen lang 10 000 I.E. täglich zu sich nehmen.
- **Vitamin C** ist ein Alleskönner. Es senkt den klassischen Entzündungsmarker C-reaktives Protein und wirkt positiv auf die Produktion von L-Carnitin, was der Muskel dringend braucht. Insgesamt hilft es, nach einer Verletzung wieder auf die Beine zu kommen, denn es fördert die Eisenaufnahme aus der Nahrung und die Produktion von Schilddrüsenhormonen, also zwei Powersysteme. Dazu verkettet es Kollagenmoleküle, das ist essenziell für die Bildung eines starken und gesunden Gewebes. Ohne Vitamin C kann auch Kupfer nicht wirken, denn es wandelt es in seine bioaktive Form um. Nehmen Sie nach Verletzungen mindestens 2 Gramm Vitamin C täglich zu sich, ruhig über einen sehr langen Zeitraum.

- **Auch Kupfer** macht das Immunsystem flott, es ist jedoch auch für die Verflechtung von Kollagen und Elastin zuständig, das Knochen, Bändern, Knorpeln, Bindegewebe und Blutgefäßen Struktur und Elastizität gibt. Sie können zwischen 2 und 4 Milligramm täglich für einen Zeitraum von zwei bis vier Wochen einnehmen.
- **Zink** ist an ca. 200 Enzymfunktionen beteiligt. Es kann sogar den gesamten Stoffwechsel beschleunigen. Das ist besonders nach Verletzungen sehr gut! Es ist entscheidend bei der Zellteilung. Auch die DNA-Synthese, essenziell für die Bildung neuer Zellen, ist zinkabhängig. Zink reguliert sogar den Hormonhaushalt, die Geschlechtshormone, die Schilddrüsenhormone und die Wachstumshormone. Natürlich ist es auch in die Regulierung des Immunsystems involviert. Eine Einnahme von 20 bis 30 Milligramm täglich ist nach einer Verletzung sehr hilfreich. Am besten über den Zeitraum der gesamten Genesung.

Das sind selbstverständlich grobe Einnahmeempfehlungen. Je nach Ihrer Versorgung mit den 47 essenziellen Stoffen können bei Ihnen wesentlich höhere Dosierungen notwendig sein.

Natürlich ist auch ein passendes Bewegungsprogramm entscheidend für eine schnelle Rehabilitation. Sprechen Sie es mit ihrem (Sport-)Mediziner und Physiotherapeuten ab. Zusätzlich helfen auch in dieser Situation klare und positive, nach vorne schauende Gedanken! Vielleicht entdecken Sie in Ihrer Verletzung sogar etwas Positives für Ihre persönliche Entwicklung: Vielleicht rast Ihr Leben zu schnell? Vielleicht laufen Sie auch in die falsche Richtung? In eine Sackgasse? Gegen die Wand? Vielleicht hatten Sie aber einfach nur Pech. Zum Glück wissen Sie ja jetzt, wie Sie sich schnell wieder aufrappeln können.

Wie Sie das Wunder selbst anstoßen.

Ein Wort zum Schluss

Wundern Sie sich? Wir reden hier ganz selbstverständlich über Naturwissenschaft. Über Forschung, Studien. Einerseits. Auf der anderen Seite ganz selbstverständlich über Wunder. Über Magie und Heilungen. Wie passt das zusammen? Und warum passt das ausgerechnet bei Blut so gut zusammen? Weil Blut doppelt aufgeladen ist.

Mit Kult und Kultur, solange wir als homo sapiens auf dieser schönen Erde unterwegs sind. Auch mit Gewalt, Mythos und Verbrechen. Mit Glauben und Hoffnung, mit Frieden und Bruderschaft.

Und mit naturwissenschaftlichen Erkenntnissen, die weit in die Antike zurückreichen. Die immer weiter verfeinert wurden, noch im 20. Jahrhundert, noch heute jeden Tag, denn immer noch wissen wir längst nicht alles.

Blut ist Magie und Wissenschaft

So begegnen sich Magie und Wissenschaft ausgerechnet im Blut auf eine Weise, die uns tief berührt. Und so entsteht die Vorstellung, dass der Molekularmediziner (der Naturwissenschaftler) geradezu wundersame Handlungen vollbringt (der Magier), wenn er mithilfe hochspezialisierter Labore exakt die Vitalstoffe ermittelt, die in Ihrem Fall fehlen. Und Ihre Blutwerte auf Hochglanz bringt. Wenn Bluttuning gelingt. Das Wunder passiert.

Tatsächlich sind ein bisschen Geheimnis und Wunder mit im Spiel. Wenn Sie es so nennen mögen. Denn kein auch noch so exakt arbeitender Molekularmediziner kann exakt voraussagen, wie welche Vitalstoffe in welcher Dosis genau bei Ihnen wirken werden. Weil jeder von Ihnen andere Lebensgewohnheiten hat, weil jeder Ihrer Körper anders reagiert. Aus diesem Grund kann es keine Gebrauchsanleitung mit Gelinggarantie geben, die für alle gleich gilt. Hier kommt Erfahrung ins Spiel. Auch Empathie. Auch Intuition.

Sehen Sie, das macht Medizin so kompliziert. Und deshalb hat es keinen Sinn, wenn Sie mir seitenlang irgendwelche Blutanalysen aus irgendwelchen Labors schicken und glauben, durch einfaches Hingucken könne ich Sie heilen.

Ich muss Sie sehen. Ich muss Ihren Händedruck spüren. Muss Ihren Augenglanz sehen. Muss Ihre Mundwinkel sehen. Muss die Rettungsringe in der Leibesmitte gezählt haben. Der gleiche Blutwert heißt abhängig vom Menschen oft etwas ganz anderes.

Erfahrung ist eben unersetzbar. Deswegen glaube ich, wenn ich Probleme mit meinem Auto habe, nur älteren Mechanikern. Und wenn ich Einlagen in den Schuhen bräuchte, würde ich unter den orthopädischen Schuhmachern den alten Hasen wählen. Nicht den jungen Hüpfer. Sie verstehen das Prinzip. Der Mensch hat halt Läuse und Flöhe. Nix ist einfach. Höchste Kunst, aus diesem komplizierten Bild dann einen einfachen Ratschlag zu destillieren. Erinnern Sie sich?

- Lauf um dein Leben.
- Iss genetisch korrekt.
- Meditiere, träume.

Diese eine Gebrauchsanleitung stimmt für Sie alle. Genaue Dosierungsanleitungen aber nicht.

Sie brauchen Ihren eigenen Masterplan

Auch wenn Sie sich das – verständlicherweise – immer wieder wünschen. Sie wollen das eine Kräutlein gegen die Schlafstörung, gegen die Depression, gegen den Krebs, gegen die Makuladegeneration. Das aber gibt es nicht. Weil: »Der Mensch hat Läuse und Flöhe.« »Und!«.

Jede Krankheit, jede Befindungsstörung, jeder unangenehme Zustand in Ihrem Leben hat mehrere Gründe. Eben nicht einen einzigen. Grundsätzlicher Irrtum der Schulmedizin. Die geben immer eine Tablette mit einem Wirkungsmechanismus und glauben, dem Menschen geholfen zu haben. Tja.

Mich beeindruckt hat mein Sohnemann mit neun Jahren: Hat plötzlich wie verrückt Zinkkapseln geschluckt und … wurde seinen Juckreiz los. Die Neurodermitis verschwand. Wundermittel? Leider nein. Beim Sohnemann war Zink zufällig die Laus. Flöhe hatte er nicht mehr. Zufall. Bei Ihnen fehlen vielleicht mehrere Stoffe. Zink allein hilft dann eben nicht.

Beschreibt genau das Problem der Wunderheilungen: Da nimmt einer Vitamin B_{17}, und der Krebs verschwindet. Gleich werden Bücher geschrieben. Nur: Beim anderen hilft das kaum oder gar nicht. Da fehlt eben ein anderer Stoff.

Erleben Sie doch gerade mit Lithium: Wir wissen, dass es mit Lithium Wunderheilungen gibt bei manisch-depressiven Patienten. Sie wissen auch, dass Lithium traurige Menschen fröhlich machen kann. Für Prof. Ristow, Jena, ist Lithium das zauberhafteste *Anti-Aging*-Mittel, das er kennt. Stichwort FOXO-Proteine. Hier also das umgekehrte Prinzip: Ein Stoff kann auch mehrere Wirkungen haben. Einleuchtend.

Ausprobieren. Nur Mut!

Schon vor drei Jahren habe ich einer armen Seele in meiner Praxis erklärt, dass er zwar genügend Tryptophan zu sich nehme, es aber eben nicht in Serotonin umwandele. Es würde ihm Zink fehlen. Ganz konkret: Sein Zinkwert war 0,74 mg/l. Normal ist 0,78 bis 1,43 mg/l. Dass ich persönlich 1,62 mg/l habe, wird Sie nicht verwundern.

Denn ich wünsche mir möglichst viel Serotonin. Möglichst viel Souveränität, möglichst viel Abstand. Glauben Sie nur nicht, dass ich nicht auch wie jeder meiner 16 000 Kollegen jeden Tag buchstäblich gequält werde. Von Ihnen. Aber zurück: Heute kommt die Mail des Tages. Lässt meine Seele hüpfen. Freuen Sie sich mit:

> *»Es geht mir übrigens seit einer Woche hervorragend!!! Und zwar über Nacht! Habe meine Zinkdosis eigenmächtig noch mal erhöht und anscheinend den Serotoninspiegel hochgetrieben. Zwänge, Ängste und Panikattacken verschwunden!!! Schlafe tief und erholsam. Melatonin-*

tabletten nun überflüssig. Citalopram wird nun langsam ausgeschlichen. Ich kann nach sooooo vielen Jahren nun endlich wieder arbeiten.«

Sehen Sie: Der junge Mann hat einen gedanklichen Sprung gemacht. Und damit seine Seele gerettet, aus dem tiefen Loch in die Sonne gehievt: *Er hat experimentiert.* Hat mehr Zink genommen. Hat das Prinzip also begriffen, das Prinzip, dass es keine Normaldosis gibt. Dass jeder Mensch selbstverständlich eigene Normalbereiche hat. Dass wir manchmal experimentieren müssen, um die Zusammenhänge zu verstehen. Und dass das nicht im Widerspruch steht zu meiner Grundüberzeugung: dass nur eine exakte Messung Ihrer Blutwerte eine vernünftige Ausgangsbasis für jegliche Heilung sein kann. Für jegliche Leistungssteigerung.

Einem Sportler, einem Leistungssportler eine völlige Selbstverständlichkeit. Der experimentiert täglich mit seinem Körper. Durch verschiedene Trainingsarten und -intensitäten. Der würde auch mit Vitaminen experimentieren können.

Damit haben Sie mein Geheimnis kennengelernt. Genau dieses »Ausprobieren« bestimmt mein Leben seit über 30 Jahren. Täglich. Und nur deshalb kann ich mitreden. Nur deshalb kann ich guten Gewissens meine Ärztekollegen korrigieren.

Eine meiner frühesten Erinnerungen, so im sechsten, siebten Lebensjahr, war ein Chemiebaukasten. Der hat mich Tag und Nacht beschäftigt. Und einmal beinahe umgebracht. Hat sich dennoch gelohnt. Lesen Sie doch noch einmal:

»Es geht mir übrigens seit einer Woche hervorragend!!! Und zwar über Nacht!«

Das ist es, was mich glücklich stimmt. Mich täglich in meine Praxis treibt. Das alles ist für mich kein Wunder. Es ist nur das logische Resultat meiner Arbeit als Molekularmediziner: dass ich Ihr Blut als Schlüssel verstehe. Als Schlüssel zu Ihrer Heilung. Zu Ihrer Leistung. Zu Ihrem Glück.

Literatur

Bear, Mark F.; Connors, Barry W.; Paradiso, Michael A.: Neurowissenschaften: Ein grundlegendes Lehrbuch für Biologie, Medizin und Psychologie. Heidelberg: Spektrum, Akad. Verl. 2008

Bellamy, Richard et al.: Tuberculosis and Chronic Hepatitis B Virus Infection in Africans and Variation in the Vitamin D Receptor Gene (1999) 179 (3): 721–724

Björnsson, Einar et al.: Incidence, presentation, and outcomes in patients with drug-induced liver injury in the general population of Iceland. Gastroenterology, doi: 10.1053/j.gastro.2013.02.006; 2013

Braun, Christina von; Wulf, Christoph (Hrsg.): Mythen des Blutes. Frankfurt am Main: Campus Verlag, 2007, Seiten 296–310

Burgerstein, Lothar: Burgerstein Handbuch Nährstoffe. Stuttgart: Trias Verlag 2012

Franken, Gabriele; Labisch, Alfons: Blut als notwendiger Faktor für Krankheiten – Erythrozyten, Plasmodien, Malaria. In: Pesek, Jiri; Wiesemann, Falk (Hrsg.): Blut. Perspektiven in Medizin, Geschichte und Gesellschaft. Essen: Klartext Verlag 2011, Seiten 157–165

Kiecolt-Glaser, Janice K. et al.(2012): Omega-3 supplementation lowers inflammation in healthy middle-aged and older adults: A randomized controlled trial. Brain, Behavior and Immunity, Vol. 26, Issue 6, pages 988–995

Knust, Christine; Groß, Dominik (Hrsg.): Blut. Die Kraft des ganz besonderen Saftes in Medizin, Literatur, Geschichte und Kultur. Kassel: Kassel University Press 2010

Meurer, Hans; Richarz, Klaus: Von Werwölfen und Vampiren. Tiere zwischen Mythos und Wirklichkeit. Stuttgart: Franckh-Kosmos, 2005

Müller, Arno: Blutdoping im Spannungsfeld von Natürlichkeit und Künstlichkeit. Eine sportphilosophische Betrachtung. In: Knust/Groß, a.a.O., Seiten 111–122

Ott, Ulrich: Meditation für Skeptiker. München: O. W. Barth 2010

Pesek, Jiri; Wiesemann, Falk (Hrsg.): Blut. Perspektiven in Medizin, Geschichte und Gesellschaft. Essen: Klartext Verlag 2011

Renz, Harald (Hrsg.): Praktische Labordiagnostik. Berlin: De Gruyter 2014

Robach, Paul et al. (2007): Strong iron demand during hypoxia-induced erythropoiesis is associated with down-regulation of iron-related proteins and myoglobin in human skeletal muscle. Blood 109 (11) 4724–4731

Roessner, Albert; Pfeifer, Ulrich; Müller-Hermelink, Hans K. (Hrsg.): Allgemeine

Pathologie und Grundlagen der speziellen Pathologie. München: Elsevier und Urban & Fischer Verlag 2008

Sarasin, Philip: Feind im Blut. Die Bedeutung des Blutes in der deutschen Bakteriologie, 1870–1900. In: Braun, Christina von; Wulf, Christoph (Hrsg.): Mythen des Blutes. Frankfurt am Main: Campus Verlag, 2007, Seiten 296–310

Scheuernstuhl, Annelie; Hild, Anne: Natürliche Hormontherapie. Bielefeld: Aurum 2011

Schmidt, Robert F.; Lang, Florian; Heckmann, Manfred (Hrsg.): Physiologie des Menschen. Heidelberg: Springer 2010

Schönberger, Birgit: Ruhe da oben. In: Stern Gesund Leben. Nr. 3/2015, Seiten 34–39

Schury, Gudrun: Lebensflut. Eine Kulturgeschichte des Blutes. Leipzig: Reclam 2001

Shanahan, Michael J.; Freeman, Jason: Vom Sozialverhalten zur DNA und zurück. Spektrum der Wissenschaft spezial 2/2013

Spitzer, Manfred: Lernen: Gehirnforschung und die Schule des Lebens. Heidelberg: Spektrum Akademischer Verlag 2002

Strunz, Ulrich: Wunder der Heilung. Neue Wege zur Gesundheit – Erkenntnisse und Erfahrungen. München: Heyne 2014

Strunz, Ulrich: Vitamine. Aus der Natur oder als Nahrungsergänzung – wie sie wirken, warum sie helfen. München: Heyne 2013

Strunz, Ulrich; Jopp, Andreas: Geheimnis Eiweiß. Die Protein-Diät. Aktualisierte Neuausgabe 2014. München: Heyne 2014

Strunz, Ulrich; Jopp, Andreas: Mineralien. Das Erfolgsprogramm. Ungekürzte Ausgabe. München: Heyne 2009

Strunz, Ulrich; Jopp, Andreas: Topfit mit Vitaminen: Die Vitamin-Revolution. München: Deutscher Taschenbuch Verlag 2006

Van der Meer, Adriaan et al.: Association Between Sustained Virological Response and All-Cause Mortality Among Patients With Chronic Hepatitis C and Advanced Hepatic Fibrosis. JAMA 2012;308(24):2584–2593. doi: 10.1001/jama.2012.144878)

Wink, Konrad: Die Entdeckung des Blutkreislaufs. Historische Entwicklung der Erkenntnisse über den Blutkreislauf. Auswirkungen auf das heutige Verständnis von Herzkreislaufkrankheiten. Frankfurt am Main: PL Academic Research/Peter Lang 2013

Zarse K.; Terao T.; Tian J.; Iwata N.; Ishii N.; Ristow M.: Low-dose lithium uptake promotes longevity in humans and metazoans. Eur J Nutr 2011, DOI: 10.1007/s00394-011-0171-x

Register